名老中医临床用药心得丛书

徐宜厚皮肤病用药心得十讲

徐宜厚◇著
林志秀◇协编

中国医药科技出版社

内容提要

本书由我国著名中医皮肤科专家徐宜厚教授亲自撰写。全书分十讲：审证、脏腑、皮肤损害、经络、花类药、藤类药、动物类药、美容中药、外用中药、配对与组合。书中以验案举例为主线，结合方药分析，不仅介绍了徐氏在皮肤病方面辨证论治的精当，用药的颇具匠心，而且在要药汇解中，重点介绍了184味中药，既引证古今医药文献，又揉和近代名家以及个人的用药风格，其经验弥足珍贵，极具临床参考价值。对中医、西医皮肤科工作者和中医爱好者，将会起到较大的启发、帮助和参考作用。

图书在版编目（CIP）数据

徐宜厚皮肤病用药心得十讲/徐宜厚著．—北京：中国医药科技出版社，2013.1

（名老中医临床用药心得丛书）

ISBN 978-7-5067-5851-2

Ⅰ．①徐…　Ⅱ．①徐…　Ⅲ．①皮肤病-中药学-临床药学-经验-中国　Ⅳ．①R287.6

中国版本图书馆CIP数据核字（2012）第289388号

美术编辑　陈君杞
版式设计　郭小平

出版　中国医药科技出版社
地址　北京市海淀区文慧园北路甲22号
邮编　100082
电话　发行：010-62227427　邮购：010-62236938
网址　www.cmstp.com
规格　710×1020mm 1/16
印张　17
字数　329千字
版次　2013年1月第1版
印次　2023年3月第5次印刷
印刷　三河市航远印刷有限公司
经销　全国各地新华书店
书号　ISBN 978-7-5067-5851-2
定价　32.00元

罗 序

2010年6月，武汉徐宜厚教授到英国探望在曼彻斯特大学工作的儿子。我在伦敦华埠宴请他们一家，彼此交谈，甚为融洽。

2011年和2012年4月，徐教授两次应香港中文大学中医学院院长梁荣能教授的邀请，赴港讲学。在林志秀博士的安排下，我们又一次见面了。席间，徐教授告知，将出版《皮肤病用药心得十讲》。我有幸先读原稿，被徐教授对中药的精深认识及对皮肤病临床诊治的丰富经验所折服，深感该书有三大特色。

特色一　冲破俗套　重新组合

在以往的中药学书籍中，多数是将主治、功效及按语分别叙之。用药十讲则从文献性和实践性出发，对中药命名的原意予以解析：药性的论述，采用重新组合的方式，综合归纳其要点，并对相互配伍及其注意事项作出诠释，使之重点突出，更加贴近实践，我以为这种排列有序，不失为一本集学术与实用价值于一体的皮肤病用药全集。

特色二　精读细研　用心良苦

书中许多章节，体现了徐教授对本草学精读细研，用心良苦的学风。如：具有特殊解毒功效的药物，告知解毒药凡有“消”、“醒”、“化”、“解”、“压”、“杀”、“主”等字样，既说明解毒的功效，又强调解毒力度的强弱，必须留意。又如：历代医家称之“三宝”的牛黄、麝香、冰片，书中引用李东桓之说：牛黄入肝治筋，麝香入脾治肉，冰片入肾治骨，层次清楚，便于掌握。再如：书中非常关注某些药物对某种病症的特效性，如紫草为凉血圣药，连翘为疮家要药，三七为止血神药，羚羊角为托表透疹妙药等。此外，根据皮肤损害的独特性，记载了配对用药58对，组合用药14对。花类药、藤类药专章论述，自出机杼，理明而效著。总之，该书丰富的内容，不仅提供了多方向的挑选性，而且为后学者展示了广阔的思考空间。

特色三　博览群书　采撷精华

我初略统计共引用本草学名著达40多部，近代名医内科有：施今墨、蒲辅周、岳美中等；外科有：顾伯华、文琢之、凌云鹏等；妇科有：刘奉五、罗元恺、黄绳武；儿科有：董廷瑶；耳鼻喉科有：耿鉴庭、干祖望等。同时还引用了新近出版的两大丛书：《中国百年百名中医临床家丛书》《中国现代百名中医临床家丛书》以及国医大师朱良春、张镜人、班秀文、颜正华等名家，各自专长的用药经验融汇于书中的临床应用。其用意是告诫后学重视跨学科学习的理念，对于提高中医皮肤科的学术水平与临床效果，将会发挥巨大的推动作用。

我坚信该书的出版，将与杏林橘井媲美争光。我虽年事已高，仍乐爱笔而为之序云。

世界中医药学会联合会名誉副主席　英国中医药学会名誉会长

罗鼎辉

2012年4月18日于香港

前 言

古人谓：用药如用兵，用医如用将。善用兵者，徒有车之功，善用药者，姜有桂之效。尽管药有四性五味，寒热温凉，升降浮沉诸多属性。然而，一定之药，无一定之治，入脏入腑，或补或攻，其气味与性，不可不仔细体察。由此引出同一种药物，可能出现各不相同的诠释，从而，凸显出各科用药的某些特色。我在撰写本书的过程中，十分重视三个方面的内容。

文献性　书中点评的每味中药，对其原始的出处，性味记载的异同，各地名称的差异，均有详尽的陈述。一则便于了解药物随着时间的变迁而增多与丰富；二则满足我国广阔地域医药界同仁的需求，进而有一个完整的全貌认识。

实用性　一位好的临床医家，必须是一位通晓药物的高手。明代医药学家李时珍就是这个方面的杰出代表。为此，我在书中集中反映有四：一是在学习古今文献的基础上，在配对药物一节中，依据皮肤损害与举证，提出了 58 对，联合用药 14 组。二是对部分常用药物进行了详尽的解释，并列出与之相关的内容，如桑白皮中附有桑叶、桑寄生、桑椹子、桑枝；鹿茸中附有鹿角、鹿角胶、鹿鞭、鹿筋、鹿角霜、鹿胎、鹿尾；槐花中附有槐实、槐皮、槐叶、槐根皮、槐胶；陈皮中附有橘核、橘红、橘叶、橘络。三是对药物的效应，既提出了有益于防治疾病的一面，又十分重视某些毒性及不良反应的表述。四是非常关注某些药物对于某种病症的特效性，如紫草为凉血圣药；连翘为疮家要药；三七为止血神药；延胡索专治一身上下诸痛；胆南星为风痰壅盛要药；威灵仙为治痛风要药；天麻为治风之神药；夏枯草为瘰疬鼠瘘要药；水蛭为逐瘀血之良药；䗪虫为治疟母必用之药；羚羊角为托表透疹之妙药；桃仁为血瘀血闭之专药；菟丝子为治梦遗之神药等。

广泛性　大约在 15 年前，我撰写“皮肤病用药述要”一文，发表在《湖北中医杂志》上，在当时颇受各方面的关注，后收录在《徐宜厚皮肤病临床经验辑要》中。近十余年来，我先后拜读了《中国百年百名中医临床家丛书》和《中国现代百名中医临床家丛书》，从这两套丛书中我不仅学习到全国各地名老中医的学术经验与学术精髓，而且给我的临床也起到了指点迷津的作用，让我感到自己对皮肤病的用药经验有言而未尽之慨，因此又撰写了“皮肤病用药述要补白”一文，刊入《徐宜厚皮科传心录》（人民卫生出版社，2009 年 9 月，北京）。这次在撰写《徐宜厚皮肤病用药心得十讲》的过程中，我在原有的基础上进一步系统化，因此，许多章节都重新撰写，如花类药，点评中有 16 味，附录有药效与适应范围 44 种；又如藤类药，点评有 7 味，附录药效与适应范围 26 种。其他新添内容的有经络用药、皮肤损害用药、配对用药等。新增加的内容有动物药和美容中药等。其目的就是让读者能够获得更多更广泛的信息量，同时也是我用药心得的第三次总结。

2011 年，在海南省三亚市会议期间，我与香港中文大学中医学院林志秀博士谈到上述内容，他不仅极力赞许，而且表示愿意参与部分工作，使之全书的修订更趋完善。

不过，我们深知书中所言，定然存在偏颇之论，或者错讹之点，敬请海内外同仁斧正，我将诚挚致谢。

徐宜厚（武汉）

林志秀（香港）　　2012 年 2 月 18 日

目录

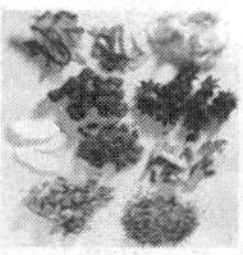

第一讲

审证求因用药心得

《医学源流论》说："凡人所苦，谓之病。所以致此病者，谓之因。"致病的因素，概括为六淫侵袭、感受毒邪、饮食不节、房劳损伤、七情郁结、各种伤害等。然而从皮肤科的角度而论，对审证求因必需牢记高锦庭所说的第一要义："外疡之发也，不外乎阴阳、寒热、表里、虚实、气血、标本，与内证异流而同源者也。"（《疡科临证心得集》）。

一、审证求因用药总则

我从医近50年的临床实践中，深感外疡用药既有与内证相同的一面，更有别于内证又颇具特色的另一面。众所周知，皮肤病的致病因素主要有六淫损伤，饮食不节，情志郁结等方面，精细的审查，这些因素往往是辨证准确的先导，又能为立法遣药提供可靠的依据，分别叙述如下。

（一）六淫治病用药心得

在自然界中由于时令气候的变化而出现风、寒、暑、湿、燥、火六气，太过不及均能侵害人体而发生疾病。六气各异，变化无穷，按其属性，寒、湿、燥属阴；风、暑、火属阳。六淫致病又随人之体质变化而生病各异，有从虚化，有从实化，有从寒化，有从热化等，这些变化常与人之形的厚薄、气的盛衰、脏的寒热密切相关，所以《医学真传》说："五脏充足，六腑调和，经脉强盛，虽有所伤，亦不为病。若脏腑经络原有不足，又不知持重调摄，而放纵无常，焉得无病？脏气不足，病在脏；腑气不足，病在腑；经脉不足，病在经脉；阴血虚而不为阳气之守，则阳病；阳气虚而不为阴血之使，则阴病。"总之，六淫致病既要考虑正虚，又要分析其属性以及地域的差别，这样才能做到正本清源，审证求因，不断提高辨证的水平。

1. 风淫用药心得

风分外风和内风，前者指六淫之首的风邪；后者言肝血不足的内风，两者概念不可混淆。

<外风> 经云："风为百病之长"。这是由于风能全兼五气，如兼寒则曰风寒；兼暑则曰暑风；兼湿则曰风湿；兼燥则曰风燥；兼火则曰风火。还因为风能鼓荡此五气而伤人，所以称之为百病之长，其余五气，则不能互相全兼。古人又谓：风属阳邪，善变而数动，变者即动，是言风无定体，表现在千事万物均具一太极，静属阴，动属阳，先贤以燥、湿二气为纲，但其皆从风气化出。因为燥、湿为先天之体，变水、火的是后天之用，但这四者未动之时属阴，既动即是风，而属阳。比如：燥

动曰燥风；湿动曰湿风；热动曰热风；寒动曰寒风；湿热动曰暑风。由此推论，大凡发无定处，倏起倏灭，变化无常为风；风性善动，游走不定的赤白游风；病变在头面部位的疮疡等，均系风邪所致。

＜内风＞　肝主风、藏血。若营血不足，血不养肝或柔筋；或者毒热伤阴；或者水不涵木，均致肝风内生，表现为风胜化的白屑风；虚风内旋的红斑狼疮脑病；肝血不足的爪甲病；肝阴亏损的老年性瘙痒病等。

（1）风淫致病的特点

《内经》说："风为百病之长，善行而数变"。风为阳邪，风胜则燥。其皮损分布常为播散性，发病迅速，消失亦快，易与其他因素合并侵犯人体而致病，故有"风为六淫之首"的说法。致病特点：

瘙痒：风为阳邪性烈，易伤阴血津液，表现为皮肤干燥发痒，脱屑。

播散：皮损常呈播散、游走不定的倾向。

脱屑：风性燥烈，易耗阴血，皮肤失其濡养，呈糠秕状鳞屑。

病位：偏于上部居多。

常见病种：痒风、白屑风。

（2）祛风中药分类

凡具有宣畅卫阳，开合有度，营卫调和，肺复宣肃，机体重新恢复到"阴平阳秘"的中药，按性味与功能分为辛温与辛凉两大类：

①辛温类：有麻黄、桂枝、香薷、荆芥、防风、羌活、辛夷、白芷、藁本、苍耳子、生姜、细辛、葱白。

②辛凉类：有薄荷、桑叶、菊花、蝉蜕、牛蒡子、蔓荆子、葛根、柴胡、升麻、浮萍、木贼草、淡豆豉等。

【验案举例】

急性荨麻疹　王某，女性，21岁。2003年7月8日初诊。近一周来，感觉咽喉不适，继而在颈项和四肢发现大小不等的风疹块，自觉瘙痒。检查：躯干四肢可见大小不等的红色风团，部分融合成片，状如地图，视之咽弓充血明显，扁桃体红肿，自觉刺痒不适，脉浮数，舌质红，苔少，证属风热外邪，袭于肺卫。诊断为急性荨麻疹。治宜疏风清热，宣肺驱邪，方用银翘散加减：银花、连翘、炒牛蒡子、玄参各10g；桔梗、炒丹皮、防风、荆芥、竹叶、甘草各6g，生地12g；芦根15g。

二诊：3天后复诊，风团和痒感明显减轻，但其咽弓仍然充血，守上方加金莲花、鸭跖草各8g。

五天后，来门诊告知，风团和痒感及咽喉不适均除而愈。

［方药分析］古人谓，风邪上犯，首先犯肺。方中用银花、连翘辛凉透表、清热解毒。牛蒡子、荆芥、防风、桔梗既疏散风热，又宣透表邪，芦根、竹叶清热生津，治在保肺，玄参滋阴降火，治在益肾，生地凉血以退血热，血热清而斑疹消，甘草调和诸药，共奏清热解毒，宣肺驱邪的功效。

点评：经云：风为百病之长。在六淫之中，惟有风邪能兼五气，常见有风寒、暑风、风湿、风燥、风火等。在皮肤科领域中凡见病位在上，皮损泛发，脱屑和瘙痒，均与风邪关系密切。因而对风邪药物的使用，既要本着辛甘发散为阳的宗旨；又要牢记一见风邪，率用发散致痉的遗训，必须遵循《医原记略》所说："业医者，亟宜猛省。必查风之来源也。"

2. 寒淫用药心得

寒为阴邪，易伤阳气；但寒邪致病，未有不由于阳虚，这样就有外寒病在经脉，内寒病在脏腑之分。

＜外寒＞ 外寒侵入经络，血流坚涩，症见紫斑，如冻疮；阳气不达，血行不畅，症见肢端发绀觉冷，如肢端动脉痉挛症；寒性收引，致使血脉瘀凝，症见色泽褐黯，自觉剧痛，如脱疽等。

＜内寒＞ 阳虚生内寒。阳气不达四肢肤腠，致使手足冷，或者紫绀冰凉；寒凝络痹，气血循行受阻，瘀滞不通，表现为皮肤痹硬肿胀，乃至溃烂，如硬皮病、成人硬肿病等。

（1）寒淫致病特点

寒证分内寒与外寒。外寒主要指气候严寒，侵入人体使血凝气滞而发生多种疾病；内寒多数由于脾肾阳虚，寒邪乘虚而入。外寒与内寒有时不能截然分开，合并致病也是很常见的。致病特点：

肢体清冷：寒性收引，易伤阳气，而寒凝血瘀，症见肢体冰冷、青紫或筋脉拘挛，收缩疼痛。

水液清稀：体内水液包括大便稀薄，小便清长，痰液清淡，脓水清稀，疱液清亮等，总之这些水液均呈澄澈清冷的外观。

肿块坚实：凡在皮内膜外，扪及质地坚硬，表面光滑的各种肿块，多数是寒凝血瘀的结果。

常见病种：冻疮。

（2）驱寒药分类

寒者热之，温者，温其中也，说明寒病要用热药，在具体应用中，应区别是实寒还是虚寒。

①实寒类用干姜（炮姜、煨姜）、吴茱萸、蜀椒、小茴香、丁香、艾叶、肉豆蔻、荜澄茄、高良姜等。

②虚寒类用附子、肉桂、乌头、草乌、鹿茸、仙茅、淫羊藿、杜仲、续断、补骨脂、益智仁、蛤蚧、巴戟天、肉苁蓉等。这类药多为辛热偏燥，容易伤津耗液，热证或孕妇均应慎用。

【验案举例】

多形红斑性冻疮 徐某，女性，22岁，2005年1月8日初诊。据述，近来气温骤降，双手冰冷红肿，遇热则痒，检查：双手背、手指可见形如蚕豆大小的斑丘疹，边缘略肿，中央凹陷，状如猫眼。触之局部红肿，压之退色，遇热则痛痒相兼。脉沉细无力，舌质淡红，苔少。证属脾肾阳虚，寒淫骤袭，致使气滞血瘀。诊断：多形红斑性冻疮。治宜益气温阳，通络散寒。方用桂枝加当归汤加减：当归、黄芪、党参、白术、茯苓皮各10g，桂枝、干姜、甘草各6g，活血藤、鸡血藤、丹参、银花各15g，细辛3g。水煎2次，兑入一起，饭后30分钟，温服。每次200ml。再煎药渣一次，取药汁浸泡患处，每晚一次。每次15分钟。

二诊：一周后复诊，手部肿胀和痛痒，明显减轻，步上方加姜黄6g。内服、外用同上。

十天后复查，手部损害基本消除，改用十全大补丸，每日3次，每次6g。温开水送下。

[方药分析] 冻疮发生的人群，据我观察，以脾肾阳虚者居多，方用四君子汤益气健脾，当归养血汤益气补血。旨在固其本；桂枝、细辛、干姜温中，散脾肾之阴寒，鸡血藤、活血藤、丹参活血化瘀，疏经通络，银花既能芳香扶脾，又能清热解毒。二诊加引经药姜黄，增强药效的发挥，在临床症状得到控制后，用十全大补丸增强体质，防止寒邪再袭。

点评：冻疮的治疗，扶脾温阳是其重点，然后随方加入通经络、散阴寒之品，内服外用同时并使，在大多数情况下，可获良效。应当注意一点，干姜、细辛、桂枝其分量宜轻不宜重。否则将有伤阴耗血之弊。

3. 暑淫用药心得

暑为夏令主气，乃火热之气所化，故为阳邪。诚如《医学心悟》所说：不思暑字以日为首，正言热气之袭人耳！夏日烈烈，为太阳之亢气，人触之则生暑病。就皮肤病而言，夏天是其发病率最高的季节，如暑热熏蒸，头面颈项赤肿，则成暑疖；盛夏肌腠玄府开，感受暑热而生热疮；暑为热邪，热胜肉腐，易于结毒，化为疖肿；夏热之气，损伤肤表，则发日晒疮；暑湿互蒸，蕴结肌腠不解而生天疱疮、痱毒等。

（1）暑淫致病特点

耗气伤津：常有汗出过多，口渴，心慌，气短乏力等气耗津伤的现象。

暑常挟湿：表现为头重如裹，身重胸闷，食欲减退，泄泻等。

常见病种：黄水疮（脓疱疮）、痱子、暑热疮（夏季皮炎）。

（2）涤暑药举要

常用中药有石膏、滑石、香薷、茯苓、白术、寒水石、泽泻、姜、木瓜、黄芪、厚朴、赤茯苓、扁豆、陈皮、人参、莲子肉、乌梅、竹叶、麦冬、粳米、姜半夏、神曲、葛根、苍术、五味子、枳实（壳）、生地等。

【验案举例】

夏季皮炎　阎某某，女性，32岁。1998年7月6日初诊。两年来，入夏之时，始觉皮肤焮红，甚则连接成片，自觉灼热刺痒，检查：四肢伸侧可见皮肤焮红，压之退色，痒如针刺，伴有口干喜饮，心烦意乱，脉洪大，舌质红，苔少。证属暑热外邪，扑于肤腠。诊断：夏季皮炎。治宜清暑益气，散风止痒。方用白虎加人参汤加减：生石膏、南北沙参、绿豆衣各15g；寒水石、山药、生甘草、白扁豆、防风各10g；荆芥炭、知母、竹叶各6g；灯心草3扎。药煎两次，兑入一起，分三次温服。每次200ml；药渣再煎一次，取药汁放冷，置于冰箱冷冻10～15分钟，取出外涂患处，每日3次。

二诊：五天后复诊，皮肤焮红和痒感有所减轻，但皱褶区域红斑消退较慢，守上方加紫草、赤茯苓各12g；在皱褶区，外扑清凉粉（六一散10g；冰片0.5g），一周后内证和皮肤刺痒均除而愈。嘱其常食绿豆粥作为食疗以巩固之。

［方药分析］夏季皮炎系由暑邪外扑肤腠，是自外而入的常见皮肤病，本案以白虎加人参汤为基本方，其含义有二，一是甘寒去热，苦寒降火；二是甘寒益气，生津护液。防风、荆芥驱邪从肤腠而出，竹叶、灯心草导热下行，绿豆、扁豆前者清热解毒治在肺；后者扶脾化湿治在胃。二诊时，肤红未退，表明血热未清，加紫草、赤茯苓、重在凉血退斑。总之，全方暑热之邪得以清涤，元气、津液得以护固，泻火而土不伤；乃操完全之术者也。

点评：暑淫为病，在内科有动静之分，就皮肤病而言，多系暑热伤形，兼湿，兼风居多。本案以白虎汤加南北沙参等味，意在补中实卫；以去其邪。既清其内，又解其外，故而肤疾豁然而愈。

4. 湿淫用药特点

《叶选医衡》说："湿者，天地间阴阳蒸润之气也。所感之由，或因雾露之侵；或因阴雨所客；或因汗出沾衣，为风所阏（音扼）；或因涉水行泥，为寒所郁；或因引饮过多；或以卑湿之地，有伤皮肉筋骨，或感头面四肢；尤多患于脚腰者，盖伤湿则下先受之也；更喜侵于脾胃者，以其同气相感也。"这段文字简明扼要地指出了湿分内、外及病位和脏腑的关系，可谓言湿之纲领。

＜外湿＞　外湿伤人，除与季节有关外，还与生活、工作、环境有关，如在水中作业，水湿浸渍所致的水渍疮；涉足桑田，雨后湿蒸所致的粪毒块等。

＜内湿＞　饮食不节，过食鱼腥海鲜、膏粱厚味、茶酒五辛之品，皆能损伤脾胃，影响运化而湿热内生；或由多食甜腻、生冷水果，伤害脾阳，化生寒湿，故而湿邪常与风、寒、热邪兼挟为病。如湿热郁阻肌腠，则发为下肢流火；湿热下注，阻于胫肢，则患生臁疮；湿热稽留于皮内膜外，则发为瓜藤缠；湿化水气，熏蒸于面，则患旋耳疮、羊胡疮等；寒湿互结，阻于肌腠，旁窜手掌则发瘑疮，下注于下肢则发湿臁疮等。

（1）湿淫致病特点

综观上述，说明外湿起病与气候、环境有关；内湿之证，多数与脾脏的阴阳盛衰有关。湿淫致病的特点有三。

①泛发性：湿邪从上到下无所不犯，如发生在下颏为"燕窝疮"；发生在耳廓为"旋耳疮"；发生在膝、肘窝为"四弯风"；发生在阴囊为"绣球风"；发生在小儿为"胎癥疮"等。

②复杂性：湿为重浊之邪，性黏腻，致病后常是病程迁延，或者愈后又易复发。

③病位：多数偏于下部。

（2）除湿药分类

鉴于湿淫致病的顽固性与复杂性，治疗湿淫的药物概分为四大类。

①健脾化湿类：如白术、山药、莲子、炒扁豆、芡实、泽泻、陈皮等。

②清热利湿类：如泽泻、车前子、猪苓、竹叶、通草、龙胆草、萆薢、赤茯苓、滑石、赤小豆、黄柏、白茅根等。

③祛风燥湿类：如苍术、枳壳、陈皮、赤石脂、厚朴、地肤子、苍耳子、蚕沙、

苦参、王不留行等。

④滋阴除湿类：如生地、玄参、制首乌、当归、炒丹皮、白鲜皮、南北沙参、百合、薏仁米。

【验案举例】

钱币状湿疹 严某，男性，35 岁。2005 年 11 月 7 日初诊。据述，近两年来，双下肢可见斑丘疹，自觉痒重，搔之则有轻微滋液外渗，检查：双下肢中段可见形如钱币大小的斑丘疹，略有肿胀，轻微渗出。抓痕明显，痒感呈阵发性，遇热痒重。脉象濡细，舌质淡红微胖。苔薄白。证属脾虚运化力弱，寒湿之邪蕴结肤腠。诊断：钱币状湿疹。治宜扶脾化湿，散寒止痒。方用五苓散加减：炒白术、猪苓、赤石脂、炒薏仁各 12g；泽泻、茯苓、丹参、地肤子、山药、蚕沙、川牛膝各 10g；官桂、青皮各 6g。

外用地虎膏（炒地榆、虎杖等份，研细末，过筛 100 目。按 25% 的浓度用凡士林配制而成。）外涂：一日 2 次。

二诊：7 天后复诊，皮肤肿胀和渗出减轻，但其肤色仍暗红。守上方加紫草 12g。外用同上。

二周后复查，湿疹损害基本平复，遗留色沉。嘱服三妙丸，一日 2 次，一次 6g；温开水送下。

[方药分析] 本案以脾虚运化无力，致使寒湿二邪留滞于肤腠。用五苓散为主方，取其温阳化气，利水渗湿。在此基础上酌加利湿、燥湿、化瘀、引经四方面的药物，共奏脾健湿化，寒除瘀去之效。

点评：从方药分析中说明本案用药有四条清晰的思路，一是健脾，如白术、山药、茯苓、薏仁；二是利湿，如泽泻、猪苓、茯苓、地肤子；三是燥湿，如赤石脂、蚕沙；四是温阳散寒、活血化瘀，如官桂、丹参、青皮、川牛膝等。这种辨证用药的思路，还适用于慢性丹毒、癣菌疹、下肢静脉曲张综合征等。

5. 燥淫用药心得

《医源》说："天地之气，阴阳之气也；阴阳之气，燥湿之气也。……故燥湿为先天之本，水火为后天之用；水火则燥湿所变，而燥湿又因寒热而化也。……寒燥化为燥热，返其本也；寒湿化为湿热，因乎变也。人能体察燥、湿二气之因寒、因热所由生，而以之为纲。再察其化热、未化热之变，与夫燥郁则不能行水，而又夹湿，湿郁则不能布精，而又化燥之理，而以之为目。"正因为这样，古人称燥湿为百病提纲，今人细玩其中奥趣，自能提高对疑难性皮肤病的诊疗水平。

（1）燥淫致病的特点

<外燥> 燥令行于深秋，燥胜则干，干则肤腠干裂而成皲裂疮；或者皮肤干燥而瘙痒。

<内燥> 多由精血下夺而成，然有上下内外病所之不同，如燥于上，则咽鼻干焦；燥于下，则便溺闭结；燥于内，则精血枯涸；燥于外，则皮肤皴揭。此外，风燥，由肝血不能荣筋，故筋急爪裂；火燥，由脾多伏火，故唇揭便秘；血燥，由心血失散，故头多白屑，发脱须落；虚燥，由肾阴虚涸，故小便数，咽干喉肿等。

常见病种：手足皲裂，风瘙痒。

致病特点：

毛发焦枯：阴血耗损，症见毛发萎黄，焦枯。

大量脱屑：皮肤干燥，小片脱屑如糠秕，大片脱屑似落叶。

皲裂：阴液耗伤，兼之寒邪易发生皲裂。

（2）润燥药举要

润燥药物有芦根、天冬、麦冬、花粉、西洋参、枸杞子、五味子、干地黄、百合、玄参、制首乌、白芍、当归、山茱萸、瓜蒌仁、火麻仁、郁李仁、阿胶、杏仁、枣仁、柏子仁、南北沙参、玉竹、石斛、冬瓜仁、白茅根等。

【验案举例】

老年性皮肤瘙痒病　黄某某，男性，76 岁。2004 年 12 月 21 日初诊。自述皮肤瘙痒达月余，曾口服过抗组织胺类药物。获得暂时性效果，但头晕，整日精神萎靡不振。检查：胸前背后及双下肢胫前皮肤干燥，糠秕状鳞屑。落之又生，抓痕明显。痒感入夜更重甚则影响睡眠。脉细弱，舌质红，苔少。证属肺、肾阴津不足，难以敷布肤腠。诊断：老年性皮肤瘙痒病。治宜滋阴润燥，安神止痒。方用滋阴养荣汤加减：生熟地、枣仁、柏子仁、炒白芍、天麦冬、制首乌各 10g；当归、黄芩、秦艽各 6g；百合、山药、钩藤各 12g（后下）。

二诊：一周后复诊，自觉皮肤瘙痒有所减轻，夜能入睡。守上方加淡大云 10g。

十天后复诊，痒感基本控制，皮肤干燥也略有改善。守上方之意，拟用丸药方缓缓图之。南北沙参、生熟地、制首乌各 100g；炒白芍、当归、天麦冬、山药、百合、枣仁、柏子仁、淡大云、山茱萸、钩藤各 80g，防风、秦艽、炒丹皮、五味子各 50g。研细末。炼蜜为丸，如梧桐子大。一日 3 次，一次 6g。温开水送下。

二月后复诊。皮肤瘙痒消除，精神振奋而愈。

［方药分析］老年人之燥，始于下焦阴分亏损居多，故而方药以甘柔为主，案中以地、芍、归和百合等药，取其养血润燥；同时加入滋阴润肺诸药，如南北沙参、天麦冬等治在保肺生津；山药、枣皮、淡大云、制首乌填补精血，治在脾肾两脏。秦艽、防风驱散外来风邪，钩藤熄内脏风邪，风邪去，则痒止。在祛风止痒之中，酌加安神之品，如枣仁、柏子仁等，止痒效果更加明显。

点评：燥病的论治，在《杂病源流犀烛》一书中，有一段原则性论述：燥在外，症见皮肤皲裂而瘙痒，宜养血泽肤，方用生血润肤饮；燥在中，症见大便风秘燥结，宜调理中焦，方用镇风润气丸；燥在上，症见咽鼻干焦，宜必清上部，方用清凉饮；燥在下，症见肠胃枯燥，大便秘结，宜清燥润肠，方用当归承气汤。沈氏之言，对我论治皮肤病有三点启示，一是治燥最宜甘柔，大忌苦涩；二是治燥既要滋填精血，又要佐以辛通之味，病邪在表，可佐风药；病邪在腑，拟用缓通为之要务。三是从药物归纳而言，甘寒清补类有干地黄、麦冬、西洋参、甜梨肉、生白蜜；柔养肝肾类有人参、生地、阿胶、麦冬、炙甘草、大枣、人乳、牛乳等。

6. 火淫用药心得

火与热同源，火为热之甚，热为火之渐，热甚则化火化毒。在临床上，火之为病，有自本经而发；有由它经侵客，或有数经合病。具体言之，因于风者，为风火；因于湿者，为湿火；因于痰者，为痰火；阳亢者，为实火；劳伤者，为虚火；血虚者，为燥火；遏抑者，为郁火；酒色受伤者，为邪火；疮疡蕴结，为毒火。

＜外火＞　火热之邪常与它邪结合而致病，如风热化为火毒，则发抱头火丹；湿热下注，化火化毒，则发流火；暑热化火化毒，则成痱毒、疖丹。

＜内火＞　心火上炎可致口疮；心肝之火则发缠腰火丹；脾胃之火上炽则发热疮；肺胃火蒸常致肺风粉刺、酒渣鼻；水少火盛，本色外露则面起黧黑斑。

（1）火淫致病的特点

温、热、火三者同类，只是在程度上有所区别，古人素有"热乃温之渐，火乃热之极"的说法。热毒、火毒皆是化脓性皮肤病的主要致病原因，故《医宗金鉴·外科心法要诀》说："痈疽原是火毒生"。

致病特点：

①皮肤焮红：皮肤焮赤，扪之有灼热感。

②发病危急：病情危笃，变化多端，且易传化。

③疼痛明显：热胜肉腐，故而疼痛颇重。

④逼血妄行：多见于各种血溢于肤的急性出血的证候群。

⑤常见病种：抱头火丹（颜面丹毒）、疖、紫斑病（过敏性紫癜）等。

（2）解毒药的分类

鉴于火热之毒既有病程的新久，又有皮肤表现不一的特点，常见用药分四类：

①凉血解毒类：生地、赤芍、丹皮、紫草、红花、白茅根、凌霄花。

②清热解毒类：蒲公英、野菊花、银花、黄芩、黄连、焦山栀、牛黄、板蓝根、升麻、知母、连翘。

③清营解毒类：玄参、莲子心、竹叶卷心、连翘心、生地、麦冬、琥珀、炒丹皮、赤芍、生石膏、寒水石、银花、绿豆衣。

④增液解毒类：玄参、生地、麦冬、沙参、石斛、花粉、鳖甲、赤芍、银花、连翘、琥珀、生甘草、玳瑁、羚羊角、水牛角。

【验案举例】

抱头火丹　李某，女性，31岁。2004年5月3日初诊。三天前，始感前额右侧红肿，连及眼睑皮肤焮红肿胀。检查：右侧前额及眼睑区域皮肤焮红肿胀，状如丹涂。压之退色，扪之灼热，视之咽喉红肿，体温38.5℃，伴有头痛、呕恶，胸闷不适，大便燥结，三日一行。脉滑数，舌质红，苔少，证属邪热郁于血分，外感风邪，风热相搏，骤发抱头火丹。诊断：面部丹毒。治宜清热解毒，凉血退斑。方用普济消毒饮加减：银花炭12g；赤芍、连翘、板蓝根、焦山栀、玄参、紫草各10g；荆芥、防风、炒牛蒡子、黄芩、薄荷（后下）各15g；炒枳实4.5g。

二诊：翌日复诊，寒热已解，大便畅行，局部红肿略有消退，步上方去荆芥、薄荷、枳实加丹皮6g、白茅根15g。

三诊：按方治疗5天后，胸膈畅快，食欲增进，患处焮红肿胀基本消退，仅感局部皮肤微痒和轻微脱屑。改用养阴凉血，疏风止痒：杭菊花、桑叶、百合、玄参各

10g，炒丹皮、蝉衣、焦山栀、甘草各6g；生地、天麦冬各12g；绿豆衣15g。连服5剂而愈。

［方药分析］风热之邪，外搏肤腠，遂致眼睑皮肤红肿，方用黄芩、山栀清泻上焦热毒；牛蒡子、薄荷、荆芥、防风、连翘、疏散风热；银花、玄参、板蓝根清热解毒；丹皮、紫草、赤芍凉血退斑；枳实、通腑泻火；共奏热毒退而红肿消的效果。

点评：本案来势凶，病情重。方用清热解毒，凉血解毒为主，佐以疏风清热与釜底抽薪，使之毒热得清，风热得宣而愈。

（二）七情致病用药心得

喜、怒、忧、思、悲、恐、惊称为七情，是人在日常生活环境中对客观事物所产生的正常精神意识活动。但当长期的精神刺激，或因受到剧烈的精神创伤，则影响脏腑功能失调，就是内伤致病的主要因素。

临床所见，情志为病，多由恚怒伤肝，忧思伤脾，以及五志过极，郁结于内，日积月累，气血经络凝滞而成，如斑秃、银屑病（白疕）、神经性皮炎（摄领疮）等。在治疗中，一定要遵循“七情之伤，虽分五脏，而必归本于心”的原则，处处兼顾心脏施治，方得要领。

然而，从皮肤病的角度而言，比较集中在痰与瘀两大类。

1. 痰浊用药心得

（1）痰浊致病特点

痰是血气津液不清，熏蒸结聚而成。剖析成因主要有五，一是饮食所化，又感六邪，则脾、肺、胃升降失度，致使饮食输化不清而生；二是多食甘腻，肥腥茶酒而生；三是脾胃阳虚，湿浊凝滞而生；四是因郁而气火不舒蒸变而生；五是肾虚水泛为痰。痰之为病，颇为广泛，这是因为痰随气升降，无处不到，或在脏腑或在经络。对此，张景岳曾有一句名言：“痰为诸病之源，怪病皆由痰而成也。”在皮肤科领域，偏重于讨论痰在皮里膜外所致的结节、囊肿以及肥厚性疤痕。在具体治疗中，朱丹溪对此提出了原则性的建议：“痰在皮里膜外，则遍体游行，肿而色白，滞而不痛，宜导达疏理。痰因火走，则体多小块，色红痛甚，游走无处，宜解毒清火为主。”朱氏之言虽不可概括全貌，但给我们指明了立法用药的方向，前者肤色濡白。治宜疏导散结；后者肤色焮痛。治宜清火解毒。结合皮肤科的临床实践，凡见肿块呈泛发倾向，既可见于躯干，又可见于四肢，但以下肢居多，皮肤损害在皮里膜外，可摸到大小不等的结节硬块或囊肿，肤色濡白或焮红，触之肿块或者推之可动，或者推之不动，或硬或软。

鉴于痰之为病众多，在具体应用中，应当掌握某些祛痰药物的特殊功效，综合有关文献，整理如下，仅供参考：浙贝母润肺，治虚寒之痰；川贝母除风火之痰；杏仁行寒痰；白附子祛风痰；瓜蒌仁涤结痰，阿胶除虚痰；硝石除痰毒；半夏除湿痰；旋覆花推升痰气；冬花治血痰；苍术去宿痰成囊；远志能豁痰开窍。蛤粉除痰热；熟地能补肾虚水泛为痰；大黄下肺胃顽痰；枳实能散积痰；僵蚕能解逆结之痰；白芥子能豁肋下寒结之痰；南星可祛经络中风痰；常山逐痰结；狼毒开恶痰；槟榔除痰癖；全蝎可退惊风之痰；白矾能吐透风热痰壅之痰；青黛能疗膈上之痰。

（2）涤痰药举要

常用中药有浙贝母、夏枯草、昆布、海藻、茯苓、牡蛎、山慈菇、香附、天龙、玄参、青皮、陈皮、姜半夏、黄药子、白药子、党参、青礞石、胆南星、炒白芥子、炒莱菔子、炒苏子、远志、蛤粉等。

【验案举例】

狼疮性脂膜炎 夏某，女，35岁。1982年5月6日初诊。患系统性红斑狼疮达5年之久，检查：右大腿结块，微红且硬，疮面溃烂，少许稀薄样浓性分泌物渗出等。辨证：脾气虚弱，痰湿互结，阻滞经络而结块不化。诊断：狼疮性脂膜炎。治宜扶脾化痰，散结通络法。药用：陈皮、僵蚕、连翘各12g；浙贝母、制香附、川牛膝、党参、茯苓、黄芪各10g；银花15g，蜈蚣1条，橘络6g。局部用黄连膏贴在溃烂上，四周用紫金锭醋溶调糊外涂，每日2次。按方治疗2周，疮面肉芽组织新鲜红活，分泌物甚少，结块范围甚小。予上方酌情清托之品。药用：沙参、银花各15g；麦冬、黄芪、干地黄、浙贝母、茯苓各12g，五味子6g，党参、连翘、甘草各10g，蜈蚣1条。局部疮面改用玉红膏，四周仍用紫金锭外涂，每日2次。守方加减又治疗1个月，疮面见敛，结块完全消退，残留皮肤萎缩和凹陷。

［方药分析］本病并不少见，在临床中治疗的要点一是气虚，运化失职；二是痰瘀互结。因此在治疗之中，应该本着“人之气道，贵乎调顺，则津液流通，何痰之有”《证治汇补》。本例首诊以二陈汤为基方，除加用香附、浙贝母之类理气化痰外，还取用蜈蚣、僵蚕软坚散结；参、芪托里排毒。继辨心慌、肢软诸症，说明邪去正虚，法随症转，故改为生脉散为主方。益气养阴以固其本。然而治疗过程中仍用理气化痰散结之品，冀在邪去而正复。

在溃烂时，应卧床休息，换药时忌用汞浓度较高的外用药，不要乱用冷冻等疗法，只宜灭菌与保护好局部干燥，促使疮面早愈。

点评：本病又名“深在性红斑狼疮”，是一种红斑狼疮的不常见的临床变形。1883年Kaposi氏首次报告红斑狼疮中皮下结节，但深在性红斑狼疮一词在1940年才由Irgarg首先使用。某些学者认为这类皮损是结节病，目前多数认为是红斑狼疮的变形。与慢性盘状红斑狼疮关系比系统性红斑狼疮更大。该病发病的年龄和性别与慢性盘状红斑狼疮十分接近，在国内外也有零星报道，据统计，本病的发生率在2.4%~2.6%之间，说明并非特别少见。

中医学依据发病的部位和结节的形态，多数认为素体虚弱，脾胃运化功能失调，形成气滞血瘀，致使痰郁互结，阻于经络和肤腠之间。该病的发生，集中在颜面、背部、四肢以及臀部，特别是双下肢的胫前区域，常能发现大小不等，境界清楚的皮下肿块与结节。初期肤色正常，偶有压痛，时间一久，或可见到结节中心部分溃疡；或者遗留萎缩性的硬斑。结节或肿块经过治疗后常可消失，留下略有凹陷性萎缩之外观，少数亦可不治而自然消退。此外，结节或肿块发生的时间很难肯定，既可能是先有结块，又可能是先病而后出现结块，还可能是与红斑狼疮的皮疹同时发生，更有可能是在治疗结块的过程中，逐渐相继出现红斑狼疮的典型皮疹。

中医对其治疗多数主张按证分型论治如气滞血瘀证：治宜理气活血，通络散结。方选桃红四物汤加减：桃仁、红花、炙地龙、青皮、川牛膝、酒大黄各6g；苏木、制香附各6～10g；当归、赤芍各10g；泽兰10～15g；丹参12～15g；生地10～12g；气虚痰凝证：治宜健脾益气，化痰散结。方选健脾温中丸加减：党参、僵蚕、土贝母、茯苓各12g；土炒白术、姜半夏、当归身、制附片、橘红各10g；炮姜6g。

未溃时，选用冲和膏外敷，每日换1次。还可用丁桂散掺在阳和解凝膏中外贴患处，3日换1次。

已溃时，若见疮面有淡黄如棉絮状分泌物，外掺九一丹或五五丹外盖生肌玉红膏，每日换1次；若见新肉红活，改用生肌散或冰石散外盖黄连膏直至收功。

结合本案而论，以行气化痰为核心，加用托里排脓与软坚散结而愈。治痰之法有驱、导、涤、化、涌、理脾、降火、行气八种之多，在临床时必须善于融会贯通和善于组合方能收到良好效果。

2. 瘀血用药心得

（1）瘀血致病特点

唐容川在《血证论》一书中指出："凡系离经之血与荣养周身之血，已睽绝而不合。此血在身，不能加入好血，而反阻新血之化机。故凡血证，总以去瘀为要。此谓血块为瘀，清血非瘀，黑色为瘀，鲜血非瘀；此论不确，盖血初离经，清血也，鲜血也；然既是离经之血，虽清血、鲜血，亦是瘀血；离经既久，则其血变作紫血。"这段文字给我们提示了三个带有概念性的问题，一是瘀血的含义；二是血证总以祛瘀为要；三是瘀血的临证特征。瘀血对人体侵犯的范围很广，较多的病症有攻心乘肺，在上焦、在中焦、在腠理、在肌肉、在经络脏腑之间可谓无处不到，然其治则之要，王清任提出了原则性的意见："在外分头面四肢、周身血管；在内分隔膜上下两段，隔膜以上以心肺咽喉左右气门，其余之物皆在隔膜以下。立通窍活血汤，治头面四肢，周身血管瘀血之证；立血腑逐瘀汤；治胸中血腑血瘀之证；膈下逐瘀汤，治肚腹血瘀之证。"（《医林改错》）。王氏为瘀血临证作了具有普遍意义的指导意见，迄今为止多数临床医家均是按此思路诊治。结合皮肤病而论，这种瘀血证多数隶属于瘀血在外的范围，立法用药除选用化瘀药外，适当酌加理气、益气、通络、散寒、温阳之品，才能收到事半功倍的效果。

（2）祛瘀药举要

常用的药物有花蕊石、田三七、郁金、桃仁、醋炒大黄、牛膝、丹皮、红花、当归、赤芍、川芎、五灵脂、䗪虫、水蛭、乳香、没药、血竭、丹参、蒲黄、青皮、苏木、三棱、莪术、王不留行、煅自然铜、刘寄奴、土鳖虫、玄胡索等。

【验案举例】

结节性红斑 宋某某，女性，26岁。1999年7月6日初诊。一月前，双下肢发现大小不等的结节，压痛明显。检查：双下肢胫前发现大如樱桃的结节，呈散在分布，色泽鲜红，压痛明显。舌质红，苔薄黄，脉数有力。证属血分瘀热，阻滞经络。诊断：结节性红斑。治宜凉血解毒，散瘀通络。方选凉血五根汤加减，药用：生地、炒丹皮、板蓝根、栝楼根各10g，白茅根、芦根、茜草根各12g；川牛膝、浙贝母、青皮6g；路路通、生苡仁、忍冬藤各15g。

二诊：5天后复诊，红肿疼痛明显减轻，但其硬结尚未化尽，上方去芦根、板蓝根加僵蚕10g；地龙6g。另加入三七胶囊（三七研细末，过筛100目，装入5g的胶囊中）一日3次，每次3粒。

三诊：一周后复诊，结节、红斑基本消退，仅留少量硬结尚未消尽。嘱服小金丸。一日2次，一次0.6g。直至硬结完全消退。

［方药分析］本案以赵炳南教授拟定的凉血五根汤为基方，取其凉血、活血、解毒化结。赵老认为根性下沉，治疗病变在下肢为宜，与此同时酌加理气散结之品，如青皮、浙贝母、僵蚕；散瘀通络的有忍冬藤、地龙。在取得初步疗效后改用活血祛瘀，化痰通络的名方小金丸口服以善其后。

点评：本病在治疗中应当注意湿、热、瘀、寒四个方面的相互转化，若结节、红肿应以清热凉血为主，结节疼痛较重当以化瘀解毒为重，皮损、结节消退较慢，则当化瘀散结，适当佐以散寒。一般而论，在急性发作期，除治疗外还应卧床休息，抬高患肢。避免受寒和过劳。

在患病期间，忌食黏滑、油腻以及酒肉鱼虾发散助湿之品；酸涩、过咸食物亦宜少食。

一旦体质下降，招之复感风热外邪则又有可能出现结节、红肿及疼痛等。造成复发。特别是春末夏初和秋末冬初，这段时期更应该小心谨慎为上。

（三）饮食不节致病用药心得

（1）饮食不节致病特点

饮者，水也，无形也；食者，物也，有形也。朱丹溪说：“饥饿不饮食与饮食太过，虽皆失节，然必明其二者之分；饥饿胃虚，此为不足；饮食停滞，此为有余。”明之含义而后论饮食不节在皮肤病的致病性，是致关重要的。比如：酒，大热有毒，气味俱阳，乃无物之物，有人饮之，活血通络，但有人饮食，宣通血脉，热补于肤而成酒性红斑。又如平素嗜酒者，既能伤阴，又能伤阳，前者出现各种血证，后者发现诸多鼓胀、亡阳之变，特别是部分脱发，常与湿蚀发根有关。膏粱厚味，炙煿生热之食，皆能致使脾胃湿热蕴结，火毒内炽，外发于肌腠，如疖、痈、中毒性红斑、日光性皮炎等。

（2）饮食不节用药举要

除饮食不节外，还应包括腐败变质之类的不洁食品，导致中毒症状的出现。另外，还包括某些致敏性的动植物食品。动物类常见的有鱼、虾、蟹和海鲜之类。植物类常见的有灰菜、苋菜、猪毛菜、洋槐花、堂梨叶、青青菜、菱陵菜、萝卜叶、莴苣、小白菜、油菜、马齿苋等。解饮食所中之毒的中药大致分两类，一类是常用的清热解毒药，一类是具有特殊功效的解毒药。在历代本草中，所记载的解毒药中凡有“消”、“醒”、“化”、“解”、“压”、“杀”、“主”等字样，既说明有解毒的功效，又强调了解毒力度的强弱，在阅读时必须留意。现将特殊解毒类药物分述如下。

①解酒毒：葛根、枳椇、橙、木贼草、白果、秦艽、藿香、白豆蔻、草豆蔻、芦根、陈皮、田螺等。

②解动物毒：解鱼蟹毒：紫苏、冬瓜皮、草果、姜、芦根。解河豚毒：芦根、橄榄。

③解植物毒：解野菌毒：葛根、防风。解草木诸毒：升麻、淡豆豉、银花、蒲

公英、青黛、山豆根、山慈菇、绿豆、犀角。

④解金石毒：土茯苓、鱼腥草、冬瓜皮、绿豆、水芹。

此外，还有部分特定的解毒药，如胡黄连解烟毒；绿豆解鸩毒等。

【验案举例】

植物-日光性皮炎 黄某某，男性，36岁。2004年6月10日初诊。病前曾吃过苋菜，然后在强烈阳光下行走，数小时后感觉面部刺痒，眼睑肿胀，难以睁开。检查：整个面部肤色焮红肿胀，眼睑尤重。自述局部灼热刺痒，胸部不适，轻微干咳，脉浮数，舌质红，苔薄黄，证属风毒兼挟湿毒，袭于肤腠，诊断：植物-日光性皮炎。治宜疏风化湿，解毒消肿。方用普济消毒饮加减：大青叶、银花、蒲公英各12g，炒牛蒡子、炒黄芩、连翘、绿豆衣各10g，浮萍、防风、焦山栀各6g，车前子草、炒薏仁、芦根、白茅根各15g。嘱其用生理盐水冰敷患处，每日3~4次，每次3~5分钟。

二诊：三天后面部红肿和痒感基本消退，仅有轻微脱屑和微痒。守上方加紫草10g；蝉衣6g。

一周后复诊，面部肤疾和内证均平而愈。

［方药分析］本案病势较重，发展亦快，方用大量清热解毒之品，如：大青叶、蒲公英、银花、绿豆衣、焦山栀、连翘等使毒热从心、肺、肝、肾和三焦而化。在外，加炒牛蒡子、防风、浮萍疏风驱邪；在内，用白茅根、芦根、车前子草使毒热从小便而解；在中，用炒薏仁扶脾化湿以固中州。二诊时仅有脱皮微痒，说明毒去而热未清，加蝉衣以祛风邪；紫草凉血解毒，共奏毒热去而诸疮平。

点评：近些年来，因蔬菜和中药乃至中成药而引起的“毒性反应”并不少见，因蔬菜之类而引起的称之植物-日光性皮炎，因中草药而引起的在中医文献中，统称为“诸物中毒”，尽管临床表现不一，但其辨证的核心有许多相同之处。本案用普济消毒饮就是一个具有典型意义的名方。以此为基础，视临床表现而增损，常能获得满意的效果。

二、要药汇解

防　风

【药名浅释】

防风始载于《神农本草经》，列为上品。别名众多，主要有铜芸、茴芸、茴草、屏风、百枝、萠根、百蜚、关防风、东防风、口防风、炒防风、防风炭。防者，御也。其功疗风最要，故名。屏风者，防风隐语也。曰芸、曰茴、曰萠者，其花如茴香，其气如芸蒿，萠兰也。

【药性分析】

防风味甘辛，辛温无毒，具有祛风解表，胜湿止痉，止泻止血的功效。

《本草崇原》说：“防风茎、叶、花、实，兼备五色，其味甘，其质黄，其臭香，禀土运之专精，治周身之风证。盖土气厚，则风可屏，名防风。”综合历代文献，对防风的临床应用主要有四：一是治风与湿的要药；二是头面游风，周身骨关节疼痛；三是遍体湿疮；四是能解诸药毒。对于本品与它药的配伍，古人也给我们留下了许多值得借鉴的经验。防风得黄芪，功效更大；得白术、牡蛎治虚风自汗；得黄芪、白芍止自汗；得白芷、细辛治偏正头风；得炒黑蒲黄，治崩中下血；得南星、童便治破伤风；得阳起石、禹余粮治妇人胞冷等。本品虽为"风药之润剂"，但毕竟为发散之药，误服久服则有走散上焦元气之弊，不可不慎。

【临床应用】

1. 急性荨麻疹（风热证）

银翘散加减：银花、连翘、炒牛蒡子、防风、生地各10g；大青叶、紫草、黄芩、荆芥各6g。（经验方）

2. 慢性荨麻疹（卫外不固证）

玉屏风散加味：防风、炒白术、黄芪、阿胶珠、制首乌各10g；煅龙牡各15g。（经验方）

3. 单纯性肥胖症

防风通圣丸（中成药）。每日2～3次。每次6g。

温开水送下。部分患者若出现腹泻（每日3次以上），则减为每日2次。4周体重有所减轻，仍要坚持2～3个月。其间，维持量为每日1次，每次3g。极少出现毒副作用。

4. 特应性皮炎（儿童期）

四君子汤加味：党参、茯苓、炒白术、黄芪各10g；苡仁、赤小豆、白鲜皮各12g；甘草、蝉衣、防风各6g。（经验方）

加减法：鼻痒加蝉衣、藁本；鼻塞加细辛、川芎；清涕难止加鱼脑石、荜茇、赤石脂、诃子；浊涕较多加藿香、佩兰。

5. 染发皮炎

桃仁15g，生大黄（后下）12g，玄明粉（冲）、黄芩、桂枝各10g；防风8g，生甘草6g。《古今专科专病医案皮肤病·俞友根》

牛 蒡 子

【药名浅释】

牛蒡子始载于《名医别录》。别名有蒡翁菜、便牵牛、蝙蝠刺、大力子、恶实、牛子、鼠粘子、生牛蒡子、炒牛蒡子等。历代文献对本品药名的释义：一、其实状如恶而多刺钩，故名。二、其根叶皆可食，人呼为牛菜，术人隐之，呼为大力也；俚人谓之便牵牛，河南人呼为夜叉头。三、苏颂说：实壳多刺，鼠过之则缀惹不可脱，故谓之鼠粘子。

【药性分析】

牛蒡子味辛性平，无毒。具有疏散风热，解毒透疹，利咽消肿，滑肠通便的功效。

本品是泻热散结，清咽理嗽的常用之品。对皮肤病颇多功效，归纳其效有三：

一是主风毒肿；二是消斑疹毒；三是去皮肤风，通十二经，故对瘾疹，尤多奇验。《景岳全书》对其药效有过概括性的论述："味苦辛，降中有升。治风毒斑疹诸瘘，散疮疡肿毒喉痹及腰膝凝寒痹滞之气，以其善走十二经而解中散也。"不过，气虚色白，大便利者不宜。

【临床应用】

1. 皮肤瘙痒（风热证）

消风散加减：炒牛蒡子、浮萍、防风、生地各10g；丹皮、荆芥、黄芩各6g；薄荷、苦参各4.5g。（经验方）

2. 玫瑰糠疹（初期）

凉血消风散加减：荆芥、炒牛蒡子、黄芩、知母、丹皮、蝉衣各10g；赤芍6g，仙鹤草、茜草、紫草各12g。（经验方）

3. 咽喉肿痛（火郁热毒证）

玄麦甘桔汤加减：玄参、麦冬、浙贝母、连翘、炒牛蒡子、花粉、桔梗各10g；射干、马勃、甘草各6g。（经验方）

细　辛

【药名浅释】

细辛始载于《神农本草经》，列为上品。别名有北细辛、辽细辛、华细辛、少辛、小辛、细章、绿须姜、毒叶草、金盆草、万病草等。苏颂说：华丹真细辛，根细而味极辛，故名之曰细辛。沈括说：细辛出华山，极细而直，坚韧、深紫色，嚼之习习如椒，而更甚于椒。不过对细辛需辨别真伪，李时珍曾有一番辨别：叶似小葵，柔茎细根，直而色紫，味极辛者，细辛也；叶似马蹄，茎微粗，根曲而色黄，味亦辛者，杜衡也；一茎直上，茎端生叶如伞，根似细辛，微粗直而黄白色，味辛微苦者，鬼督邮也；叶似小桑，根似细辛，微粗长而色黄，味辛而有臊气者，徐长卿也；叶似柳，而根似细辛，根长黄白而味苦，白薇也；似白薇而白直味甘者，白前也。

【药性分析】

细辛味辛，性温，有小毒。具有散寒解表，祛风止痛，温肺化饮，通窍开闭的功效。

本草文献对细辛的作用归纳有十：一去阴分之寒；二除阴经头痛；三治鼻塞不闻香臭；四去口臭、牙虫；五减腰足痹痛；六除拘挛湿痒；七去咳逆上气；八治奔豚瘕疝；九减乳结便塞；十去目泪倒睫。在皮肤科凡见病邪在腠理，用之能去风湿痒；在经络可治手足厥冷。由此推衍对寒冷性荨麻疹、周围血管病（寒湿偏重者）均可用之。风热、阴虚、血虚头痛禁用，不可不察。

【临床应用】

1. 牙龈肿痛（胃火炽盛证）

玉女煎加减：生石膏15～30g（先煎），丹皮、炒牛膝、升麻、黄柏、知母各6g，

麦冬、生地各12g，细辛1.5g。（经验方）

2. 黄水疮

细辛、五倍子各200g；冰片2.5g。将前两味药研细末，再加入冰片研末。先用苦参水洗患处，然后将药末撒在创面，每日1次。《毒药本草》

3. 鹅口疮

细辛3g，研细末置于肚脐内，外盖胶布，2日后揭去，一般一次可愈，不愈可再用一次。《毒药本草》

4. 复发性口疮

细辛、吴萸各10g；肉桂2g。共研细末，醋调成糊状，取蚕豆大小药丸一粒，敷于双足“涌泉”穴，外盖纱布，胶布固定，日换一次。《毒药本草》

5. 雷诺病

当归四逆汤加减：黄芪、红花、细辛、当归、桂枝、白芍、大枣、甘草、通草。《中医临床家·查玉明》

6. 血栓闭塞性脉管炎

四妙永安汤加减：银花、玄参、当归、甘草、细辛、附子、桂枝、川牛膝。《中医临床家·查玉明》

7. 复发性口腔溃疡（虚实夹杂）

玉女煎加减：熟地15g，怀牛膝、麦冬、知母、丹皮、栀子、黄芩、熟军、黄柏各10g；生石膏30g，黄连6g，细辛3g。《章真如临床经验辑要》

8. 多形红斑

当归、白芍、防风各12g；黄芪18g，白术15g，桂枝9g，细辛6g。《奇难杂症·黄振鸣》

姜（生姜、干姜、炮姜、姜炭）

【药名浅释】

姜始载于《神农本草经》，列为中品。《本草纲目》说：按许慎《说文》，姜作薑，云御湿之菜也。王安石也说：姜能御百邪，故谓之薑。《本草乘雅》说：姜，疆也，界也。如营卫气血，阴阳表里，逾越疆界者，能使之各各旋归，有如捍御外侮之侵犯边疆者。别名有白姜、干生姜、炮姜、姜炭等。

【药性分析】

姜味辛，性温。具有解表散寒，温中健胃，化痰止咳止呕的功效。

《药性赋》说：生者味辛，炮者味苦，可升可降，阳也。其用有二，生者驱寒邪而发表，炮者驱胃寒则守中。可谓言简意赅的归纳。临床实践中，通常用于三个方面：通心助阳；祛脏腑沉寒冷痛；发诸经寒气，治肾寒腹痛，尤其对中下焦的沉寒冷痛诸证尤为适合。不过，“孕妇不可食干姜，令胎内消，盖其性热，而辛散故也”（《大清外术》）。

生姜、干姜、炮姜本为一物，由于鲜、干、炮制的不同，其性能亦异。生姜发散之力较强，善于发散风寒，温中止呕；干姜发散之力减弱，长于温中回阳，温肺化饮；炮姜则具有散寒收敛之性，善能温经止血与温中止泻。姜炭温经止血。前人所谓：生姜走而不守，干姜能走能守，炮姜则守而不走。由此可见，药性之异常耳。痘家灰白之症用之，若实热红紫者，切忌；孕妇勿用。

【临床应用】

1. 冻疮（红肿期）

甘草干姜汤加味：干姜、甘草各10g，桂枝、荜澄茄各5g。浓煎取汁200ml，外涂患处，每日2～3次。然后轻巧搓按3～5分钟。（经验方）

2. 雷诺病（脾肾阳虚证）

通脉四逆汤加味：干姜、制附块、党参各10g，鸡血藤、活血藤、石楠藤、海风藤、忍冬藤各12g，甘草6g。（经验方）

3. 白塞综合征

清心养阴汤加减：甘草、黄连、黄芩、党参各20g，大黄30g，干姜、柴胡各15g，半夏10g。《国家级名医秘验方·陈景河》

4. 皮肤划痕症

黄芪、生地、麦冬、钩藤、五加皮、干姜皮、僵蚕各10g，白芍、桑白皮、地骨皮、赤苓皮、冬瓜皮各15g，首乌藤、刺蒺藜、白鲜皮各30g。《张志礼皮肤病医案选萃》

5. 多形红斑

桂枝6g，赤白芍、当归各10g，生姜皮、生甘草各3g，威灵仙12g，大枣5枚。《外科经验集·顾伯华》

麻　黄（麻黄根）

【药名浅释】

麻黄始载于《神农本草经》，列为中品。别名有龙沙、卑相、卑盐、炙麻黄、麻黄绒、炙麻黄绒。李时珍说：或云其味麻，其色黄，未审然否。张辑《广雅》云：龙沙，麻黄也。麻黄根始载于《名医别录》：狗骨，麻黄根也。

【药性分析】

麻黄味辛微苦，性温。具有发汗解表，宣肺平喘，利水消肿的功效。

历代本草对麻黄的药效及其配伍变通论述颇多。归纳其要有八：一除寒热，二止咳逆，三破癥聚，四御岚瘴，五解肌痛，六治温疟，七止好唾，八消赤黑斑毒。总之，本品气味俱薄，轻清而浮，其用要旨：祛寒邪一也，肺经本二也，发散风寒三也，去皮肤寒湿及风四也。这是因为麻黄气味轻清，能彻上彻下，彻里彻外，故在里则使精血津液流通，在表则使骨节肌肉毛窍不闭，在上则咳逆头痛皆除，在下则癥坚积聚悉破。

《本草思辨录》对扶助麻黄的理想药物总结有六：杏仁、桂枝、白芍、石膏、葛根、细辛。分述如下。

<杏仁>　麻黄开肌腠；杏仁通肺络；麻黄性刚，杏仁性柔；麻黄外扩，杏仁内抑。二者合而邪尽除。

<桂枝> 麻黄泻营卫之邪，桂枝调营卫之气。桂枝得麻黄，不至羁汗；麻黄得桂枝，即能节汗。二者合而正不受伤。

<芍药> 能驯麻黄之性而使水饮下行。

<石膏> 麻黄石膏同用，既泻热于表，又清热于里。两擅其长。

<葛根> 葛根起阴气以滑泽之，则变强为柔，与麻黄治无汗恶风，可称伯仲。

<细辛> 细辛佐麻黄而直行，是为一专一普。两药同用能彻上彻下。对于风寒之在上在下附于骨节、九窍，则专力以去之。

不过，汗多亡阳，能损人寿，戒之！戒之！

麻黄根味甘性平，具有止汗的功效，李时珍说：麻黄发汗之气驶不能御，而根节止汗，效如影响，物理之妙，不可测度如此。风湿、伤风、风温、气虚、血虚、阴虚、脾虚、胃热、痰饮、中暑、亡阳、柔痉之诸症自汗，皆可随证加而用之。当归六黄汤加麻黄根治盗汗尤捷。盖其性能行周身肌表，故能引诸药外至卫分而固腠理也。本草但知外扑之法，而不知服饵之功尤良。

【临床应用】

1. 银屑病

麻黄四物汤加减：麻黄、桂枝各15g；当归、白芍、生地、北沙参各12g（成人麻黄为15g，小儿为9g）。《中医外科心得·夏少农》

2. 银屑病

麻黄、桂枝、山栀、生大黄、柴胡、川芎、枳壳各9g；茵陈、对坐草、平地木、徐长卿、土茯苓、白蒺藜各30g；拉拉藤、苍白术各15g。《跟名师学临床系列丛书·颜德馨》

3. 丹毒

麻杏石甘汤合黄连解毒汤加减：麻黄6g；杏仁、栀子、连翘各10g；生石膏20g；黄连3g；黄芩、黄柏各9g；蒲公英12g，板蓝根15g。《中医临床家·孟澍江》

4. 多汗症（阳盛阴虚）

张氏验方：当归、生地、熟地、五味子、麻黄根各15g；黄芪50g，黄柏、黄连各10g；龙骨、牡蛎、白芍各20g。《张琪临床经验辑要》

5. 皮肤瘙痒病

麻黄附子细辛汤加减：炙麻黄、附子、细辛各6g。嘱煎汤300ml，服后将息如桂枝汤法，取微汗为宜。《伤寒杂病论研究大成》

6. 多发性疣

麻杏苡甘汤加味：麻黄、杏仁各9g；苡仁24g，甘草6g。（新医药学杂志，1978，(1)：30）

桂 枝

【药名浅释】

桂枝始载于《神农本草经》，列为上品。别名有肉桂枝、嫩桂枝、桂枝尖。肉桂又名牡桂、官桂、筒桂、辣桂。桂，因其叶脉而得名。范大成《桂海虞衡志》说：

凡木叶心皆一纵理，独桂有两道如圭形，故字从圭。

【药性分析】

桂枝味辛，性温。具有发汗解肌，温通经络，助阳化气的功效。

《本经逢原》对本品的功效曾有原则性的论述：肉桂虽主下元，而总理中外邪气；桂心专温脏腑营血，不行经络气分；牡桂性兼上行，统治表里虚汗；薄桂善走胸肋，不能直达下焦；桂枝调和营卫，解散风邪，而无过汗伤表之厄，真药中之良品，允为汤液之祖也。《本经》之言牡桂兼肉桂，桂心而言；言箘桂，兼桂枝而言也。其他板桂、木桂，仅供香料食料，不入汤药。本品是常用的中药之一，归纳临床用途有六：和营，通阳，利水，下气，行瘀，补中。然其用量不一，主治各异，亦宜细品。据《本草思辨录》所载，整理要点如下：桂枝用一分之方，竹皮大丸，治乳子之妇，烦乱呕逆；桂枝用二分之方，蜘蛛散，泄肝邪治狐疝；桂枝用三分之方，土瓜根散，治经水似通非通；桂枝与他药等份之方，桂枝茯苓丸，治妇人癥瘕；桂枝用一两之方，桂枝甘草龙骨牡蛎汤，治心肾不交之证；桂枝用二两之方，麻黄汤，治伤寒证；桂枝用二两半之方，薯蓣丸，治风气百疾；桂枝用三两之方，桂枝生姜枳实汤，治心中痞悬痛；桂枝用四两之方，桂枝五味甘草汤，治支饮渍肺而咳；桂枝用五两之方，桂枝加桂汤，治奔豚气；桂枝用六两之方，天雄散，治男子失精，腰膝冷痛。以上所述，说明两个问题，桂枝是温阳散寒的佳品，但要注意分量的增减。同时对于“上焦有热，患有血病者禁用”（张锡纯语）。

【临床应用】

1. 儿童银屑病

麻黄四物汤加减：生麻黄、桂枝各15g，当归、白芍、生地、丹参各12g。原著说明：治银屑病时，麻、桂量较大，成人每味剂量各为15g，儿童每味为9g，并未见大汗出，但腠理必开，能促使皮损很快消减。《夏少农中医外科心得》

2. 斑秃（肾精亏损）

桂枝龙骨牡蛎汤：桂枝、炒白芍、炙甘草、羌活、葛根各6g，煅龙骨、煅牡蛎、熟地黄、菟丝子、楮实子、制首乌各15g，桃仁、川芎、松针各3g，生姜3片，大枣5枚。《徐宜厚皮科传心录》

3. 寒冷性多形红斑（寒湿瘀结证）

当归四逆汤加减：当归、桂枝、赤白芍各10g，活血藤、鸡血藤、石楠藤各15g，干姜、炙甘草、甲珠各4.5g，细辛1.5g，大枣5枚。《皮肤病中医诊疗学》

4. 变应性亚败血症

桂枝白虎汤加味：桂枝、地龙、地鳖虫各4.5g，生石膏60g，知母、甘草、桃仁、赤芍各12g，红花、黄芩各9g，苡仁30g，马鞭草15g，黄连2.4g。《跟名师学临床系列丛书·颜德馨》

5. 结节性红斑

朱氏验方：猫抓草、山慈菇、连翘、桂枝、桃仁、赤芍、丹皮、茯苓。热重加水牛角、生地。（原书无剂量）《国医大师·朱良春》

石膏

【药名浅释】

石膏始载于《神农本草经》，列为中品。原名白水石、凝水石。商品名分南寒水石（方解石），北寒水石（红石膏）。别名有白虎、细理石、纤维石膏、生石膏、煅石膏等。

历代本草对石膏、寒水石及其品质有不少论述，主要集中在《本草纲目》一书中。李时珍说：纹理细密，故名细理石。其性大寒如冰，故名寒水石。与凝水石同名异物。阎孝忠说：南方以寒水石为石膏，以石膏为寒水石，正与汴京相反，乃大误也。石膏洁白坚硬，有墙壁；寒水石则软烂，以手可碎。朱丹溪说：本草药之命名，多有意义，或以色，或以形，或以气，或以质，或以味，或以能，或以时是也。石膏固济丹炉，苟非有膏，岂能为用？此皆兼质与能而得名。昔人以方解为石膏，误矣。朱氏之言，可谓是千古之惑始明矣。

【药性分析】

石膏味辛而咸。性寒无毒。生石膏清热泻火，除烦止渴；煅石膏收敛生肌，止血。

张锡纯说：其性凉而散，有透气解肌之力，为清阳明胃腑实热之圣药。无论内伤、外感用之皆效。即他脏腑有实热者用之亦效。《神农本草经原》谓其微寒，其寒凉之力远逊于黄连、龙胆草、知母、黄柏等药，而其退热之功则远过于诸药。综合历代文献对本品的应用，凡五脏伏热，邪气在皮肤腠理之间者均可用之，若将本品研细末外涂，对小儿丹毒、皮肤焮红、烫伤等均有卓效。

分而言之，石膏生用出汗解肌，上理头痛，缓脾止渴，善祛肺胃三焦之火，包括身热、三焦火热、皮肤热、咽热、暑热、胃肠中膈热、肺热、胃热多食、食积痰火、胃热发斑、牙痛、口舌生疮、邪热致神昏谵语等症。总之，生石膏降火，乃降胃火，而非降脏火也；石膏泻热乃泻真热，而非泻假热也。只要辨别胃火真热，用石膏自必无差。煅石膏，外渗金疮溃烂，有生肌止痛之效。

不过“身凉内静，手足俱冷者禁用，恐耗血也”（《药鉴》）。胃虚寒者忌服，阴虚热者禁尝，若误用之则败阳作泻，必反害人。李东垣说：立夏前多服白虎汤者令人小便不禁，此乃降令太过也。李氏警句可作参考。

【临床应用】

1. 亚急性系统性红斑狼疮（毒热炽盛证）

清瘟败毒饮加减：生石膏 15～30g，绿豆衣 30g，玄参、炒丹皮、连翘、桑寄生、甘草各 10g，炒白芍、寒水石各 12g，生地炭、银花炭各 15g，琥珀 6g。《皮肤病中医诊疗学》

2. 过敏性紫癜（风热伤营证）

消斑青黛散加减：青黛、玄参、沙参、柴胡各 10g，知母、黄连、甘草、莲子心各 6g，生石膏、生地各 15g，炒牛子、荆芥各 12g，绿豆衣 30g。（经验方）

3. 夏季皮炎

加味白虎汤：生石膏 15～30g，知母 6～9g，粳米 9～12g，甘草 6g，沙参 12g，绿豆衣 15g，竹叶 10g，灯心草 3g。（经验方）

4. 多发性湿疹

泻黄散加减：藿香、生石膏、黄芩、生地各 12g，柴胡、防风、炒决明子、焦栀子、炒胆草、莲子心、甘草各 6g，白茅根、绿豆衣各 15g，玳瑁 8g，水牛角 10g。（经验方）

5. 口周皮炎

凉血五花汤加减：红花、凌霄花、金莲花、焦山栀、黄芩、升麻各 6g，金银花、生石膏、生地黄、赤芍、鸡冠花各 12g，青蒿、茵陈、白茅根各 15g。（经验方）

6. 疮疡溃疡

生肌散：飞甘石、白螺壳、煅石膏、煅龙齿各 3g，梅片 1.2g，青黛少许，研极细末外用。《单苍桂外科经验集》

7. 痤疮

凉血清肺饮：生地、生山楂、虎杖各 15g，玄参、石斛、寒水石、桑白皮各 12g，生石膏、白花蛇舌草各 30g，黄芩 9g，生甘草 3g。《国家级名医秘验方·顾伯华》

8. 重症玫瑰糠疹

生石膏 30g，生地 50g，丹皮、赤芍、知母、银花、连翘、生甘草、生大黄（后下）各 10g，大青叶 15g，竹叶、水牛角粉各 6g。《皮科百览》

扁　豆

【药名浅释】

扁豆始载于《名医别录》。别名有沿篱、峨嵋豆、白扁豆、炒扁豆。萹本作扁，荚形扁也。沿篱，蔓延也。峨嵋，象豆脊白路之形也。

【药性分析】

扁豆味甘，性温无毒，具有健脾化湿，和中消暑的功效。

本品能通利三焦、化湿降浊，专治脾肾之病，具有和中下气，清暑除湿，能治呕逆、泄泻、消渴等症。此外还能解诸毒，如一切草木毒、酒毒、河豚鱼毒、砒毒等。在夏季诸多皮肤病中，如夏季皮炎、日光性皮炎、暑痱等均可应用。取其清暑除湿而解毒的药效。鉴于本品气轻味薄，单用无功，必须同补气药相伍，功效更佳。

不过，“单食、多食壅滞，凡仁皆滞，不可不知”（《本草求真》）。

【临床应用】

1. 黑变病（痰湿症）

苓桂甘术汤加减：茯苓 15g，土炒白术、甘草、僵蚕、山药、炒扁豆各 10g，炒枳壳、凌霄花、红花、升麻、陈皮、竹茹各 6g，冬瓜子 30g，泽泻 12g。（经验方）

2. 慢性唇炎

调胃除湿方：茯苓、白术、芡实、枳壳、黄柏、金莲花、萆薢各 10g，山药、生苡仁、生扁豆、大豆黄卷各 15g。《中国中医秘方大全·赵炳南》

3. 慢性荨麻疹

多皮饮：扁豆皮、冬瓜皮、赤苓皮、白鲜皮、桑白皮各15g，地骨皮、五加皮、大腹皮、丹皮、川槿皮各10g，干姜皮6g。《赵炳南临床经验集》

4. 湿疹

健脾除湿汤：生苡仁、生扁豆、山药各15～30g，芡实、枳壳、萆薢、黄柏、白术、茯苓、大豆黄卷各10～15g。《赵炳南临床经验集》

5. 淋巴管瘤

苍白术、赤猪苓、泽泻、陈皮、山药、扁豆衣、炒苡仁、萹蓄、萆薢、六一散各9g，后加五味子9g。《朱仁康临床经验集》

6. 夏季皮炎

紫花地丁、冬瓜仁、土茯苓、白头翁各30g，银花18g，地肤子、白鲜皮、扁豆花各15g，蝉蜕10g。《奇难杂症·黄振鸣》

绿　豆（绿豆衣、绿豆粉）

【药名浅释】

绿豆（绿豆衣、绿豆粉）始载于《本草纲目》。别名有青小豆、绿豆壳、绿豆皮。李时珍说：绿者色名也，旧本作“菉者”，非也。绿豆以圆小者佳。其品种有官绿、油绿，前者粒粗而色鲜，后者粒小而色深。此外还有皮厚而粉少，呼为摘绿。

【药性分析】

绿豆味甘、性寒。具有清热解毒消暑的功效。

绿豆专入肠胃，味甘性寒，能清火除痰，下气解烦热，止消渴，安精神，补五脏阴气，去胃火呕逆，及吐血、衄血、尿血、便血、湿热泻痢、丹毒风疹、大便秘结、暑热痱疮、痈肿痘毒、烫火伤痛，解一切草毒、牛马毒、酒毒、鸩毒、金石毒、菇菌毒，尤解砒霜大毒等。总之，古人认为绿豆行十二经脉，去浮风，常食之润皮肤。若能用绿豆作枕头用之，能明耳目，并治疗头风头痛。

绿豆衣与绿豆的功效有两种不同的说法。一是行十二经，清热解毒，利水和脾，功在绿豆皮（《本草分经》）；二是绿豆性平，为脾家中宫之物，解毒护心，绿豆皮性寒，治肌肤之热毒（《本草思辨录》）。这里要指明一点，世人认为绿豆解药，实为误导。殊不知绿豆清热解毒，岂有解药之谈，纯属讹传。

《本草求真》对绿豆粉、绿豆衣的药效有四则记载。一是绿豆粉合以乳香、丹砂则护心使毒不入；二是杖疮疼痛可用鸡子白调绿豆粉外敷则愈；三是绿豆粉扑痘溃尤妙；四是绿豆衣尤凉于绿豆，退翳明目如神。仅供参考。

【临床应用】

1. 痱子

清暑汤加减：青蒿、鲜藿香、鲜佩兰、六一散（荷叶包煎）各15g，绿豆衣、银花各12g，赤茯苓、沙参各10g，灯心草3扎，西瓜翠衣、冬瓜皮各30g。（经验方）

2. 小儿丹毒

绿豆散：硝石、大黄、绿豆各等份，研细末。鸡子清调敷患处。《永乐大典·卷

1037》

3. 酒渣鼻

绿豆荷花散：绿豆750g，荷花瓣100g，滑石、白芷、白附子各25g，密陀僧、上梅片各10g，研细末，白天药粉搽之，晚上温水调成糊状涂之。清晨则洗去。《实用中医外科方剂大辞典》

4. 毒性红斑

连翘大青汤：银花、连翘、绿豆衣、生地各12g，大青叶、炒牛蒡子各10g，丹皮、甘草各6g，荆芥、薄荷各3g。（经验方）

5. 败血症或菌血症（邪毒内陷）

护心解毒汤：生绿豆120g，乳香10g，蚤休60g，豨莶草40g，甘草、朱砂各3g，白蜜60g。水煎取汁，用药汤冲下白蜜与朱砂。《中医外科临证集要》

赤石脂

【药名浅释】

赤石脂始载于《神农本草经》，列为中品。别名有石脂、红高岭土、赤石土、煅赤石脂。脂者，膏也，凝也。此物性黏，固济炉鼎甚良，盖兼体用而良也。

《景岳全书》说：脂有五色，而今入药者，唯赤白二种，……其味甘而温，故能益气调中，其性涩而重，故能收湿固下。调中则可疗虚烦惊悸，止吐血、衄血。壮筋骨，厚肠胃。除水湿黄疸，臃肿疮毒，排脓长肉。止血生肌之类是也。

不过，赤白同功之说，在《本草纲目》对此提出异议。赤白两种，一入气分，一入血分，仲景用桃花汤治下痢脓血，取赤石脂之重涩。又下焦血分两固脱，干姜辛温，暖下焦气分而利虚，粳米甘温，佐白石脂，干姜而润肠胃。张、李两说并存，供医者参考。

【药性分析】

赤石脂味甘，性平，无毒。内服具有涩肠止泻止血的功效；外用具有收敛生肌敛疮的功效。

综合历代本草对赤石脂主治的病症归纳有三。一是脾虚湿胜，在皮肤则为黄疸湿疮之类；二是恶疮疥瘙等证，皆由湿气瘀而化热，热甚生毒为患。本品能燥湿化热，故能主治；三是脾恶湿，燥能补之。本品其质厚土，不至过燥，又得秋金收藏之性，乃治湿之圣药也。

诚如《神农本草经读》所说：太阴湿胜，在皮肤则为黄疸，在肠胃则为泄泻，甚则肠澼脓血；下注于前阴，则为阴蚀，并见赤浊、白带；下注于后阴，则为下血，皆湿邪之气为害也。石脂具湿土之质，而有燥金之用，所主之。痈肿疽痔、恶疮头疡、疥瘙等症，皆湿气郁而为热，热盛生毒之患，石脂能燥湿化热，所以主治。

凡见火热暴注、湿热积滞，不宜用。

【临床应用】

1. 脓疱性银屑病

土茯苓饮：土茯苓30～50g，山药、黄芪、茯苓、白花蛇舌草各15g，白术、太

子参、野菊花、赤石脂、蚕沙、龙葵各12g，苡仁30g。（经验方）

2. 丘疹性湿疹

三石水：炉甘石、滑石、赤石脂各90g，冰片9g，甘油150ml，研细末。蒸馏水10000ml，加入三石、冰片、甘油混合。用时摇动外涂患处，每日2～3次。《朱仁康临床经验集》

3. 尿布皮炎

湮尻散：六一散15g，赤石脂6g，黄柏10g，枯矾、冰片各3g。共研及细末，纱布包扑患处，每日2～3次。《朱氏中医外科学》

4. 粉刺

白石脂180g，白蔹360g，共研细末，鸡子白调敷外涂。夜涂旦洗。《圣济总录》

5. 脂溢性脱发

祛湿健发汤：炒白术、猪苓、萆薢、白鲜皮、首乌藤各15g，赤石脂、干生地、熟地各12g，泽泻、车前子、川芎、桑椹子各10g。《赵炳南临床经验集》

蚕（僵蚕、蚕蛹、蚕茧、蚕蜕、蚕连、雄原蚕蛾、原蚕沙）

【药名浅释】

李时珍说：蚕病风死，其色自白，故曰白僵（死而不朽曰僵）；再养者曰原蚕，蚕之屎曰沙，皮曰蜕，瓮曰茧；蛹曰螝（音龟）；蛾曰罗；卵曰允；蚕之初出曰秒（音苗）；蚕子曰连也。李氏之言基本概述了蚕的生死过程，与皮肤病治疗有关的包括僵蚕、蚕沙、雄原蚕蛾。

僵蚕、白僵蚕之名始载于《神农本草经》，列为中品。僵蚕之名，见于《千金方》，别名有姜虫、天虫、炒僵蚕、姜僵蚕。

<蚕蜕>　又名马明蜕、佛蜕。

<原蚕>　又名晚蚕、魏蚕、夏蚕、热蚕。

【药性分析】

僵蚕味咸辛，性温无毒。具有熄风止惊，祛风止痛，化痰散结的功效。

本品是燥湿祛风的专药，归纳药效，主要有六：一是小儿惊疳、小儿惊痫、夜啼、胎垢；二是灭黑斑，令人面色好；三是丹毒、瘙痒、结核瘰疬、皮肤风疮、男子阴痒；四是乳汁不通、女子带下、崩中下血、产后余痛；五是风火牙痛、喉痹咽肿；六是皮肤顽痹、腹内宿冷、肢节不遂、烂眩风眼均可用之。既可内服，又可外用。是一味物美价廉的常用中药。不过，入药以晚者为良，早蚕不堪入药，慎之。

<蚕沙>　味甘辛，性温无毒。主治风痹瘾疹，皮肤顽痹。

<蚕茧>　味甘，辛温无毒，能疗诸疳疮，口舌生疮，痈肿无头。

<蚕蜕>　味甘性平，主治血风病，目中翳障。

<雄原蚕蛾>　味咸，辛温，有毒。徐之才说：热，无毒。入药炒，去翅、足用。能益精气，强阴道，壮阳事，治金疮、冻疮、烫火疮，灭疤痕。

<蚕蛹>　研敷，治窝疮、恶疮。

关于僵蚕等的炮制在本草专著中有不同的说法，《本草崇原》说：蝉蜕、僵蚕皆禀金水之精，故本经主治大体相同，但蝉饮而不食，溺而不粪；蚕食而不饮，粪而不溺，何以相同……饮食虽殊，皆由肺气之通顺，则溺粪虽异，该禀肺气以传化矣。凡白色而禀金气之品，皆不宜火炒。僵蚕具坚金之体，故能祛风攻毒，若以火炒，则金体消散，何能奏效。

僵蚕多服则小腹冷痛，令人遗尿；无风邪者禁用。

【临床应用】

1. 丘疹性荨麻疹

止痒消荨饮：麻黄、连翘、荆芥、僵蚕、桑白皮、赤小豆、生甘草按常规剂量，小儿用1/3至1/2成人量。麻黄生用，煎时后下。《中国当代名医验方大全·张震》

2. 淋巴管瘤

香砂六君子汤加白僵蚕、制南星、路路通、海桐皮、天龙。《中医皮肤科诊疗学》

3. 丘疹性湿疹

地黄饮：生地、熟地、生何首乌各9g，当归6g，丹皮、玄参、白蒺藜（炒去刺）、僵蚕（炒）各4.5g，红花、生甘草各1.5g。《医宗金鉴·卷74》

4. 小儿风疹

消痒汤：黄芪、防风、荆芥、苦参、蝉蜕、蒺藜、（炒）僵蚕、当归、生地、赤芍、川芎、何首乌各1.5g。《仙拈集·卷6》

5. 糜烂性脚癣、癣菌证、臭汗证（脚）

黄精五倍洗方：黄精、藿香各12g，五倍子、明矾、蚕沙、吴萸各10g。每剂加水1000～1500ml，取浓汁800ml。泡患处，15～20分钟。每日2次，拭干，勿用水冲。（经验方）

6. 石棉状糠疹

豆根祛屑洗方：山豆根、蚕沙、五倍子各15g，猪牙皂角、透骨草、桑白皮、巨胜子各12g，桂皮、松针、炒牛蒡子各10g。每剂加水1500～1800ml，浓煎取汁800ml左右，清洗头部，5～10分钟，然后用毛巾蘸饱药汁包裹头部，维持60分钟左右，用温水清洗头部二次，其中，第二次在温水中加食用醋10ml。2～3日一次。（经验方）

7. 银屑病性关节炎

五虎祛风散：乌梢蛇、蕲蛇各100g，干地龙、全蝎、僵蚕各50g。共研细末，每日2次，每次5g。同时辅以活血化瘀、舒筋通络之药：三棱、莪术、王不留行、防风各12g，徐长卿、海枫藤、千年健、玄胡索各9g，紫贝齿30g（先煎），自然铜20g（先煎），生大黄4.5g（后下）。水煎两服，一日一剂，45天为一疗程。《专科专病名医临证经验丛书·皮肤病·顾丽水》

8. 皮肤炭疽

玄灵散：豨莶草30g，蚕茧7个（烧灰），乳香3g。每服6g。用热无灰酒送下，如毒重，连进3剂得汗为效。《翟仙活人方·卷下》

9. 银屑病（血燥型）

地黄饮子加减：生地15g，熟地、丹皮、僵蚕、当归、玄参各10g，何首乌、刺

蒺藜各 12g 红花 3g，生甘草 6g。《赵炳南临床经验集》

10. 急性荨麻疹（血管性水肿）

荆防方：荆芥穗、防风、僵蚕、浮萍、生甘草各 6g，银花 12g，牛蒡子、丹皮、干生地、黄芩各 10g，蝉衣、薄荷各 4.5g。《赵炳南临床经验集》

11. 手癣

浮萍散：浮萍、僵蚕、白鲜皮各 12g，荆芥、防风、独活、羌活、牙皂、川乌、草乌、威灵仙各 10g，鲜凤仙花 1 株（去根）。将上药浸入 1000ml 陈醋中 24 小时，放在小火上煮沸，去药渣。留药醋备用，每日泡手 3 次，每次 10～20 分钟，泡后自然晾干。《单苍桂外科经验集》

地 肤 子

【药名浅释】

地肤子始载于《神农本草经》，列为上品。别名有地葵、地麦、鸭舌草、扫帚菜、扫帚子等。地肤、地麦，因其子形是也。地葵，因其苗味是也。鸭舌，因其形是也。子落则老茎可为帚，故有帚、彗诸名。

【药性分析】

地肤子味苦性寒，无毒。具有清热利水止痒的功效。

《本草乘雅》说：地肤之功，上至头而聪耳明目，下入膀胱而利水去疝，外去皮肤热气而令润泽。我认为地肤子的功效，在皮肤科有二：一是专利水道，去膀胱之热，具有通淋利尿的功效，适用于淋病诸疾；二是皮肤瘙痒热疹，丹毒，一切疮疥。内服外洗皆可，视具体情况而选用。地肤子叶浴汤祛皮肤风热目肿，洗眼祛雀盲涩痛。

【临床应用】

1. 妇女阴道炎

谢海州验方：地肤子 30g，苦参 15g，蛇床子 5g，白矾、川椒各 3g。煎汤熏洗患处。《谢海州用药心悟》

2. 荨麻疹、皮肤瘙痒症

地肤子洗剂：地肤子 12g，防风、独活、荆芥、白芷、赤芍、川椒、桑白皮、苦参各 10g。《中医皮肤病学简编》

3. 慢性荨麻疹

地肤子、蛇床子、苦参、苍耳子、石菖蒲各 30g。水煎取汁洗患处。《百病熏洗疗法》

4. 皮肤瘙痒症

苍肤水洗方：苍耳子、地肤子、威灵仙、艾叶、吴萸各 15g。浓煎取汁外洗或湿敷。（经验方）

5. 手足癣

丁香苦参汤：丁香 15g，苦参、大黄、明矾、地肤子各 30g，黄柏、地榆各 20g。水煎取浓汁外洗。《皮肤病中医洗渍疗法》

6. 疥疮

疥痒灵洗剂：刺蒺藜、地肤子、苦参各100g，花椒80g。加水500ml左右，煮沸30分钟，过滤，用药汁涂搽患处及全身。《专科专病名医临证经验丛书·皮肤病·张运祥方》

7. 掌跖脓疱病

燥湿解毒汤：地肤子、白鲜皮、赤小豆、地丁、银花、大青叶、萆薢、土茯苓各30g，蚕沙12g，硫黄1.5g，蝉衣5g。《专科专病名医临证经验丛书·皮肤病·王季儒方》

8. 汗疱疹

苦参汤：苦参、地肤子、藿香、白芷、威灵仙、野菊花、明矾各30g。加水2500ml，浓煎取汁，浸泡手足，一日2次，每次20分钟。《专科专病名医临证经验丛书·皮肤病·李焕铭方》

9. 皮肤瘙痒症

清热逐风汤：泽泻、佩兰、藿香、当归、苡仁、银花、连翘各9g，防风、僵蚕各6g，地肤子、苦参、野菊花各15g，蒲公英、地丁各30g。《疮疡经验录·吴介诚》

百 合

【药名浅释】

百合始载于《神农本草经》，列为中品。别名有蜜炙百合、强瞿、蒜脑薯。李时珍说：百合之根，以众瓣合成也。或云专治百合病，故名，亦通。其根如大蒜，其味如山薯，故俗称蒜脑薯。顾野王《玉篇》亦云：乃百合蒜也。此物花、叶、根皆四向，故曰强瞿。凡物旁生谓之瞿，义出《韩诗外传》。

【药性述要】

百合味甘，性平。具有养阴润肺，清心安神的功效。

百合色白多瓣，其形似肺，始秋而花，得金气最全，故为清补肺经之药。本品的药效归纳有安心、定胆、益智、养五脏、治痈疽、解蛊毒、悦皮毛、疗疮肿、治喉痹、润二便、降气逆、退寒热、除胀满、敛肺气、镇惊悸等。遵循前人遗教，我用本品于皮肤瘙痒，尤其是阴血亏损的老年人；或者久病不愈者，常配伍天冬、麦冬、枣仁、柏子仁等，既能养阴益血，又能定心安神。虽不是直接止痒，却能收到良好的止痒效果。诸如此类的皮肤病，还可以用于慢性荨麻疹、特应性皮炎和干燥综合征等。

不过"性专降泄，中气虚寒，二便滑泄者忌之"（《本草逢原》）。《药性解》也说：百合性润，故入心肺二经，虽能补益，亦伤肝气，不宜多服。

【临床应用】

1. 更年期综合征

益气养阴安神汤：太子参、辰麦冬、野百合、肥知母、紫丹参各15g，五味子4.5g，炙甘草、大枣、石菖蒲各9g，淮小麦30g，仙灵脾、淡苁蓉各12g。《国家级名医秘验方·胡建华》

2. 干燥综合征（津枯便秘）

百合八仁汤：百合、枣仁、瓜蒌仁、杏仁、柏子仁各10g，冬瓜仁30g，火麻仁、郁李仁各6g，核桃仁12g。（经验方）

3. 白塞综合征

百合知柏汤：百合、茯苓各12g，知母、黄柏、泽泻、丹皮、苍术各9g，沙参、麦冬各15g，甘草6g。《实用中医外科方剂大辞典》

4. 化脓性腮腺炎

百合散：百合、黄柏各14g，白及3.5g，蓖麻子50粒（研）。上药共为末，朴硝水和作饼敷患处，每日3~5次。《圣济总录·卷132》

天门冬

【药名浅释】

天门冬始载于《神农本草经》，列为上品。别名有天冬、颠勒、颠棘、天棘、万岁藤。李时珍说：草之茂者为虋，俗作门。此草蔓茂，而功同麦门冬，故曰天门冬，或曰天棘。《尔雅》云：髦，颠棘也。因其叶细如髦，有细棘也。颠、天，音相近也。

【药性述要】

天门冬，味甘苦，性寒。具有清肺生津，滋阴润燥的功效。

天门冬的味与性，《神农本草经读》曾有一段记载：天门冬，《本经》言气味苦平；《别录》言甘寒，初出土时，其味微苦，燥干则微甘也；性寒无毒，体质多脂，始生高山，盖秉寒水之气而上通于天，故有天冬之名。

天门冬为手太阴肺经气分药，兼通肾气。临床对其功效与主治病证有十四种：一保肺气，二祛寒热，三养肌肤，四益气力，五理小便，六治热毒游风，七治湿疥，八滋五脏，九悦颜色，十杀三虫，十一解烦渴，十二强骨髓，十三润燥痰，十四疗肺痈、肺痿。从皮肤科的临床而言，凡见血热初期，或者瘙痒，皆可用本品配伍金莲花、生地炭之类治之。

天门冬味苦性平，其气大寒，若因阴虚水涸，火起下焦，上炎于肺，发为痰喘者诚哉要药也。然大寒而苦，不宜脾胃阴虚之人。脾胃多弱，又以苦寒损其胃气，以致泄泻恶食则危殆矣（《本草经疏》）。

【临床应用】

1. 口疮不愈

天门冬、麦门冬（并去心）、玄参各等份。研细末，炼蜜为丸，弹子大。每次一丸。《外科精义》

2. 面黑令白

天门冬晒干，同蜜捣作丸，日用洗面。《圣济总录》

3. 荨麻疹

天麦冬丸：天门冬（去心）60g，枳壳、白术、人参各45g，苦参、独活各38g。研细末，炼蜜为丸，如梧桐子大，每服20丸。《圣济总录·卷11》

4. 皮肤皲裂

天门冬新鲜不拘多少，洗净去皮、心，捣烂取汁，过滤去渣，砂锅熬膏，每日服1～2勺。温酒送下。《饮膳正要》

5. 酒渣鼻

天柏茶：天门冬、侧柏叶、细茶各30g。研细末放入罐中，滚水冲入，当茶饮之。《今古医统大全·卷62》

麦门冬

【药名浅释】

麦门冬始载于《神农本草经》，列为上品。别名有虋冬、秦名羊韭、齐名爱韭、楚名马韭、越名羊蓍、禹韭、麦门冬、寸冬、杭麦冬、朱砂拌麦冬等。李时珍说：麦须曰门，此草根似麦而有须，其叶如韭，凌冬不凋，故为之麦门冬，及有诸韭、忍冬诸名。俗作门冬，便于字也。

【药性分析】

麦门冬味甘，性平，或微寒。具有养阴生津，润肺清心的功效。

麦门冬在《名医别录》一书中提出的功效达十七种之多。后世医籍所言其效都是以此为据而衍生。仅有《药性赋》归纳功效有四：退肺中隐伏之火；生肺中不足之津；止烦躁阴得其养；补虚劳热不能侵。我认为这段文字对本品的功效作了言简意赅论述。在具体应用中，尚需注意三点。一是配伍，如配地黄则补髓、定喘、令人头不白、肌肤润泽；配人参、五味子补肺清心，气充脉复；配地黄、麻仁、阿胶润燥益血，复脉通心；二是用量宜大不宜小，建议每剂剂量为12～15g。《本草新编》说：麦冬气味平寒，必多用之，而始有济也。三是入凉药生用，入补药酒浸，糯米拌蒸亦可。

脾胃虚寒泄泻及痘疮虚寒作泄，产后血虚泄泻皆非所宜。此外，气虚胃寒者忌用。

此外，有关去心之说，多数认为凡入汤液，去心，但张锡纯认为，用者不宜去心，仅供参考。

天、麦门冬皆禀少阴水精之气，麦门冬禀水精而上通阳明，故能清心降火；天门冬禀水精而上通太阳，故能滋肾助元，然其保肺阴则一。不过，后世有麦门冬泻中有补，天门冬补中有泻之说。仅供参考。

【临床应用】

1. 痤疮

麦门冬膏：麦门冬（去心）500g，橘红（去白）120g。两药浓煎成膏，加入蜂蜜60g，再熬，置于水中一夜，去火，每次5勺，温开水饭后送下。《古今医鉴·卷9》

2. 剥脱性皮炎

增液解毒汤：生地30g，玄参12g，麦冬、石斛、沙参、丹参、赤芍、花粉、连翘、炙鳖甲、制龟甲各9g，银花15g，生甘草6g。《朱仁康临床经验集》

3. 皮肌炎

夏氏经验方：黄芪、蒲公英各30g，党参、麦冬各15g，首乌、北沙参、生地各12g，紫草、丹皮各9g。《中医外科心得·夏少农》

蓝（板蓝根、大青叶、青黛）

【药名浅释】

板蓝根始载于《神农本草经》。别名有蓝大青、大青、大蓝根、靛蓝根、蓝靛根、土篮根。《本草纲目》谓有五蓝：蓼蓝、菘蓝、马蓝（俗称板蓝）、吴蓝、木蓝。本品所用为菘兰、马兰之根或因叶大如板，故名板蓝根。

板蓝根、大青叶、青黛三者间的归属关系，从我查阅的文献有五种。①板蓝根归属在兰实（《本草经考注》），在综合有关文献后，指出：医方所用为蓼蓝，以叶尖者为胜，其茎叶可染青，其别名还有蓝实、马蓝、大蓝等名称。②板蓝根归属在“青黛”条下，而大青叶又列一条（《本草用法》）；③板蓝根未载，仅在“青黛”条下附有蓝靛、大青叶（《疮疡外用本草》）；④焦树德先生将板蓝根、大青叶、青黛列为三条分述；⑤板蓝根、青黛附属于“大青叶”条下（《谢海洲用药心悟》）。

我认为从临床方便出发，将蓝分为板蓝根、大青叶、青黛三条叙述较为妥贴。

【药性分析】

＜板蓝根＞ 味苦性寒无毒。具有清热解毒凉血的功效。

板蓝根的药效在《本草纲目》中有较为详细的记载：蓝实解诸毒，疗毒肿，填骨髓，明耳目，利五脏，调六腑，益心力，通关节。久服头不白，轻身；蓝叶汁杀百药毒，解狼毒，疗蜂蜇毒，解斑蝥、芫青、朱砂、砒石毒。马蓝主妇人败血；吴蓝游风热毒，肿毒风疹，解金石热毒；木蓝仅作染料之用。。

＜大青叶＞ 始载于《新修本草》。别名有大青、蓝叶、蓝菜、鲜大青叶、鲜大青叶汁等。味苦性大寒。具有清热解毒，凉血消斑的功效。大青禀至阴之气，治时行热毒、头痛、大热口疮、心烦闷、丹毒、热毒风，小儿热疾风疹、解金石药毒，外涂治肿毒。

虚寒脾虚之人不可服之。

＜青黛＞ 始载有两种说法。一是《本草纲目》云：青黛始见于宋《开宝本草》；二是《简明中医词典》云：青黛始见于甄权《药性论》（甄权为唐代名医，许州扶沟人（今河南扶沟县）。与弟立言研究医术，而成名医。甄权长于针灸，晚年被唐太宗赐为朝散大夫，撰有《脉经》《针方》《明堂人形图》等书。其弟甄立言长于本草，善治寄生虫病，撰有《本草音义》《本草药性》）。

综合上述澄清了两个重要问题，青黛最早见于唐代《药性论》，并非宋代《开元本草》；其次《药性论》应是甄立言所著，并非甄权所撰。青黛别名有靛花、蓝靛、靛青花、螺青。味咸性寒，具有清肝凉血解毒的功效。

青黛色青属木，入厥阴太阴经，以理诸热症见长。具体言之有解诸药毒、热疮恶肿、小儿丹热、斑疮、阴疮、黄水疮、湿疮。外敷治蛇毒等。

青黛气寒，能败胃气，久服则饮食不能消也。阴虚火旺者禁用。

综前所述，在临床中认为大青叶、板蓝根均能清热、凉血、解毒。但大青叶凉血、解毒、化斑的作用胜于板蓝根；板蓝根利咽喉，治风温时毒的作用胜于大青叶，因此以皮肤焮红为主，用前者；咽喉红肿，感受风温时毒则用后者。不过脾胃虚寒者不宜用。总之，板蓝根以解头面部与局部毒热为专长；大青叶以清气血的血热与热毒、火毒为专长；青黛功专清肝泻火、解毒祛瘀，尤长于泻肝经实火。

【临床应用】

1. 急性发热性嗜中性皮病（风热证）

普济消毒饮加减：板蓝根、大青叶、炒黄芩、焦山栀各10g，生地、银花、连翘、紫草各12g，桔梗、炒牛蒡子、防风、赤芍、炒丹皮各6g，升麻、红花、蝉衣各4.5g，生石膏30g（先煎）。（经验方）

2. 银屑病（血热证）

银花虎杖汤：银花、虎杖、丹参、鸡血藤各15g，生地、归尾、赤芍、槐花各12g，大青叶、丹皮、紫草、北豆根、沙参各10g。（经验方）

3. 日光性皮炎

板蓝根汤：板蓝根、银花、连翘、冬瓜皮、车前子各12g，蒲公英15g，泽泻、茯苓、夏枯草各9g，黄芩3g，薄荷4g。《中医皮肤病学简编》

4. 带状疱疹

板蓝根复方：板蓝根、蒲公英、连翘各15g，黄芩、朱茯苓、柏子仁、茯苓、甘草各9g。《中医皮肤病学简编》

5. 寻常疣（肝胆风热证）

清肝益荣汤加减：柴胡、川芎、焦山栀、木瓜各6g，茯苓、熟地、白术、炒白芍、当归各10g，银花、板蓝根、钩藤、防风各15g，生苡仁、紫贝齿各30g。（经验方）

6. 传染性软疣

洗疣方：板蓝根30g，紫草、香附各15g，桃仁9g。上药布包，加水1000ml，煮沸30分钟，待温搽洗疣体。每日3次，每剂药可洗1～3天。外搽时以微红不破为度。（经验方）

7. 扁平疣

大青苡仁汤：紫贝齿、代赭石、生龙骨、生牡蛎、生苡仁各30g，马齿苋、大青叶、丹参各15g，归尾、赤芍、升麻各9g。（经验方）

8. 毒性红斑

连翘大青汤：银花、连翘、绿豆衣、生地各12g，大青叶、牛蒡子各9g，丹皮、甘草各6g，荆芥、薄荷各3g。（经验方）

9. 手足口病

导赤散加减：生地、生石膏各10g，连翘、赤茯苓、大青叶、车前子、琥珀、竹叶各6g，南北沙参各12g，绿豆衣15g。《徐宜厚皮科传心录》

10. 水痘（风热夹湿证）

银翘散加减：银花10g，连翘、荆芥、竹叶各6g，绿豆衣12g，桔梗、蝉衣、大

青叶、甘草、紫草各4.5g。《皮肤病中医诊疗学》

11. 风疹（邪袭肺胃证）

五味消毒饮加减：荆芥、蝉衣、升麻、赤芍各6g，防风、炒牛子、连翘、生甘草各10g，银花、绿豆衣各15g，大青叶4.5g。《皮肤病中医诊疗学》

12. 湿疹

青蛤散：熟石膏60g，煅蛤粉30g，黄柏15g，青黛9g，轻粉3g。共研细末，麻油调搽。《外科大成》

13. 下疳

青黛散：炉甘石（用黄连水煅）、青黛、血竭各3g，冰片0.45g。共研为末，外掺患处。《疡科选粹·卷4》

14. 过敏性皮炎

青白散：青黛30g，海螵蛸末90g，煅石膏末370g，冰片3g。外用。《朱仁康临床经验集》

15. 过敏性紫癜（风热伤营证）

消斑青黛散加减：青黛、玄参、沙参、柴胡各10g，知母、黄连、甘草、莲子心各6g，生石膏、生地各15g，炒牛蒡子、荆芥各12g，绿豆衣30g。《皮肤病中医治疗学》

紫　草

【药名浅释】

紫草始载于《神农本草经》，列为中品。别名有紫丹、紫芙、地血、鸦衔草、紫草根、紫根、红紫草等。此草花紫根紫，可以染紫故名。瑶、侗人呼为鸦衔草。

【药性分析】

紫草味苦，性寒。具有凉血活血，解毒透疹的功效。

紫草入心包络及肝经血分，长于凉血活血，利大小肠。故对血热毒盛，大便闭塞，尤为适宜。《得配本草》在综合历代本草专著的基础上，对本品的药效归纳如下：血中郁热，去心腹邪气，利二便，解黄疸，消肿胀，托痘疹，化紫斑，利九窍，通脉络，达皮毛。总之，本品为凉血的圣药。近代名医徐荣斋先生说：犀角，药源较少。据乡前辈何廉臣先生创议，常改用紫草。多年来的临床实践感觉紫草解血毒、凉血热、透斑疹的功效确不亚于犀角，如配伍等量的大青叶，清热作用更佳（《徐荣斋妇科知要》）。

在临床上具体配伍如下：配炒牛蒡子善快痘疮未发；配淫羊藿能起痘疮已快；配红花治血泡；配茯苓治水泡；配连翘、荆防、皂刺善消痈疽的红肿；配瓜蒌仁治痈疽便闭；配板蓝根、黄连、木香治黄疸。不过本品性寒，脾气寒者不用；脾气虚便滑者忌用。

【临床应用】

1. 烧伤

紫白油：紫草、白芷、金银花藤、地榆各50g，大黄15g，冰片2.5g，香油500g，依法做成药油外贴患处。[《辽宁中医药杂志，1987，(4)：42.》]

2. 尿布皮炎

紫草油：紫草100g，黄芩50g，麻油450g。依法制成药油，外涂患处。《中医皮肤病诊疗学》

3. 慢性丹毒

紫色消肿膏：紫草、防风、紫荆皮、红花、羌活、荆芥、儿茶、神曲各15g，赤芍、升麻各30g，当归、白芷各60g。依法炮制成膏外敷。《赵炳南临床经验集》

4. 紫癜性肾炎

紫癜一号：蝉衣、赤芍、丹皮各10g，刺蒺藜、连翘、黄芩、紫草各15g，大小蓟、地肤子各30g，甘草8g。《国家级名医秘验方·孔昭遐》

大黄

【药名浅释】

大黄始载于《神农本草经》，列为下品。别名有锦文、将军、黄良、火参、肤如、川军、生军、酒大黄、熟大黄、醋大黄、大黄炭。其中以锦文为佳。大黄释义有二：一是大黄，其色也，将军之号，取其骏快也；二是推陈致新，如戡定祸乱，以致太平，所以有将军之号。

【药性分析】

大黄味苦，性寒，无毒。具有泻热通肠，凉血解毒，逐瘀通经的功效。

大黄气味俱厚，沉降纯阴，是脾、胃、大肠、肝、三焦血分之药，凡病在五经血分者宜之。若在气分用之，是诛伐无过。其功效有四：一是祛湿热；二是除下焦湿；三是推陈致新；四是消宿食。在具体应用中，尚需注意如下要点：一是品质以川产锦纹为良。二是速效可生用，泡汤服亦可；缓效宜熟，可和药煎服。三是气虚者辅以人参。四是血虚者辅以当归。五是佐药不同，速缓各异，取速效时，佐芒硝、厚朴；取缓效时，佐甘草、桔梗。六是欲取通利之效，不得骤进谷食，大黄得谷食，则不通利。七是炮制，欲速效下行，生用；欲缓行煎熟用；欲上行，酒浸炒用；欲破瘀血韭汁炒。

本品对妊娠产后血枯经闭、胃寒血虚、血虚便闭，病在气分，不在血分者禁用。

【临床应用】

1. 丹毒

大黄散：大黄、苍术、黄柏各等份，研细末，药汁或植物油调涂。《中医皮肤病诊疗学》

2. 梅毒

大黄汤：大黄30g，穿山甲、厚朴、白芷、大枫子仁、花椒、甘草各10g，水煎，和酒一杯服。《外科学讲义》

3. 酒糟鼻

颠倒散：大黄、硫黄各等份，研细末，凉开水或茶叶汁调搽。《医宗金鉴·卷6》

4. 聚合性痤疮、单纯性肥胖等

大黄䗪虫丸：大黄、生地各30g，黄芩、桃仁、杏仁、虻虫、蛴螬、水蛭各6g，干漆、䗪虫各3g，芍药12g。研末炼蜜为丸，每丸重3g，日服3次，每次1丸。《金匮要略》

5. 下疳便痈

当归龙荟丸：当归、栀子仁、黄连、青皮、龙胆草、黄芩各3g，大黄、芦荟、青黛、柴胡各15g，木香7.5g，麝香1.5g。研细末，神曲糊丸。每次服20～30丸。姜汤送下。《外科理例》

6. 慢性荨麻疹

防风通圣散：防风、当归、白芍、芒硝、大黄、连翘、桔梗、川芎、生石膏、黄芩、薄荷、麻黄、滑石各30g，荆芥、白术、山栀子各7.5g，甘草60g。上药共研为末，每服6g。《宣明论方》

7. 急性皮炎

三黄洗剂：大黄、黄柏、黄芩、苦参各等份，研细末，每10～15g加入蒸馏水100ml、医用石炭酸10ml，摇匀外用。《中医外科学》

8. 口腔扁平苔藓

导赤散加蚤休10g，大黄炭4g，人中黄、人中白各5g，玄参12g。《中医临床家·孟澍江》

9. 过敏性紫癜性肾炎

生地20g，丹皮5g，赤芍8g，大黄炭、蝉衣各6g，益母草15g，银花炭、玄参、蒲黄炭各9g，甘草3g。《中医临床家·孟澍江》

10. 肾衰灌肠方

生大黄10～20g，白花蛇舌草、六月雪各30g，丹参20g。伴阴凝征象加熟附子15g，苍术20g；血压偏高或有出血倾向加生槐米45g，广地龙15g；湿热明显者加生黄柏20g；阴虚者加生地、石斛各20g。合煎成200ml，每日1～2次保留灌肠。《国医大师·朱良春》

连翘

【药名浅析】

连翘始载于《神农本草经》，列为下品。别名有三廉，根名连翘、元翘、落翘、连翘衣、连翘心、异翘、兰华、旱莲子等。《唐本草》说：其实似莲作房，翘出众草故名。李时珍说：按《尔雅》云，连，异翘。则是本名连，又名异翘，人因合称为连翘矣。连轺亦作连苕，即《本经》下品翘根是也……旱莲乃小翘，人以为鳢肠者，故同名。

【药性分析】

连翘，味苦，性平。具有清热解毒，消肿散结的功效。

连翘禀少阴之气化，形象似心、肾。主治寒热、鼠瘘、瘰疬、痈肿、恶疮、瘿瘤结热、蛊毒、斑疹、疮疖、疮疥等。还能通五淋，杀白虫，通月经等。《汤液本草》誉之为治疮疡别有神功。但《医学衷中参西录》谓：本品味淡微苦性凉，且升浮宣散之力，流通气血，治十二经血凝气聚，为疮家要药。同时指出，仲景方所用连翘乃连翘之根，即《神农本草经》之连根。其性与连翘相近，发表之力不及连翘，而利水之力则胜于连翘。张氏认为本品能透表解肌，清热逐风。是治风热的要药，又是发表疹瘾要药。为其性凉升浮，又善治头目之疾，如头痛、齿痛、目痛、鼻渊或流浊的脑漏证，皆能主治。其性味淡，能利小便，故善治淋证、溺管生炎。此外还善利肝气，既能舒肝气之郁又能平肝气之盛。在具体应用中，还要注意相互间的配伍，如败毒必须用甘草；化毒必须用金银花；消毒必须用矾石；清毒必须用芩、连、栀子；杀毒必须用大黄。

不过应当注意，“连翘清而无补之药也，痈疽已溃勿服；火热由于虚者勿服；脾胃薄弱，易于作泄者勿服”《本草经疏》。

【临床应用】

1. 瘰疬性皮肤结核

连翘丸：连翘22g，海藻、榆白皮、丹皮、桂心、白头翁、防风、黄柏、香豆豉、独活、秦艽各15g。上药研末，炼蜜为丸，如麻子大，每日3次，每次5丸，患儿酌减。《太平圣惠方·卷90》

2. 痤疮

连翘散：连翘、川芎、白芷、黄芩、黄连、沙参、荆芥、桑白皮、栀子、贝母、甘草各3g。水煎服。《古今图书集成·医部全录》

3. 毒性红斑

连翘大青汤：银花、连翘、绿豆衣、生地各2g，大青叶、牛蒡子各9g，丹皮、甘草各6g，荆芥、薄荷各3g。水煎服。（经验方）

4. 急性女阴溃疡

除湿解毒汤：白鲜皮、金银花、滑石各15g，大豆黄卷、生苡仁、土茯苓、连翘各12g，栀子、生甘草各6g，丹皮、地丁各10g。水煎服。《赵炳南临床经验集》

5. 漆性皮炎、丹毒

化斑解毒汤：玄参、生石膏各15g，连翘、凌霄花各10g，知母、黄连、生甘草各6g。水煎服。《医宗金鉴·外科心法要诀》

贝　母（浙贝母、川贝母、土贝母）

【药名浅释】

贝母始载于《神农本草经》，列为中品。别名有莔、勤母、苦菜、苦花、空草、药实等。陶弘景说：形如聚贝子，故名贝母。李时珍说：诗云言采其莔，即此。一作蝱，谓根状如蝱也。苦菜、药实与野苦荬、黄药子同名。《本草纲目拾遗》将贝母分为浙贝母与川贝母。然而，贝母的种类繁多，产地、形状及疗效也不同，主要分为：

＜浙贝母＞　别名有象贝、元宝贝、大贝、珠贝等，主要产于浙江宁波地区。《百草镜》说：浙贝出象山，俗呼象贝母。

＜川贝母＞　又名琨贝、雪山贝，主要产于西南、西北地区。

＜**平贝母**＞　又名平贝，主要产于东北地区。

＜**伊贝母**＞　又名生贝、西贝，主要产于新疆。

＜**湖北贝母**＞　又名窑贝、板贝，主要产于湖北西部的建始、利川等地区。

＜**皖贝**＞　主要产于安徽霍山、金寨等地区。

临床主要对浙贝母与川贝母不仅了解多而且应用广泛。为此，作重点介绍：

【药性分析】

＜**浙贝母**＞　味苦，性寒。具有解毒利痰，开宣肺气的功效。临床上对风热痰咳，一切痈疽肿毒、湿热恶疮、喉痹瘰疬、火疮疼痛均可用之。其用法有二：一是煎汤内服；二是研末外敷。张景岳说：浙贝母味苦性寒，阴也，降也，为手太阴少阳、足阳明厥阴之药。治肺痈、肺痿、咳喘、吐血衄血，明耳目，除时气烦热、黄疸淋闭、便血溺血，解热毒，杀诸虫，疗喉痹瘰疬、乳痈发背、湿热恶疮、火疮疼痛等。

＜**川贝母**＞　始见于《神农本草经》，列为中品。其商品名主要有松贝、青贝、炉贝三大类。川贝味苦甘，性微寒，具有清热化痰，润肺止咳的功效。主治伤寒烦热、金疮风痉，善解肝脏忧愁，亦散胸中逆气，祛肺痿、肺痈、乳痈、流痰、消渴烦热、黄疸、喉痹、目眩、瘕疝、吐血、咯血。总之本品消热痰最利，止久咳宜用。

＜**土贝母**＞　始载于《本草纲目拾遗》，又名藤贝、假贝母。味苦，性凉。具有散结、消肿、解毒。用于乳痈、瘰疬、蛇虫咬伤、恶疮，解疔疮结毒、外伤出血等。

《疮疡外用本草》说：浙贝与土贝在疡科外治方中，均取其开结行滞之力，具化痰消肿敛疮之功。所不同者，浙贝清热之力为优，土贝解毒之效为著。故治痰核、瘰疬等因痰所致诸疾二贝为常用药。痈疽肿毒初起未溃之症宜用土贝，溃疡之多湿多热者恒用浙贝。

川贝母对寒痰停饮、恶心冷泻二者禁用。

【临床应用】

1. 化脓性汗腺炎（肝脾郁结证）

香贝养荣汤加减：香附、浙贝母、赤白芍、僵蚕、花粉、青陈皮各10g，党参、茯苓、桔梗、川芎各6g，熟地、白术、当归各12g，夏枯草、橘核各15g。《皮肤病中医诊疗学》

2. 硬红斑（寒凝气滞证）

阳和汤加减：炙麻黄、炮姜、炒白芥子各6g，熟地30g，浙贝母、橘红、黄白药子、炮山甲、僵蚕各6g，川芎、当归、丹参各12g，天龙1条。《皮肤病中医诊疗学》

3. 脂肪瘤（气虚痰浊证）

顺气归脾丸加减：陈皮、浙贝母、香附、乌药各10g；茯苓、黄芪、党参各12g，白术、广木香、远志、皂刺、川芎、炒二丑各6g。（经验方）

4. 花斑癣

川贝母、胆南星各等份为末，生姜带汁搽之。（德生堂方）

5. 鹅口疮

川贝母（去心）1.5g，水适量，蜂蜜少许，中火煎三沸，待温搽于患处。《圣惠

方》

6. 花斑癣

土贝母、南硼砂各30g，冰片0.3g。共研细末搽之。《集验方》

7. 带状疱疹

马勃、象贝、荆芥、黄芩、杭菊花、蒺藜（炒）。《评校柳选四家医案》

茜　草（茜根）

【药名浅释】

茜草始载于《神农本草经》，列为上品。据《本草经》考注，对本品曾有简明注释：一、茅蒐、茹藘，人血所生，可以染绛，从草从鬼。二、一名地血，齐人称之茜，徐州人谓之牛曼。别名有红茜根、茜根、血见愁、酒茜草、茜草炭。

【药性分析】

茜草味苦，性寒。具有凉血止血，活血祛瘀，凉血解毒功效。

《神农本草经》将茜草与茜根分别而论，前者味辛性寒，蚀恶肉、败疮、死肌，杀疥虫，排脓恶血，除大风热气、善忘不乐；后者味苦性寒，主治寒湿风痹、黄疸、补中。后世医籍所论功效皆源于此。只是有所发挥而已。其中多数是对茜草根而言，如《本草纲目》说：茜根专行血活血……以煎酒服，甚效。《药鉴》说：血滞者行之，血死者能活之。痘家红紫干枯者，用之于活血药中甚妙。外证疮疖痈肿者，用之于排脓之中应效。对茜草论述甚详者，首推《本草求真》，原文说：茜草专入心、肝……功用略似于紫草，但紫草则只入肝，凉血，使血自为通合；此则入肝与心包，使血必为走泄也。故凡经闭、风痹、黄疸，……皆有寒湿、湿热之别，此则专就蓄血而论。大抵寒湿宜用茵陈、附子、茵陈四逆；热湿宜用栀子、大黄；血瘀宜用桃仁承气之类。因于瘀血内阻者，服之自能使瘀下行。由此可见，紫草适用于血热，茜草适用于血滞。不过，张景岳说：凡见诸血瘀、血热，并建其功。

综合前人之说，我在临床中，症见大小不等的红斑，或者结节压之退色者用之，压之不退色者亦用之。在上肢加姜黄、桑枝引之；在下肢加川牛膝、青皮导之。

不过“勿犯铁器，血虚吐衄、泄泻不适，二者禁用”《得配本草》。

【临床应用】

1. 腹股沟淋巴结炎

茜草汤：茜草60g，银花、当归各15g，穿山甲2片，皂角刺、甘草结、白蒺藜各9g。水、酒各250ml，煎服。出汗为效。《卫生鸿宝·卷2》

2. 过敏性紫癜

一为热毒入营：生地、茜草、赤芍、荆芥、甘草、红枣。脐腹痛去荆芥加生白芍、玄胡索；关节痛加忍冬藤、秦艽。二为紫癜性肾炎：生地、知母、黄柏、茜草、阿胶、枣皮、山药、茯苓、红枣。胃纳不香去阿胶，加山楂肉、生麦芽或鸡内金；气血两虚者加黄芪、当归。潘澄濂老先生认为对过敏性紫癜病，茜草是主要药物。《专科专病名医临症经验丛书·皮肤病·潘澄濂》

3. 多形红斑

凉血五根汤：白茅根 30～60g，栝楼根 15～30g，茜草根、紫草根、板蓝根 10～15g。《赵炳南临床经验集》

4. 皮肤瘙痒病

风疹汤：蝉衣 6g，白蒺藜、苦参、浮萍各 9g，火炭母 15g，凤尾草、茜草根各 12g。《专科专病名医临床经验丛书·皮肤病·张超》

5. 持久性隆起性红斑

凉血五根汤加减：紫草根、茜草根、白茅根、板蓝根各 15g，生地 20g，丹皮、赤芍各 10g，银花、连翘各 12g，甘草 6g。《中医皮肤性病学》

6. 颜面播散性粟粒性狼疮

生地 15g，丹皮、茯苓、泽泻、山药、当归、丹参、茜草、红花各 9g，生甘草 6g。《朱仁康临床经验集》

三七

【药名浅释】

三七始载于《本草纲目》。别名有田七叶、山漆叶、金不换叶、三七粉、熟三七等。有人谓：其叶左三右四，故名三七。又谓能合金疮，如漆粘物也。又说金不换，言其贵重之称。

【药性分析】

三七叶味甘，微苦，性温；三七根味甘辛，性微寒。具有散瘀止血，消肿定痛的功效。不过，张景岳认为“叶之性用与根大同”。

三七的功效有四：止血、化瘀、止痛、消肿。不论内服外用，均极见效。《本草新编》赞：三七根，止血神药也，不论上、中、下止血，凡有外越者，一味独用亦效。加入补血、补气之中，则更神。我常以一味三七胶囊，每日 3 次，每次 3 粒，用于痤疮遗留的点状色素沉着、黄褐斑之类，常能获效。无瘀者忌用。

【临床应用】

1. 血栓闭塞性脉管炎（络热夹湿证）

清脉 791 冲剂：土三七、半支莲各 15g，甘草 10g。研细末，每日三包，分三次冲下。（奚九一方）

2. 过敏性紫癜（风热伤络证）

水牛角、丹皮、赤芍、黄芩、连翘、茜草、仙鹤草、蝉衣、徐长卿、地锦草、三七粉。《中医皮肤性病学》

3. 结节性多动脉炎（胸阳不通，心血瘀阻）

瓜蒌薤白汤加减：瓜蒌 9g，枳实、厚朴、薤白、丹参各 12g，三七 3g。《中医皮肤性病学》

4. 过敏性紫癜

消癜合剂：大青叶、仙鹤草、防风、栀子、丹皮、紫草、侧柏叶、地榆、生地、黄连、三七粉、生甘草。（阎书书方）

5. 血栓闭塞性脉管炎

养荣通脉汤：生黄芪30g，当归、丝瓜络各12g，参三七、红花、地龙、泽兰、桃仁、赤芍、川芎各9g，忍冬藤、葛根、茶树根各15g。《国家级名医秘验方·唐汉钧》

白 茅 根

【药名浅释】

白茅根始载于《神农本草经》，列为中品。别名有丝茅根、茅根、茅根炭、茹根、地筋、地菅、白茅菅、兰根等。对其名称有如下解释：茅叶如矛，故谓之茅；其根牵连，故谓之茹；兰即菅俗字，菅亦作兰，草名也。茅有数种，处处有之，惟白者为胜。

【药性分析】

白茅根味甘，性寒，无毒。具有凉血止血，清热利尿的功效。

综观历代本草专著，对本品的药效，归纳有七：一是托痘疹之毒外出；二是善利小便淋涩；三是清肺热宁嗽定喘；四是滋阴生津止渴；五是善理血病，如咳血、吐血、衄血和小便下血等；六是解酒毒；七是消水肿黄疸。鉴于上述所引，我在临床上十分喜欢运用白茅根，诸如病毒性皮肤病、物理性皮肤病、红斑鳞屑性皮肤病、球菌性皮肤病和血管性皮肤病。不过由于本品药用部位的不同，在临床之时应区别对待。白茅根能除伏热，利小便，凉血，引火下行；白茅针用于痈疖未溃；白茅花善治跌仆瘀血、鼻衄等。不过，李时珍说："根、苗、花，功与白茅同"。

【临床应用】

1. 单纯疱疹（湿热互结证）

龙胆泻肝汤加减：炒胆草、竹叶、柴胡各6g，泽泻、车前子、焦山栀、生甘草、黄芩、大青叶各10g，生苡仁、白茅根、板蓝根各15g。《皮肤病中医诊疗学》

2. 睑缘炎（脾胃湿热证）

泻黄散加减：黄柏、知母、地骨皮各10g，苍术、桔梗、甘草各6g，赤茯苓、白茅根各30g，蝉衣、青葙子各4.5g，灯心草3扎。(经验方)

3. 单纯糠疹（风热扑肤证）

消风散加减：荆芥、炒牛蒡子、杭菊花、浮萍、连翘、丹皮各10g，生地15g，白茅根30g，蝉衣、黄芩、焦山栀各4.5g。(经验方)

4. 接触性皮炎

生地、茵陈、苦参片各12g，赤芍、丹皮、大黄（后下）各9g，白茅根、蒲公英各30g，甘草3g。《外科经验集》

5. 过敏性、紫癜性肾炎（毒热逼血证）

白花蛇舌草30g，大黄7.5g，茅根50g，桃仁15g，藕节25g，生地、侧柏叶各20g，小蓟40g，黄芩、甘草各10g。《张琪临床经验辑要》

6. 丘疹性荨麻疹

荆防除湿汤：荆芥、防风、刺蒺藜、黄芩、苦参、车前子、藿香、佩兰各10g，

白茅根、白鲜皮各15g。《国家级名医秘验方·张作舟》

芦 根

【药名浅释】

芦根始载于《名医别录》。别名有苇根、芦苇、苇、葭；花名蓬蕽；笋名虇（音拳）。李时珍说："苇之初生曰葭；未秀曰芦；长成曰苇；花若荻花，名蓬蕽"。

【药性分析】

芦根，味甘，性寒，无毒。具有清热生津，止呕除烦的功效。

芦根主治消渴客热，反胃呕逆，伤寒内热，胃中热等。关于芦根的药用部分，张锡纯对此曾有一段叙述，曾有人认为用茎不用根。其实不然。根居于水底，性凉善升，能清肺热，更善滋阴养肺，根的药用价值甚于用茎。故而现时用的芦根实为苇根。本品还能用于和胃降火，止呕，清上焦热等证。此外，还能解河豚、诸鱼毒，虾虫中毒、酒毒均尤良。总之，凡是诸物中毒，含药物中毒，均可重用之，使肺、肾、脾三家之毒从小便出而通解。

＜笋＞ 解河豚、诸鱼蟹毒，诸内毒。

＜茎、叶＞ 主治痈疽，烧灰淋汁熬膏，蚀恶肉，去黑子，治金疮，生肉灭痕。

＜蓬蕽＞ 煮汁服，解诸鱼蟹毒等。

【临床应用】

1. 传染性红斑（气营证）

凉营清气汤加减：鲜石斛、鲜生地、生石膏各20～39g，玄参、连翘各10g，焦山栀、炒丹皮、赤芍各6g，薄荷、甘草各3g，绿豆衣15g，鲜芦根30g。（经验方）

2. 川崎病（热恋阴伤证）

竹叶石膏汤加减：生石膏、生地各20g，竹叶10g，赤芍、石斛、花粉、芦根各12g，沙参、麦冬各15g，甘草5g。《中医皮肤性病学》

3. 风疹（邪袭肺胃证）

银翘散加减：银花15g，连翘、牛蒡子、芦根、大青叶、菊花、生地各12g，淡竹叶8g，荆芥10g，甘草3g。《中医皮肤性病学》

蒲 公 英

【药名浅释】

蒲公英始载于《新修本草》。别名有黄花地丁、公英、鲜公英、金簪草、耩糯草等。对蒲公英的名称，李时珍作过如下解释：孙思邈千金方作凫公英，苏颂图经作仆公罂，庚辛玉册作鹁鸪英。俗呼蒲公丁，又呼黄花地丁。淮人谓之白鼓钉，蜀人谓之耳瘢草，关中谓之狗乳草。按《土宿本草》云，金簪草一名地丁，花如金簪头，独脚如丁，故以名之。

【药性分析】

蒲公英味甘性平，无毒，具有清热解毒，消痈散结，利尿通淋的功效。

蒲公英专入胃、肝，其凉血解毒的功效《本草求真》归纳有六：一是乳痈、乳癌首选；二是淋证用之可通解；三是搽牙染须；四是解蜣螂诸虫之毒；六是解湿毒。此外，历代本草对本品的某些特殊功效亦有一些补充，如鲜蒲公英白汁，涂恶刺、狐尿刺疮，解湿毒，去毒刺，治疗肿均妙。

我在临床上对复发性单纯疱疹、生殖器疱疹，常配黄芪、南北沙参、生苡仁诸药同用，常能收到良效。

银花与蒲公英同为消痈化疡之品，蒲公英入阳明、太阴两经；银花则无经不入，银花得蒲公英，其功更大，这是因为蒲公英攻多于补，非若金银花补多于攻。

【临床应用】

1. 急性丹毒初期

解毒清热汤：蒲公英、野菊花、大青叶各30g，紫花地丁、蚤休、花粉各15g，赤芍10g。《赵炳南临床经验集》

2. 聚合性痤疮

仙方活命饮加减：银花、连翘、蒲公英各12g，浙贝母、天花粉、制乳没、僵蚕各10g，白芷、川芎、皂角刺、炮山甲、陈皮各6g。《徐宜厚皮科传心录》

3. 脓肿性、穿掘性头部毛囊周围炎

蜂房野菊汤：野菊花、银花、连翘、蒲公英、紫花地丁各10～12g，浙贝母、玄参各10g，羌活、蜂房、川芎、甘草各6g。（经验方）

海　藻

【药名浅释】

海藻始载于《神农本草经》，列为上品。别名有落手、海萝。陈藏器说：此有两种。马尾藻，生浅水中，如短马尾细，色黑，用之当浸去咸味；大叶藻生深海中及新罗，叶如水藻而大。总之，海藻近海诸地采取，以作海菜，货之四方。

【药性分析】

海藻味咸，性寒。具有消痰软坚，消痰利水的功效，

海藻全禀海中阴气以生，气味俱厚，纯阴，沉也。苦能泄结，寒能去血热，咸能软坚润下，故《本经》曰：主瘿瘤气、颈下核，破散结气痈肿、癥瘕坚气，及腹中上下鸣，下十二水肿，疗皮间积聚，暴溃，利小便，专消瘿瘤、马刀、瘰疬、诸疮坚而不溃。

脾家有湿勿服。

【临床应用】

1. 甲状腺肿瘤

海藻散：海藻30g，昆布、海蛤、通草各15g，松萝、干姜、桂心各20g。研粗末，每日3次，每次3g。酒送下。《外台秘要·卷23》

2. 瘿瘤（甲状腺瘤）

海藻玉壶汤：海藻、贝母、陈皮、昆布、青皮、川芎、当归、半夏、连翘、甘

草节、独活各3g，海带1.5g。《外科正宗·卷2》

3. 皮肤神经纤维瘤

消瘿五海汤：海带、海藻、昆布、海蛤壳、海螵蛸各10g，木香、三棱、莪术、桔梗、细辛、香附各6g，猪靥子（陈壁土炒去油焙干）。研粗末，每次服2.1g。食后2小时左右，米汤送下。《古今医鉴·卷9》

4. 硬红斑

当归、红花、赤芍、丹皮、牛膝各6g，海藻、昆布、炙天虫、夏枯草各9g，生牡蛎15g，山慈菇2g。《许履和外科医案医话集》

昆布

【药名浅释】

昆布始载于《名医别录》，列为中品。别名有海带、纶布。李时珍说：按《吴普本草》，纶布一名昆布，则《尔雅》所谓纶似纶，东海有之，即昆布也。纶音关，青丝绶也，讹而为昆耳。

【药性分析】

昆布味咸，性寒、滑，无毒。具有消痰、软坚、利水的功效。

《名医别录》说：主治十二种水肿，瘿瘤聚结气，瘘疮。后世医籍相继补充有：瘿溃肿、面肿、顽痰积聚、噎膈、大腹水肿、恶疮等。

海藻、昆布功同，大多是寒能胜热，苦能泄湿，咸能软坚，故凡荣气不从，遂为痈肿，坚硬不溃者，均可用之。

这里关于本品与甘草相反的用法等问题有三点补充说明：一、以李东垣治瘰疬，海藻甘草并用，盖激之以溃坚也。二、昆布海藻同用，散结溃坚，并著奇效。三、《本草疏证》分别对癥瘕与水气予以详尽论述，并认为海藻所主者曰癥瘕结气，非虫非血，无寒热，无积聚，在腹中而不在肠胃，在经脉而经脉不结，是为气而坚矣。……故仲景于海藻仅治腰以下水气。

【临床应用】

1. 甲状腺肿瘤

昆布丸：昆布240g，海藻210g，小麦200g，海蛤150g，松萝120g，连翘、白头翁各60g。上药捣蜜丸，如梧桐子大。每次服10丸，渐加至30丸。日服3次。《医心方·卷16》

2. 皮肤猪囊虫病（痰瘀交结证）

朱氏验方：制半夏、陈皮、炙甲片、茯苓、酸枣仁各60g，制南星、大贝母、地骨皮、红花、远志各30g，海藻、昆布各45g。研末水泛为丸。每日2次，每次6g。另配合驱虫化积丹（保定产），每日3管。《朱仁康临床经验集》

3. 舌体海绵状血管瘤

张氏验方：连翘、郁金、紫草、丹皮、生白术、赤白芍各9g，银花藤、沙氏鹿茸草、白花蛇舌草各30g，远志3g，昆布、海藻、香谷芽各12g。《国医大师·张镜人》

第二讲

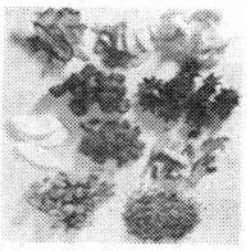

脏腑用药心得

皮肤与脏腑息息相关，故有“脏居于内，象见于外”之说。

五脏即心、肝、脾、肺、肾；六腑即胆、胃、大肠、小肠、膀胱、三焦。从广义上讲，上述十二个器官，都可以叫“脏”，或叫“官”，故有“十二脏”或“十二官”之说。但是，十二官的具体作用和性质又各不相同，所以，又分为“脏”和“腑”两大类。

脏，储藏或闭藏的意思，其作用含蓄而深远，并不直接对外，“脏者，藏精气而不泻也”。腑，住宅的意思，这类器官有中空和直接对外的特点，其作用为出纳输转，是在脏的主持下，进行活动的器官，“脏者，传化物而不藏也”。此外，还有“奇恒之腑”，所谓“奇恒之腑”，是指异于寻常的含义，也就是说，这些器官既有脏的特点，又有腑的功能，放在“五脏”不合适，放入“六腑”也不合适，因此称之为“奇恒之腑”，包括脑、髓、骨、脉、胆、女子胞。

一、脏腑用药总则

脏腑辨证素为医家所重视，这是因为只有在脏腑辨证的基础上，才能由浅入深，综合分析各种错综复杂的不同证候，从而运用理、法、方、药，为临床实践、深入钻研和寻求新疗法打下良好的基础。正如唐容川所说：“业医不知脏腑，则病原莫辨，用药无方”。

（一）五脏病证用药心得

1. 心脏病证用药心得

心者，深也。言深居高拱，相火代之行事也。诸脉皆应于心，在外主舌色、主脉、荣色；在内主神明，称之一身之主，君主之官，主生血。

（1）心病临床主症

皮肤焮红、灼热、斑疹、糜烂、血痂、脓液、结节，甚者可见壮热、谵妄、精神失常、昏迷不醒。

（2）心病用药分类

①清热降火中药：生石膏、丹皮、麦冬、犀角（水牛角代替）、灯心草、牛黄、竹叶、甘草、栀子、瞿麦。

②益气养神中药：人参、茯神、金石斛、生地、枣仁、丹参、五味子、玄参、黄芪。

③安神宁志中药：柏子仁、枣仁、琥珀、紫石英、茯神、麦冬、天冬、龟板、

远志、牛黄、羚羊角。

【验案举例】

婴儿湿疹 舒某，女性，1岁半，初诊日期1984年2月28日。其母代叙：从出生两个月后，便在颜面、前胸及背后出现大片红斑，并在红斑上出现丘疹、渗液和痂皮，部分融合成片，痒甚。多次求治于中西药物，时有反复，遂来我院就诊。检查：前额、眉间、面颊两侧可见红色丘疹，部分融合成片，在面颊区域伴有轻微渗出和少量糠秕状鳞屑，患儿不停地扭头擦动。证属心脾火旺，循经上扰。诊断：婴儿湿疹。治宜清心扶脾，方选清热四心汤加减：栀子心、莲子心、连翘心各6g，灯心草3扎，生地、淡竹叶、车前子、车前草各10g，生甘草、蝉衣各6g，赤小豆15g，黄芩3g。服用12剂后，皮损干燥，红斑逐渐消退，又服用20余剂，皮损见好90%，改用健脾之剂以善后，又进10余剂，诸症全除，皮损恢复正常。追踪3月，未见复发。

［方药分析］本方立意清胎热，除湿毒。方中用四心药清热健脾解毒，配以生地、车前、竹叶、赤小豆甘寒淡渗除湿，少佐枯芩既取上清肺热，下给出路之利，又有其防止苦寒伐胃之弊；用蝉衣祛风宜透，引药达表。在临床上治疗婴儿湿疹，是一首不可多得的良方。

点评：婴儿湿疹，中医文献称之“胎敛疮”。根据皮肤损害的特征，分为干、湿两大类，前者胎热为主，后者湿热偏重，本案以清心导赤，扶脾育阴而愈。

2. 肝病用药心得

肝者，干也，诸筋皆隶于肝，主爪甲，荣爪，主筋，主藏血，其性多动而少静，好干犯它脏者也。肝喜条达，恶抑郁，凡情志不舒畅，或病位在两胁、双目和阴部，均属肝经所主；又，气滞多郁证，火旺则易生风动痉。

（1）肝病临床主症

皮肤损害有丘疹、斑丘疹、苔癣化、色素沉着、皮肤干燥、有鳞屑等，伴有双目发红、脘腹攻痛、燥痒、胁肋窜痛、易怒，甚则手足抽搐、痉挛，角弓反张等。

（2）肝病用药分类

①清热降气中药：橘皮、青皮、黄连、黄芩、柴胡、赤芍、砂仁、青黛、羚羊角、龙胆草、大黄、连翘、玄胡索、黄柏、栀子、琥珀、地榆。

②舒肝理气中药：当归、甘菊花、陈皮、谷精珠、降香、白芍、木瓜、广木香、枳实、金石斛、丹皮、蝉衣、木贼、沉香、柴胡、薄荷、川楝子。

③柔肝润气中药：枸杞、甘菊花、柏子仁、菟丝子、熟地、白芍、杜仲、当归、天麻、刺蒺藜。

④平肝软坚中药：龙齿、龙骨、紫贝齿、代赭石、石决明、花蕊石、灵磁石等。

【验案举例】

多发性寻常疣 张某，男性，41岁。1976年8月7日初诊。右侧面颊和前额出现丘疹，高出皮肤，表面粗糙，状如谷壳，市某医院诊断为寻常疣，用电灼治疗。时隔不到一月，在原发部位又有疣赘生长，数目增多，伴有轻微痒感。检查：右侧面颊、前额、头、颈部均可见米粒至绿豆大小的丘疹28个，表面坚实粗糙，高出皮肤，形如谷壳竖在肌肤之上，推压无疼痛，脉舌正常。证属肝虚血燥，复感外邪，血不荣筋，赘生疣目。诊断：多发性寻常疣。治宜平肝软坚，活血解毒。药用紫贝齿、灵磁石、代赭石、马齿苋各30g，生薏仁、制首乌各15g，山茱萸、当归、赤白芍、板蓝根各10g，红花、杏仁、桃仁各6g。水煎服。

外用方：木贼草、香附、金毛狗脊各30g，蜂房、细辛各15g。加水1000～2000ml，煎后去渣取汁，湿敷患处，每日一次，每次15～20分钟。

二诊：按上方治疗5天后疣体发痒，周围有炎性红润，似有萎缩的趋势，继用上方治疗45天后，面部、前额、头颈疣体全部脱落，仅留减色斑块而愈。

［方药分析］方用紫贝齿、磁石、赭石之类金石之药平肝，制首乌、当归、赤白芍养血柔肝；板蓝根、马齿苋清热解毒；杏仁、桃仁、红花理气活血；生薏仁扶脾化湿；合奏柔肝软坚，肝血旺盛，而疣赘不生之功。

点评：多发性寻常疣是由病毒所致的皮肤病，中医文献称之“疣目”、“枯筋箭”、“千日疮”、“瘊子”。发病的原因多与肝虚血燥，血不荣筋，又感外邪，郁于肤腠而赘生。方用金石药物重在平肝、养血、活血、解毒同时并进，从而取得铲疣之效。

3. 脾病用药心得

脾者，卑也，裨助胃气以化谷也。诸血皆统于脾，诸肌肉荣唇，脾气盛则肌肤丰满而充实，所谓土湿则滋生万物，脾润则长脏腑。同时，古人谓：诸病不愈，必寻到脾胃之中，方无一失；又谓，治病不愈，寻到脾胃而愈者甚多。脾喜燥恶湿，湿邪致病多因脾阳虚，运化失职所致。

（1）脾病临床主症

丘疱疹、水疱、渗液、糜烂、越腐越烂，皮肤角化、萎缩、皮下痰核，或伴有消化不良，如胃纳不香、食不消化或厌食、便溏、腹泻等。

（2）脾病用药分类

《医注余论》说：食而不化，责在脾；不能食，责在胃。脾以健而运，胃以通为补。健脾宜升，通胃宜降。然而，脾与胃又各有阴阳偏盛之别，胜衰传变之异，标本虚实的不同，结合皮肤病的特点，将常用中药叙述如下。

①健脾益气中药：黄芪、党参、白术、陈皮、茯苓、砂仁、玫瑰花、甘草。

②扶脾化湿中药：薏仁、苍术、黄柏、神曲、赤小豆、茵陈、陈皮。

③扶脾化痰中药：姜半夏、茯苓、党参、浙贝母、香附、橘络、枳壳、陈皮。

④扶脾固表中药：黄芪、白术、防风、冬瓜皮、赤小豆、茯苓皮、白鲜皮、蝉衣。

⑤清脾泻火中药：焦山栀、黄芩、槐花、炒槐米、藿香、凌霄花、生石膏、生大黄。

⑥补中益气中药：人参、黄芪、当归、柴胡、升麻、陈皮、九香虫、玫瑰花、炙甘草。

【验案举例】

多腔性湿疹　吕某，女性，16岁。2007年3月10日初诊。三个月前，口鼻四周、外耳道、眼周等处始觉瘙痒，继而破皮渗出，痛痒相间。检查：眼周、外耳道、鼻孔、脐周和前后阴处可见炎性斑丘疹，轻微渗出糜烂，部分结有橘黄色痂皮，痛痒相兼，心烦口臭，脉弦数，舌质红，苔少。证属肝脾湿热，互结化毒，流窜孔窍。诊断：多腔性湿疹。治宜清热化湿，疏肝扶脾，方用泻黄散加减：藿香、生石膏、黄芩、生地各12g，柴胡、防风、青葙子、炒决明子、焦山栀、炒胆草、莲子心、甘草各6g，白茅根15g，玳瑁8g（先煎），水牛角粉10g，绿豆衣15g。外用紫草湿疹油（紫草15g，黄连5g，小麻油或橄榄油80ml浸泡。春夏3～5天，秋冬5～7天）涂擦。一日2～3次。

二诊：7天后，痒感和渗出有明显改善，但其前后阴处还有较重的痒感，步上方加炒杜仲10g。

15天后复诊，耳、眼、鼻、脐等处皮肤损害基本见好，前后阴糜烂和瘙痒也在减轻之中。步二诊方，去玳瑁，加土茯苓15g。

又经12天治疗，诸症和皮损均愈。

[方药分析] 方用石膏清胃热，泻脾经伏火；栀子清理三焦，使热从小便而出；防风疏散郁火；藿香芳香醒脾，理气和中；甘草泻火解毒，调和诸药。方中加入药物，多数以部位经络循行为原则。

点评：凡在身体的自然开口处发生湿疹和皮炎损害均以肝脾两脏关系密切，故而选用泻黄散为主方，然后以其部位的不同酌加相应的药物，如眼区加炒决明子、青葙子、杭菊花；口周加绿豆衣、水牛角粉、玳瑁、莲子心；外耳道加柴胡、炒胆草、生地；鼻窍加黄芩、白茅根；乳头加柴胡、白芍；脐区加茯苓、山药；前后阴加炒杜仲、白茅根。此外，凡见皮肤焮红，痛痒相兼，皆由毒热所化，我喜用玳瑁，该药始见于《开宝本草》，性味甘寒无毒，李时珍称："玳瑁解毒清热之功，同于犀角。古方不用，至宋时至宝丹始用之也"。由此可见，凡红皮病、掌跖脓疱病、重症多形红斑、抱头火丹等危笃重症均可用之。

4. 肺病用药心得

肺者，市也。肺为华盖，凡五脏六腑之气，皆能上熏于肺，人身之气，禀命于肺，故百脉朝会之所也。肺主皮毛，皱纹多且深，则肺衰矣，老年得之常，壮年则为变，由于外以测其内也。

（1）肺病临床主症

风团、丘疹、红斑、肌肤甲错、抓痕，伴鼻燥咽干，或干咳无痰等。

（2）肺病用药分类

归纳其要，因风用薄荷、桑叶、牛蒡子；兼寒用麻黄、杏仁；湿热阻遏用羚羊角、射干、连翘、山栀、竹叶、象贝；因湿用通草、滑石、桑白皮、苡仁；因燥用梨皮、芦根、枇杷叶；开气用瓜蒌皮、香豆豉、桔梗、蔻仁等。总之，一切药品皆主乎轻，不用重浊之味。

①清润降气中药：苏子、桑白皮、天冬、贝母、百部、枇杷叶、杏仁、知母、生石膏、麦冬、黄芩、竹叶、甜葶苈。

②清热顺气中药：百部、沙参、百合、天冬、梨肉、贝母。

③甘润肺燥中药：生地、天冬、麦冬、花粉、瓜蒌仁、款冬花、紫菀、白芍、白蜜、芦根。

④苦泻肺热中药：焦山栀、黄芩、连翘、酒大黄、桔梗、青黛、玄参等。

⑤温肺散寒中药：苏叶、麻黄、陈皮、半夏、桂枝、干姜、防风、款冬花、细辛等。

【验案举例】

迟发性女性痤疮　王某，女性，31岁，2005年5月3日初诊。近两三年来，在前额、口鼻四周可见大小不等的炎性丘疹、粉刺等。院外确诊为迟发性女性痤疮。给予对症治疗。病情时轻时重，甚为烦恼。检查：前额、两颧和口鼻四周可见大小不等的炎性丘疹、结节和脓疱，皮肤发红、油腻、毛孔扩大。询之，曾大产一胎，人工流产二胎。近几年来，在月经来潮前3～5天，面部损害明显加重，伴有不同程度的乳房胀痛，经量多，伴随心情烦躁，易怒。脉细数，舌质红苔少。证属肝郁化热，热蕴化毒，上蒸于面。诊断：迟发性女性痤疮。治宜舒肝调经，养阴解毒。方用丹栀逍遥散加减：醋柴胡、炒丹皮、当归、焦山栀、黄柏各10g，橘核、生地、茯苓、炒白术、炒白芍、益母草、泽兰各12g，山楂6g。

二诊：服方六天后月经按时而至，乳胀和面部损害略有减轻。待其经净后拟用清宣肺热，解毒散结法，方用金花栀子丸加味：银花、蒲公英、地丁、生石膏、夏枯草、黄芩各12g，连翘、藿香、茯苓、浙贝母、焦山栀、松针、皂刺、花粉各6g。

守方治疗两周后，皮肤损害基本见好，油腻也明显减轻。嘱其在月经前3～5天服首诊调经方6剂。经净后再服二诊方。坚持3个月的治疗，不仅月经得到调理，而且痤疮损害也基本见好。

［方药分析］本案既有肺风粉刺的一般性，又有其症状的特殊性，前者拟用名方金花栀子丸加味，重在清宣肺热，解毒散结；后者旨在疏肝理脾，重在调理月经，月经调理顺当，痤疮也随之康复。

点评：迟发性女性痤疮专指青春期后或至成年后发病的痤疮。据有关文献报道，该病在人群中的发病率在20%～24%；另据1999年国外文献报告，450万与痤疮有关的就诊中，25～34岁的女性约8%患迟发性女性痤疮，35～44岁的女性约3%。由此可见，该病有明显增多的趋势。对此我的诊疗经验，分为三个要素。一是诊治期间，凡月经来潮前3～5天重点是调经，以肝为核心；经净后重点是解毒散结，肺胃为核心。二是遣方用药调经主方是逍遥散；解毒散结主方是金花栀子丸。调经方面伴有乳胀轻者加川楝子、郁金；重者加橘核、荔枝核；痛经属寒者在失笑散中轻者加吴萸，重者加沉香；属瘀者在失笑散中加山楂、花蕊石；皮损以炎性丘疹为主加金莲花、洛神花、凌霄花；皮损以脓疱为主加野菊花、龙葵；结节囊肿轻者加山慈菇、夏枯草、僵蚕；重者加天龙、蜂房。三是注重体质，燥热质主症有形体较瘦、心烦、忧郁，酌加滋阴养液之品，如女贞子、百合、玉竹、石斛、合欢花；腻滞质主症有形体肥胖、身重如裹、大便不适，加燥湿化痰之品，如苍术、蚕沙、赤石脂、胆南星；晦滞质主症有肤色晦暗或肌肤甲错、眼眶暗黑，加行气化瘀之药，如陈皮、乌药、苏木、桃仁、红花等。

5. 肾病用药心得

肾者，任也。主骨而任周身之事，故强弱系之。诸髓皆司于肾，主五液，荣发。

肾者水脏，水中含阳，化生元气，根结丹田，内主呼吸，达于膀胱，运行于外，则为卫气。总之，肾为先天之本，具有泌尿和生殖的功能，只宜固藏，不宜泄露，故有肾多虚证之说。

（1）肾病临床主症

面目黧黑、秃发、生长迟缓、早衰、健忘、齿枯、腰酸耳鸣、怕冷、浮肿，以及泌尿和生殖功能的障碍。

（2）肾病用药分类

鉴于肾多虚证之说，在运用补药之时，一定要通晓阴阳相济之妙。张景岳说："善补阳者，必于阴中求阳，则阳得阴助，而生化无穷；善补阴者，必于阳中求阴，则阴得阳升，而泉源不竭"。张氏之言，堪称至理。补肾药物归纳如下。

①扶阳中药：鹿茸、肉苁蓉、山茱萸、蛤蚧、制附块、上肉桂、菟丝子、五味子、紫河车、仙灵脾、仙茅、胡桃肉、阳起石、杜仲、黄芪、桂枝、干姜、吴茱萸、沉香、蛇床子、九香虫等。

②滋阴中药：熟地、丹皮、石斛、女贞子、天麦冬、枸杞子、冬虫夏草、西洋参、沙参、龟板、百合、黄精、鸡子黄、何首乌。

【验案举例】

案1　阿狄森病　雷某，女，41岁。1996年11月8日初诊。述颜面肤色暗黑一两年，近半年来，周身皮肤逐渐变黑，微有痒感。院外经过专科检查诊断为阿狄森病。检查：周身皮肤灰黑，类似于非洲人外貌。自述气短乏力，疲惫懒言，怕冷，口淡食减，体重减轻。脉沉细，重按无力；舌质淡红，苔薄白。证属肾精匮乏，肝血不荣，致使肾色外露。诊断：阿狄森病。治宜益肾柔肝，温煦冲任。药用制附块、山茱萸、鹿角胶（烊化）、龟胶（烊化）各10g，熟地、茯苓、白芍各12g，紫石英（先煎）、山药、黄芪各15g，官桂、茴香、甘草各6g。

服药10剂后精神较前振奋，食欲渐佳，步上方加桃仁6g，丹参15g。继服3周。颜面肤色淡化明亮，嘱按原方治疗5周，精神振奋，食欲正常，灰暗颜色明显减淡，拟用原方加重份量10倍，研细末，炼蜜为丸，如梧桐子大，一日3次，一次6g。半年后复查，基本康复。

［方药分析］方用制附块、肉桂温煦肾阳；熟地、龟板培补肾阴；山萸肉、山药补脾益肝；黄芪益气；白芍敛阴，分助肾阳与肾阴；紫石英、鹿角胶温补肾阳，填精补血；茯苓、小茴香辅助脾阳以化湿浊；甘草调和诸药，共奏阴阳互济，肝肾同补之效。

点评：肝、脾、肾三脏内损，延及冲任。在表，肤色黧黑；在里，阴阳两虚；但以阳虚居多。故而刚剂阳药，通理奇经，为之重点，从而达到阴阳同补，化瘀通络，活血悦色的目的。

案2　干燥综合征　李某某，女，36岁。1987年4月9日初诊。近半年来感觉咽干目涩，关节酸痛，外阴干涩，日渐加重。曾在某医院确诊为干燥综合征。检查：双目干涩，口干鼻燥，夜间更为明显，外阴干涩，其大小阴唇有萎缩的现象，时常出现关节酸软疼痛，偶尔发生腮部肿胀，询之曾顺产一胎，人流三胎，舌质红，无苔。脉细数。证属真阴亏损，燥疾丛生。诊断：干燥综合征。治宜滋阴润燥，方选大补地黄丸加减：生熟地、枸杞子、枣皮各12g，黄柏、白芍、肉苁蓉、玄参、花粉、天麦冬各10g，山药15g，知母6g。

二诊：一周后复诊，口干鼻燥略有改善，但仍然感觉关节酸痛，目涩畏光。上方加鬼箭羽、川续断各10g，杭菊花12g。同时嘱服石斛夜光丸。一日2次，一次6g。

三诊：半月后来院就诊时反映，上述症状均有显著改善。拟用膏剂缓缓投之：生熟地各120g，山药100g，枣皮80g，枸杞子100g，杭菊花80g，五加皮120g，炒杜仲80g，川续断100g，天麦冬各120g，百合100g，乌梅50g，神曲120g，鸡内金80g，黄柏50g。冰糖、蜂蜜各500g收膏，一日3次，一次20ml。温开水送下。

三个月后复查，上述诸症基本见好。嘱其多食百合、木耳、雪梨之类煲汤饮之。同时，不可吃燥热之类的食品。

［方药分析］本案主方大补地黄丸，出自《临证指南医案》。该方由知柏地黄丸、四物汤、滋燥饮三方主药有机组合而成，加石斛、女贞、旱莲、西洋参，旨在补益肺胃之阴，有利于阴津的敷布，促使肤腠与五官干涩的症状得到改善。

点评： 临床实践中，我认为女性系阴柔之体，以血为本。若多次孕产哺乳，以及意外损伤奇经八脉（如多次人工流产）均能导致真水亏败，阴火内炽，血海枯竭，燥疾丛生。如燥毒在肝，症见双目干涩畏光；燥疾在脾，症见口干唇燥；燥疾在肺，症见鼻燥干咳少痰，皮肤干痒；燥疾在心，症见虚烦难寐，舌红少津；燥疾在肾，症见外阴干燥、萎缩瘙痒。由此可见，在寻求燥因之时，具体分析脏腑的偏盛和正邪盛衰，从动态上权衡邪实、津液、血枯三者之间的消长。从本质上讲，本病之燥，通常是精血下夺，血少火多，病在下焦阴分，因此治疗中当用纯静阴药，柔养肝肾。然而在药性组成方面，甘寒柔润占十之七八，甘温扶元占十之二三。意取阴生阳长，水足火降而阴津自复。同时要注意精神调摄，凡患本病者性情要豁达，尤忌急躁大怒；睡眠要充足，避免过劳；室内维持一定的湿度，防止六淫外邪的侵害。口腔清洁，饭后应漱口或刷牙，保持口腔内的卫生，对预防本病的发展颇有帮助。适当食疗，口干咽燥时可经常含食话梅、藏青果，或常饮酸梅汁、柠檬汁等生津润燥；在条件允许的情况下，经常吃银耳汤、香蕉、鲜梨、鲜藕等，不吃或少吃葱、韭、芥、蒜辛辣炙煿厚味，鱼虾海鲜之品亦当忌之，恐其助燥生火，加重病情。坚持长期治疗，多数病情可缓慢见愈。

（二）六腑病证用药心得

按照脏腑相应的原则，心应小肠、肝应胆、脾应胃、肺应大肠、肾应膀胱。至于心包为心之外围，位于脂膜之外，有细筋膜如丝，与心肺相连及三焦，在皮肤科临床中，应用甚少，故列为五腑诊治。

1. 小肠病用药心得

小肠上接幽门与胃相通，下连大肠，两者相合处为阑门。其经脉络心。小肠与大肠皆为胃化物之器。

（1）小肠病临床主症

小肠病与胃病相同，概分为虚实两类。

实证包括下颌肿疮、小便不利或涩痛、或尿血、或茎中刺痛、口疮等。

虚证包括面白苦寒、疣赘、癫疥、阴囊肿痒、口疮。

（2）小肠病用药分类

①小肠实证中药多为渗利，如茯苓、甘草、知母、黄连、麦冬、黄柏、牛膝、黄芩、生地、灯心、琥珀、瞿麦、石膏、滑石、山栀、车前草、赤小豆、扁豆、海金沙。

②小肠虚证中药多为补气，如人参、黄芪、山茱萸、麦冬、五味子、金樱子、牡蛎、茯苓、小茴香、益智仁、粳米等。

【验案举例】

非淋菌性尿道炎 李某，男性，38岁。2003年10月7日初诊。据述，近月余，小便时尿道口赤涩刺痛，略感灼热，市某医院做支原体培养，证实有解脲支原体生长，遂诊断为非淋菌性尿道炎，给与口服盐酸米诺环素0.1g，每日2次，连服2周。尿道口涩刺疼痛有所减轻，但未坚持治疗。检查：尿道口发红，轻微肿胀，近十余天来，小便时伴有轻微涩滞和尿痛，尿液浑浊，口苦心烦，夜难入寐，脉细数，舌红，苔少。证属心脾湿热，移于小肠，致使小便涩而茎中痛。诊断：非淋菌性尿道炎。治宜清利湿热，佐去瘀精，方用导赤散加减：生地、滑石、车前子、车前草各12g，炒胆草、焦山栀、炒丹皮、琥珀、黄芩各6g，桃仁、黄连、竹叶、灯心草、通草、甘草梢各4.5g。

二诊：五天后复诊，口苦、小便涩滞、疼痛减轻，尿道口红肿亦有改善。鉴于本病尚需较长时间的治疗与巩固，改用滋补肝肾、清热渗湿之类的药丸缓慢投之，以防死灰复燃。药用天麦冬、生熟地、山药、南北沙参、枸杞子、山萸肉各100g，金樱子、益智仁、炒丹皮、泽泻、茯苓各80g，丹参、马鞭草、败酱草、鱼腥草各60g，桃仁、五味子、琥珀、车前子草、通草各30g。炼蜜为丸，如梧桐子大，一日3次，一次6g，温开水送下。

两个月后复诊，排尿正常，尿道症状消失，嘱之去医院做支原体培养。一周后复告为阴性。嘱患者按上方再服药一料巩固之。

［方药分析］首诊以清心泻火的导赤散为基方，加入胆草、山栀、芩、连之类苦寒之品直折实火；丹皮、桃仁凉血化瘀，消除瘀精；竹叶、灯心草、通草、琥珀通淋利尿，促使小便通畅。在小便涩滞得到改善之后，其治疗的重点在于滋肝补肾，方用麦味地黄汤为主，加入马鞭草、败酱草、鱼腥草渗湿通淋，排脓散结，涤荡余毒，以防死灰复燃。

点评：本病在中医文献早有记载，但并未将其视为独立性的疾病，通常混杂在淋证的范围。治疗的重点为：初期或者症状明显时，以湿热下注居多，属实证；后期反复发作，常与肝肾亏损有关，属虚证。前者清利湿热为主，后者以滋补肝肾为重。只要遵循虚实有别的辨证思路，常能获得良效。

2. 胆病用药心得

胆附于肝，内藏清汁，其经脉若干，胆中所藏清净之汁，不同于其他传化之腑所盛的浊汁，所以胆既属六腑，又属奇恒之腑。胆性刚直，豪壮果断。《素问》说：胆者，中正之官，决断出焉。正因如此，沈金鳌说："十一经，皆籍胆气以为和。"

（1）胆病临床主症

实证有口苦、耳聋、鼻渊、胁痛、面尘，皮肤粗糙不光滑，头额痛、腋下肿痛，多汗，嗜睡易怒等。

虚证有夜难入寐或睡中易于惊醒，身体时有寒热等。

（2）胆病用药分类

①实证宜泄，药用柴胡、黄芩、半夏、生姜、陈皮、天冬、甘菊花、生地、沙参、薄荷、知母、白蒺藜、龙胆草、甘草、丹皮等。

②虚证宜补，药用人参、当归、山茱萸、竹茹、竹叶、谷精珠、木贼草、决明子、枣仁、白芍、陈皮、茯神等。

【验案举例】

白癜风 李某，女性，21岁。1998年7月3日初诊。自述患白癜风达6年之久，曾多方治疗，收效甚微，经人介绍来我处就诊。检查：胸背、腰部连及下腹可见大片减色斑，白如瓷器，状如地图，伴有精神萎靡、气短懒言，脉细弱，舌质淡红，苔少。证属肾虚精血衰少，致使肤失濡养。诊断：白癜风。治宜滋养肾精，活血增色，方选五子衍宗丸加减：枸杞子、沙苑子、覆盆子、菟丝子、川牛膝、熟地、补骨脂各12g，五味子、白芷、川芎、羌独活、桃仁各6g，白蒺藜、制首乌、巨胜子各15g。

二诊：服方10天后，体倦懒言略有改善。鉴于本病难见速效，改用以五子衍宗丸为基本方酌加疏肝、活血、祛风诸药做成药丸，缓缓投之：枸杞子、沙苑子、菟丝子、白蒺藜各120g，白芍、覆盆子、熟地、补骨脂、丹参、制首乌、鸡血藤、紫河车各100g，柴胡、白芷、浮萍、羌活、川芎、秦艽、重楼、香附、豨莶草、威灵仙各50g。研细末，炼蜜为丸，每日3次，每次6g。

两个月后复诊，腰背和胸腹区域的白斑范围明显缩小，精神萎靡也有明显改善。患者信心为之振奋。嘱继服上方药丸调治。

六个月后腰背和胸腹白斑缩小3/5，一年后，在腰背和胸腹仅有少量零星白斑尚未消失，嘱其继续治疗。

［方药分析］本案治疗的思路分标本两个方面，选用五子衍宗丸，滋补肝肾，治在本；选用白蒺藜、补骨脂、白芷、重楼、浮萍、川芎、丹参重在散风活血，增加色素；鸡血藤、紫河车、制首乌补精益血，增强五子衍宗丸的功效；豨莶草、秦艽、柴胡、羌活、香附既散风，又调和气血，有利于色素细胞的产生。

点评：本病诊断容易，治疗困难。我从实践中认识到本病有三大特殊性。一是发病无先兆，二是部位无定数，三是病区无感觉，仅仅是皮肤变白。有鉴于此，本病治疗的核心在肾，肾旺必感于肺，肺气敷布，则可促使肤色正常，其次，还要重视肝、脾、气、血的调整。故而在主方五子衍宗丸中酌加了疏肝的柴胡、当归、白芍，扶脾的白术、山药，调气的香附、川芎，活血的丹参、桃仁，祛风的白蒺藜、二活、威灵仙等。通常坚持治疗一月见效，6~9个月部分病例可望治愈。即使未获痊愈，亦能取得显著效果。

3. 胃病用药心得

胃与脾俱属土，胃外而脾内，胃阳而脾阴，胃主化而脾主运。故脾与胃相连。古人谓：肾为先天之根，胃为后天之本。肾强则后天强，而先天予以补助；胃绝则后天绝，虽先天足恃，七日不食亦死。正因为如此，胃腑气独盛，血独旺，热独多。

（1）胃病临床主症

胃病以实热有余之症居多。

胃实热证有：汗出、衄衄、口祸唇胗、腮肿喉痹、斑黄狂乱、口臭、高热不退、甚者谵妄、骂詈不避亲疏、肤色焮红肿痛等。

胃虚寒证有：畏寒或者寒栗、颜面肤色发黑，或者面萎黄少华、胃脘膨胀、怠惰嗜卧、饮食欠佳，或者食不消化，或者大便稀溏等。

（2）胃病用药分类

①胃实证中药用：大黄、枳实、知母、石膏、竹叶、葛根、青黛、夏枯草、神曲、连翘、山楂、麦冬、黄连、陈皮、木瓜、竹茹、芦根、茯苓等。

②胃虚证中药用：人参、白术、莲子肉、陈皮、扁豆、白芍、茯苓、金石斛、葛根。兼寒者加生姜、砂仁、白蔻；兼热者加芦根、竹茹、枇杷叶、蔗浆等。

【验案举例】

复发性口腔溃疡 薛某，男性，36岁。2007年6月4日初诊。据述，口腔溃疡反复发作，达3年之久，每次复发与进食甘肥或蛋类过多有关。检查：两侧颊黏膜可见绿豆大小的溃疡，边缘红肿明显，上覆少量脓性分泌物，剧痛，进食困难，口渴，喜冷饮，大便燥结，舌质红，脉滑数。证属胃腑湿热，上熏于口。诊断：复发性口腔溃疡。治宜清胃泻火，消肿止痛，方用玉女煎加减：生石膏15g，知母、升麻、甘草、竹叶、炒丹皮、西锦文、炒枳壳、金莲花各6g，麦冬、石斛、鸭跖草、生地各10g。

二诊：一周后复诊，疼痛有所减轻，口疮周围红肿亦有明显消退，大便通畅。步上方去西锦文、枳壳，加白薇、白蔹各10g。同时用冰硼散每日一支加入300ml凉开水搅拌后，作漱口之用，每日3~5次，每次1~2分钟。

5天后，来门诊告知，口腔溃疡已愈。

［方药分析］《圣济总录》说：口疮者，由心脾有热，气冲上焦，熏发口舌，故作疮也。本案拟用玉女煎与导赤散两方为基方，一是清胃泻火，一是清心导赤。颇合古人遗训。在此基础上，加入的药物分成三个部分，一是治口腔溃疡的专药如金莲花、鸭跖草；二是滋阴清热，上下焦同治，核心在本；三是通腑泻热，以折实火，意在治标。由于组方有主有次，有本有标，投方有效，决非偶然。

点评：《医贯》说：口疮上焦实热，中焦虚寒，下焦阴火，各经传变所致。赵氏之言给我三点启示，一是病有虚实；二是治分三焦，上焦在心，中焦在脾，下焦在肾；三是病分新久，新病初起，实热居多，治在清胃泻火；久病虚寒或阴火上炎为主，治宜扶正固本。我在临床实践中，视溃疡部位的不同，遣方用药略有差异：溃疡发生在舌体者，从心治；发生在牙龈者，从胃治；发生在颊黏膜者，从脾、从肾治。

4. 大肠病用药心得

大肠为“传导之官，变化出焉”。其经络与肺相为表里。《内经》一书认为脾胃、大小肠、膀胱、三焦均系仓廪之本，营之居也，能化糟粕，转味而入出者也。

（1）大肠病临床主症

实证包括耳后、肩臑肘臂外疼痛，脐腹胀而不痛，皮肤黝黑，大便硬结，肠风下血，肛门淫痒，夜间尤重。

虚证包括耳鸣、耳聋，虚热不退，腹泻而肠鸣，脱肛，大便稀溏，薄如鹜溏。

（2）大肠病用药分类

①大肠实证宜凉血解毒，药用：生地、黄芩、黄连、槐花、大黄、枳壳、桃仁、石膏、知母、芒硝、槟榔、地榆、白芍、防风、荆芥、蒲黄、侧柏叶、郁李仁、忍冬藤等。

②大肠虚证宜补气生津，药用：人参、黄芪、白芍、麦冬、蜂蜜、芝麻、天冬、木瓜、五味子、肉苁蓉、补骨脂、白术、吴萸、莲子、柴胡等。

【验案举例】

肛周湿疹 王某，男性，8岁。2006年4月8日初诊。患儿母亲代述，肛门痒约有月余，吵吵不安。检查：肛门四周的皮肤黏膜可见轻微浸渍腐白，抓痕明显，且有少量渗出；患儿面色苍白少华，形体瘦削，目呆少神，烦躁焦虑。询问食欲不振，大便稀溏，脉细弱，舌质淡红，苔少。证属脾虚肠弱。诊断：肛周湿疹。治宜益气健脾，扶正止痒。方用四君子汤加味：党参、白术、山药各12g，防风、蝉衣、连翘、黄连、陈皮、莲子心、砂仁各6g，茯苓、神曲、谷芽、甘草各10g。外用：苦楝子、萹蓄各15g。浓煎取汁，外洗肛周，一日2次。

二诊：五天后复诊，肛周瘙痒明显减轻，患儿夜能入睡，四肢、肛周浸渍也在康复之中，嘱其再服10剂，外洗方同上。

两周后来门诊视查，肛周皮肤恢复正常，痒感消除而愈。

［方药分析］方用参、苓、术、山药益气扶脾；陈皮、砂仁、茯苓理气化湿；黄连、莲子心、连翘清心泻火解毒；神曲、谷芽消食导赤；防风、蝉衣疏风祛邪止痒。脾胃健运，大肠湿热可除。

点评：肛周湿疹，诱发因素众多，通常有原患痔疮、蛲虫等，也有因热水烫洗或外搽药物不当而发生。因此，临床辨证既要重视皮肤损害的形态，又要注意波及的范围，辨证时要分清湿、热、虚、实的孰重孰轻。本案患儿面色苍白少华，食欲欠佳等症突出，病位定在脾与大肠，湿热之邪为害，故而方选四君子汤加味而愈。

5. 膀胱病用药心得

膀胱贮小便之器，然其小便虽出膀胱，实则肺为水之上源，上源清，则下源自白。汗液系膀胱之气，载津液上行外达，出而有汗，有云行雨施之象。本腑与肾互为表里，合为津液，其病证多与肺、心、肾三脏有关。

（1）膀胱病临床主症

实证有鼻塞，头痛，项背强直、不得转曲，便脓血，肌肉萎，少腹胀痛，痔、疟、癫、狂等。

虚证有小便不禁，遗尿，阴囊肿胀，衄血。

（2）膀胱病用药分类

①实证宜润渗，药用：黄柏、知母、滑石、瞿麦、车前子、旋覆花、茯苓、猪苓、泽泻。

②虚证宜补气，药用：人参、山茱萸、天冬、麦冬、牛膝、益智仁、金樱子、五味子、牡蛎、鹿茸、桑螵蛸等。

【验案举例】

阴囊湿疹　徐某某，男性，38 岁，1998 年 3 月 7 日初诊。患者平素喜食油腻食物，嗜酒，形体肥硕。近一月来，感觉阴囊潮湿刺痒。就诊时检查，双侧阴囊皮肤略有红肿，部分抓破有轻微渗出或者结有血痂，其痒感以夜间为甚，伴有轻微腰酸、膝软等症。脉象细数，舌质红，苔薄黄。证属肝脾湿热，下注所致。诊断：阴囊湿疹。治宜清肝泻火，化湿止痒。方选知柏地黄汤加减。药用盐水炒黄柏、知母、蛇床子各 6g，茯苓、泽泻、枣皮、丹皮各 10g，萆薢、木瓜、槟榔、沉香（后下）各 4.5g，炒杜仲、山药各 12g。外用路路通方（路路通、苍术各 60g，百部、艾叶、枯矾各 15g），水煎取汁湿敷。一日 2~3 次。

二诊：五天后局部肿胀，渗出和痒感均有减轻。步上方去蛇床子、木瓜、槟榔，加菟丝子、钩藤（后下）各 12g。外用蛋黄油涂搽，一日 3~5 次。

按上方坚持治疗 10 天以后，痒感和皮损均已康复。并嘱其内服六味地黄丸，每日 2 次，1 次 6g。盐开水送下，以巩固疗效。

［方药分析］本案以知柏地黄汤为基方，取其滋阴降火，以除湿热；蛇床子、杜仲、沉香等温阳之味，既补肾阳，又防苦寒伤肾之过；萆薢、槟榔、木瓜化湿治在脾，助后天之本。湿除、热清，则痒感自除。

点评：男性阴囊湿疹和女性外阴湿疹治疗的重点在于肝肾。初期肝经湿热居多，方选龙胆泻肝汤加减；后期肾经亏虚为主，其选方当分阴阳，偏阴虚者方选麦味地黄汤，偏阳虚者方选右归饮加减。不论阴虚、阳虚均可加入熄风止痒之品，效果更好。在治疗期间，除了禁忌辛辣酒味之外，还应当节制房事。临证中，部分患者不明此事，往往病情将愈又导致加重或复发。还应尽可能寻找患者发病或诱发加重的原因，如生活习惯、工作环境、思想情绪及有关病史。尽量避免外界的不良刺激，如热水烫洗，剧烈搔抓，化纤、皮毛内衣以及易致敏和刺激性的食物。

（三）总结

应当指出，脏腑之间不是孤立的，而是互相联系和互相影响的，所以在许多疾病中，既要考虑本脏的生理病理变化，又要注意对其它脏腑的影响，这种变化和影响包括有利和不利的两个方面，只有全面剖析脏腑的传变规律，才能提高诊疗水平。

肝与脾的关系：肝病常牵连到脾，出现肝脾不和的证候群，治疗中常从治肝入手，药用柴胡、白芍、香附、金橘叶、佛手片之类，达到舒肝扶脾的目的。

肝与肾的关系：肾阴统辖全身之阴，肾阴不足必致肝阴不足；反之，肝阴不足，也可影响到肾，故有“肝肾同源”之论。治疗时既要用补肝阴的药，又要照顾补肾阴的药，以利于疗效的提高。

脾与肾的关系：肾阳统辖全身之阳，肾阳不足必致脾阳不足。反之，脾阳不足，也可影响到肾阳不足，临床上常称之为脾肾阳虚，就是包涵着脾肾之间相互影响的含义。治疗时除用补脾阳药外，再加补肾阳药，疗效就会明显提高。

肺与肾的关系：肺主气，司呼吸，为水之上源；肾主纳气，特别是关系到呼吸系统和水肿之类疾病，肺与肾的关系是十分密切的。治疗时常是急者治标在肺，缓者治本在肾。

二、要药汇解

竹（淡竹叶、苦竹叶、竹茹、竹沥）

【药名浅释】

竹始载于《神农本草经》，列为中品。陶弘景说：竹类甚多，入药用瑾竹，次用淡苦竹。又有一种薄壳，名甘竹，叶最胜。

【药性分析】

＜淡竹叶＞　味甘，性寒，无毒。具有清心火，通小肠的功效。

本品是清热利水的要品。主治胸中痰热，热毒风，压丹石毒等。凡见皮肤焮红者，配生地、丹皮；口舌生疮者配通草、甘草梢；皮肤刺痒者，配蝉衣、连翘心。李时珍曾说：淡竹叶不是淡竹之叶，而是另一种草本植物，与鲜竹叶功效相近。竹的功效由于部位的不同而迥异：竹笋可发疮；竹沥通经脉；竹茹治呕哕；竹叶清烦热。

＜苦竹叶＞　味苦，性冷，无毒。主治口疮目痛，解酒毒，杀虫。烧灰和朱丹涂小儿头疮、耳疮、疥癣；和鸡子白，外涂一切恶疮。

＜淡竹茹＞　味甘，微寒，无毒。主治呕呃，溢脉，肺萎咳血，鼻衄。

＜淡竹沥＞　治烦闷、痰在经络四肢及皮里膜外，非此不达不行。

【临床应用】

1. 小儿丹毒

竹叶散：青竹叶60g（烧灰），灶中黄土30g。研末为散，鸡子清调敷患处。《普济方·卷406》

2. 脓疱疮

竹茹膏：麻油60ml，青竹茹一小团，木香60g，杏仁20粒。将药入麻油中，小火煎至杏仁黄色，去药渣，入松香15g熬膏，外涂患处。《严氏济生方·卷6》

3. 眼目涩痛

竹叶泻经汤：柴胡、栀子、羌活、升麻、炙甘草各1.5g，赤芍、草决明、茯苓、泽泻、车前子各1.2g，黄芩1.8g，黄连、大黄各1.5g，竹叶11片。《原机启微》

4. 顽固性口腔溃疡

竹叶石膏汤加减：淡竹叶15g，生石膏、麦冬各30g，生晒参10g，甘草6g，白及20g。《伤寒杂病论研究大成》

5. 系统性红斑狼疮（热入营血证）

清营汤加减：水牛角40g，银花、连翘、玄参各20g，黄连、淡竹叶各6g，生地

30g，丹皮、赤芍各15g。《专科专病名医临证经验丛书·皮肤病·周德英方》

6. 系统性红斑狼疮（癫痫）

清水豆卷、银花、碧玉散（包）各12g，青蒿梗、炒丹皮、莲子心、广郁金、生蒲黄、钩藤各9g，炒赤芍、西瓜翠衣各15g，水炙远志3g，天竺黄5g，鲜竹叶卷心30针，鲜芦根1枝，鲜荷叶1角。《国医大师·张镜人》

栀　子

【药名浅释】

栀子始载于《神农本草经》，列为中品。别名有山栀、黄栀子、山栀子、炒栀子、焦栀子、栀子炭、姜栀子、木丹、越桃、鲜支等。花名薝卜。卮，酒器也，卮子象之，故名。俗作栀。鲜支即支子。佛书称其花为薝卜。

【药性分析】

栀子味苦，性寒，无毒。具有泻火除烦，清热利尿，凉血解毒的功用。

综合历代本草文献的主治范围，有胃中热气、面赤、酒渣鼻、白癞、赤癞、疮疡，利五淋，解五种黄病、明目、除烦、心神颠倒、血带、心中懊侬，祛热毒风、损伤瘀血、疝气、烫火伤、痈肿疮疡、吐衄、血淋、血痢等。尤对面赤、酒渣鼻、肺风粉刺等用之殊效。

然而在具体应用之中，尚需重视本品的炮制：生用泻火；炒黑止血；内热用仁；表热用皮；童便炒治淋证；盐水炒退虚火；姜汁炒劫心胃火痛；乌药炒治热痛；蒲黄炒清胃血。

山栀、丹皮、白芍、龙胆草皆泻肝经之火，其中却自有别。清其气，宜用栀子，气清火亦清；肝得辛为补，丹皮之辛，从其性以醒之，肝受补，气展而火亦平；肝气过散，宜白芍制之，平其性即所以泻其火，使之不能得逞；火盛肝气必实，龙胆苦以泻其气，寒以治其火，故非实胆草勿用。

邪在表，虚火上升，两者禁用。

【临床应用】

1. 面部丹毒

栀子仁汤：郁金、枳壳、升麻、栀子仁、牛蒡子、大黄各30g。研细末，每服9g，蜜水送下。《普济方》

2. 头面生疮

栀子荆芥汤：栀子、荆芥、黄芩、川芎、白芷、白芍、桔梗、生地、升麻、枳壳、大黄各3g，甘草0.6g。煎服。《古今医统大全·卷66》

3. 下疳

栀子散：栀子1枚，去囊，入明矾末。曲糊封合口，火烧存性，研末，干掺。《证治准绳·疡科》

4. 痤疮（肺胃蕴热证）

枇杷清肺饮：枇杷叶、焦山栀、连翘、赤芍、桑白皮各10g，黄芩、炒丹皮、红花、凌霄花各6g，生地、银花、冬瓜仁、冬瓜皮各20g。《皮肤病中医诊疗学》

5. 婴儿湿疹

三心导赤饮：栀子心、莲子心、淡竹叶、生甘草、蝉衣各6g，莲子心、黄芩各3g，生地、车前子草各10g，赤小豆15g。《国家级名医秘验方·徐宜厚》

6. 口周皮炎

凉血五花汤加减：红花、凌霄花、金莲花、焦栀子、黄芩、升麻各6g，金银花、生石膏、生地、赤芍、鸡冠花各12g，青蒿、茵陈、白茅根各15g。《徐宜厚皮科传心录》

7. 酒渣鼻

金花丸：黄芩、黄连、黄柏、大黄、桔梗、葛根各60g，栀子30g。研细末，水泛为丸如梧桐子大，每日服70～80丸，白开水送下。《寿世保元·卷6》

灯 心 草

【药名浅释】

灯心草始见于《开宝本草》。别名有虎须草、碧玉草、灯心、灯草、灯心炭、朱灯心。灯心草、龙须之类，龙须紧而瓤实，灯心草稍粗而瓤白。且灯心草有生熟之分，蒸熟待干谓之熟草，点灯之用，生干剥取为生草，入药宜用生草。

【药性分析】

灯心草味甘，性寒，无毒。具有清心降火，利尿通淋的功效。

灯心草气味甘寒，入心、小肠，其质轻通，故能治心烦、不寐，小儿心热烦躁、夜啼、黄疸、水肿、小便不利、阴疳、喉痹等。

《得配本草》对本品的配伍与主治的范围有详细的记载，可供参考：配麦冬，引火下行；配红花，治喉风；配龟甲，治疮痘烦喘；和丹砂，治衄血；炒炭和轻粉，治阴疳；煅炭吹治喉风闭塞；煅炭外涂，治乳头敛疮，止夜啼等。

心气虚者禁用；多用久服，令人目暗。

【临床应用】

1. 龟头炎（淫毒蚀阴证）

暗治饮加减：黄柏、蒲公英各10g，茯苓、白芍各15g，生甘草、龙胆草、柴胡各3g，豨莶草、琥珀各6g，白茅根、赤小豆各30g，灯心草3扎。《皮肤病中医诊疗学》

2. 软下疳（男女外涂房术热药所致疳疮）

解毒木通汤：木通、黄连、龙胆草、瞿麦、滑石、山栀、黄柏、知母各3g，芦荟、甘草各1.5g，灯心草12根。《皮肤病中医诊疗学》

3. 天疱疮（心火炽盛）

张氏验方：赤茯苓、生地各15g，生白术、黄芩、生栀子、泽泻、茵陈、枳壳、竹叶、莲子心、黄连各10g，灯心草6g。《专科专病名医临证经验丛书·皮肤病·张志礼》

4. 小腿丹毒

银花、蒲公英各24g，大青叶、生栀子、归尾、赤芍、灯心炭、生大黄、绿豆衣、车前子各10g，连翘18g，黄连、陈皮各6g，生地20g，薄荷3g。另服梅花点舌丹，每次一丸，每4小时服一次。外敷雄黄软膏，每日2次。《房芝萱外科经验》

紫贝齿

【药名浅释】

紫贝齿始载于《唐本草》。别名有紫贝、文贝、贝齿、砑螺。南州异物志说：文贝甚大，质白文紫，天姿自然，不假外饰而光彩焕烂，故名。画家用以压物，故名曰砑螺。

【药性分析】

紫贝齿，味咸，性平。具有清热明目，镇惊安神的功效。

紫贝齿入肝经，能明目、祛热毒，治小儿斑疹、四肢抽搐、惊惕不眠、头昏、头痛，退目翳。其品质以"背上深紫有黑点者良……贝类极多，古人以为宝货，而紫贝尤贵，后世不用贝钱，而药中亦希使之"（《本草汇纂》）。我在肝热动风视为要药的启迪下，将本品加入养血柔肝方中，用以治疗寻常疣、扁平疣、跖疣及皮肤淀粉样变、局限性神经性皮炎和慢性盘状湿疹，这类湿聚血瘀的疾患均常用之，亦能收到涤除湿热、软化角层、镇肝熄风的止痒功用，其用量在30g左右。并告知先煎30分钟，再纳群药煎之。

本品功效与石决明大致相同，只是本品镇肝熄风之力尤强，凡遇肝热动风者，视为要药。

【临床应用】

1. 扁平疣

大青苡仁汤：紫贝齿、代赭石、生龙骨、生牡蛎、生苡仁各30g，马齿苋、大青叶、丹参各15g，归尾、赤芍、升麻各9g。（经验方）

2. 扁平疣

廖氏验方：灵磁石、代赭石、紫贝齿、生石决明各30g，生首乌6g，紫草9～30g。《专科专病名医临证经验丛书·皮肤病·廖全福》

代赭石

【药名浅释】

代赭石始载于《神农本草经》，列为下品。别名有赭石、钉头赭石、醋赭石、须丸、血师、土朱、铁朱。《本草经考注》：赭，赤土也，又名代赭。一名血师，好者如鸡肝。李时珍说：赭，赤色也，代，即雁门也。今俗称土朱、铁朱。管子云：山上有赭，其下有铁。

【药性分析】

代赭石，味苦，性寒，无毒。具有平肝潜阳，降逆平喘，凉血止血的功效。代赭石乃肝与心包二经血分药，故主治二经血分病。包括女子崩中、吐血衄血、金疮生肉、贼风蛊毒、阴痿不起、小儿疳积、泻痢惊痫、尿血、遗尿、血痹、血瘀、肠风痔漏、噎膈痞硬、慢惊风、诸丹热毒等。《医学衷中参西录》说：赭石为铁氧化合物，性同铁锈，原不宜煅。徐灵胎谓若煅之复用醋淬，即能伤肺。用赭石者，宜将生赭石轧碎用之。赭石能生血兼能凉血，而其质重坠，又善镇逆气，降痰浊，止呕吐，通燥便，用之得当，能见奇效。我常用此品治疗疣赘、硬皮病的肠道受累、周围血管病和部分血瘀所致的色素沉着等。

孕妇忌服，恐坠胎元；气不足，津液燥者禁用。

【临床应用】

1. 寻常疣

四石桃红汤：灵磁石、生牡蛎、代赭石、珍珠母各30g，桃仁、红花、赤芍各10g，陈皮6g。《皮肤病中医诊疗学》

2. 神经性皮炎（阴虚血燥证）

四物润肤汤：当归、胡麻仁、秦艽各10g，炒白芍、干地黄、制首乌、钩藤各12g，代赭石、珍珠母、沙参、山药各15g，枣仁6g。《皮肤病中医诊疗学》

3. 系统性红斑狼疮（肝阳上亢证）

首乌地黄汤加味：制首乌、刺蒺藜、熟地、山药、枣皮、丹皮、泽泻、茯苓、丹参、紫草、地骨皮、夏枯草、秦艽、白鲜皮、炒枣仁、钩藤、豨莶草、龙骨、牡蛎、珍珠母、磁石、生代赭石。《专科专病名医临证经验丛书·皮肤病·文琢之》

龙 胆 草

【药名浅释】

龙胆草始载于《神农本草经》，列为下品。别名有苦胆草、龙胆、软苗龙胆、酒炙龙胆。《本草经考注》：凡药以龙名者，皆假托其德，以神其效耳。……此草之苦味非凡，甚似胆味，故最有治胆之功也。

【药性分析】

龙胆草味苦，性寒。具有清热燥湿，泻肝胆湿热的功效。

龙胆草色黄属土，为胃家正药。诚如《本草纲目》所说：相火寄在肝胆，有泻无补，故龙胆之益肝胆之气，正以其能泻肝胆之邪热也。但大苦大寒，过服恐伤胃中生发之气，反助火邪。亦久服黄连反从火化之义。李氏之言，既指明了本品主治病证的核心，又提出了注意的要点。

归纳其要有四：一是除下部风湿，二是除下焦湿热，三是除脐以下至足肿痛，四是除寒湿脚气。具体言之，症状有骨蒸疳热，惊痫狂躁，胃火烦热，咽喉肿痛，小便淋闭，血热泻痢，痈疽疮毒，妇人血热崩淋，小儿热疳，目黄睛赤肿痛，蛊毒等。诚如张锡纯所说："凡举目疾、吐血、衄血、二便不利、惊痫、眩晕，因肝胆又热而致病者，皆能翕之。其泻肝胆湿热之功，数倍于芍药，而以敛戢肝胆虚热故不如芍药也"。

配苍耳子治耳病；配柴胡治目疾；配防风治小儿盗汗；配大麦芽治谷疸；配鸡子清治伤寒发狂；拌猪胆汁治盗汗。

生用下行；酒炒上行；蜜炒中行；猪胆汁拌炒降火神速。

空心禁服。胃气虚人，服之必呕；脾虚之人，服之动泻。总之，宜慎用。无实火者禁用。

【临床应用】

1. 湿疹、带状疱疹

加减龙胆泻肝汤：龙胆草、黄芩、山栀、丹皮、甘草各10g，连翘、生地各15g，车前子12g，泽泻6g。《赵炳南临床经验集》

2. 药疹（湿热感毒）

石兰草方加减：龙胆草、黄芩、生地、白茅根、银花、连翘、紫草、板蓝根、车前草、泽泻、六一散、生石膏。《专科专病名医临证经验丛书·皮肤病·张志礼》

3. 真性红细胞增多症

郭氏验方：龙胆草、栀子、银柴胡各12g，黄芩、生地、泽泻各15g，黄连6g，藕节、白茅根各30g，银花、川芎各24g，三棱、莪术各18g，桃仁、红花、丹皮各9g，青黛3g（分冲）。《中医临床家·郭士魁》

白　术

【药名浅释】

白术始载于《神农本草经》，列为上品。别名有冬白术、于术、炒白术、土白术、土蓟、杨桴、桴蓟等。查阅有关文献，说明四种情况：一是“术”字篆文，象其根干枝叶之形；二是产地扬州，产者其状如桴，故有杨桴及桴蓟之名；三是古方二术通用，后人始有苍白之分；四是术以茅山、嵩山为佳。

【药性分析】

白术，味甘，性温，无毒。具有健脾益气，燥湿利水，止汗安胎的功效。

《本经》无白术、苍术之分，陶弘景才有赤白两种，近代乃有苍、白术之分，其功效亦有不同。总的来说，白术补性偏多，且有敛汗之效；苍术泻性为主，惟专发汗之能。具体言之，白术功效有九：一温中；二去脾胃湿；三除脾胃热；四强脾胃，进饮食；五和脾胃，生津液；六去肌热；七治四肢困倦，目不欲开，怠惰嗜卧，不思饮食；八止渴；九安胎。从治皮肤病而言，本品对涉及肺、肝、脾、心四脏之虚实，应配伍相对药物：如与凉润药同用，善补肺；与升散药同用，善调肝；与重镇药同用，善养心；与滋阴药同用，善补肾。由此可见，这种后天资生的要药，与相对药物配伍，均能收到补益的功效。

此外，在《得配本草》一书中，对本品的炮制，提出了建议：入风痹药中宜生用；补中气生用；燥脾胃，陈壁土伴炒；和胃，米泔水浸炒；补气，蜜水伴炒；理气，枳壳汁炒；恐其性燥，乳伴蒸熟；去滞，姜汁炒；除胀，麸皮伴炒；去水，苍术伴炒；治泻痢，炒黑存性。

【临床应用】

1. 过敏性紫癜

人参赤芍汤：人参3～15g，赤芍、丹参、大蓟、当归、茯苓各9g，白术、阿胶、

木香各6g，甘草15g。《中医皮肤病学简编》

2. 黑变病

七白散：白术、白蔹、白牵牛、白附子、白芷、白芍药、白僵蚕各等份，去皮，研细末，早晚洗面。《永类钤方·卷2》

3. 带状疱疹

五苓散：泽泻18g，猪苓、茯苓、白术各10g，桂枝7g。（日本学者中村夫美报告）

4. 妇人阴疮

逍遥散：当归、白芍、茯苓、白术、柴胡各3g，香附2.4g，丹皮2.1g，甘草1.8g，薄荷1.5g。《疡科遗编·卷上》

5. 新生儿硬肿病

加减真武汤：制附子1～1.5g，茯苓、红花、黄芪各2～3g，白术、人参各1.5～3g，赤芍、当归、川芎各1～2g，地锦草5～9g。《实用中医儿科手册》

苍　术

【药名浅释】

苍术始载于《神农本草经》，列为上品。别名有光苍术、茅术、山苍术、南苍术、炒苍术、制苍术、焦苍术、赤术、山精、仙术、山蓟。李时珍说：术者，山之精也，服之令人长生辟谷，致神仙，故有山精山术之号。

【药性分析】

苍术味苦性温。具有燥湿健脾、祛风、散寒、明目的功效。

苍术辛烈，性温而燥，可升可降，能径入诸经。本品的主要药效有消痰结、窠囊，去胸中窄狭，治面身游风，辟山岚瘴气，时气瘟疫尤灵等。其他作用还有：风寒湿痹、死肌消谷、浊沥带下、湿痰留饮、滑泻肠风、寒湿诸疮、水肿胀满，解六郁，止吐泻，逐痰水等。

此外，古人还留下许多运用苍术的独到之处，择要如下：

《本草发挥》：苍术体轻浮，气力雄壮，能去皮肤腠理之湿。

《本草衍义补遗》：苍术治上中下湿疾皆可用之。

《药类法象》：主治与白术同，若除上湿发汗，功最大；若补中焦除湿，力小于白术。

《药性赋》：补中除湿，力不及白；宽中发汗功过于白。

《本草崇原》：白术性优，苍术性劣，凡欲补脾，则用白术，凡欲运脾则用苍术。欲补运相兼，则相兼而用。如补多运少，则白术多而苍术少；运多补少，则苍术多而白术少。

我认为本品能去皮肤腠理之湿，对顽湿类的皮肤病如慢性湿疹、慢性丹毒、结节性痒疹、掌跖脓疱病和局限性神经性皮炎均可选用。总之，对素禀肥盛多湿则宜。

形瘦多火者禁用；内热阴虚，表疏汗出者忌服。

【临床应用】

1. 疱疹样皮炎

芩连解毒汤：黄芩、黄连、知母、苍术、白术、苦参、防风各9g，玄参、茯苓、地肤子、藿香各12g，白鲜皮15g，生石膏、六一散各30g，蝉衣6g，苍耳子、栀子各4.5g。《中医皮肤病学简编》

2. 毛发红糠疹、掌跖角化、鱼鳞病

苍术膏：苍术1000g，当归90g，白鲜皮60g。上药加水，连熬三次取汁，慢火煎成浓膏，加蜂蜜250g，调和成膏。日服2次，每次一勺，开水冲服。《朱仁康临床经验集》

3. 钱币状湿疹

芳香化湿汤：藿香、佩兰、苍术、陈皮、茯苓、泽泻、白鲜皮、地肤子各9g。《朱仁康临床经验集》

4. 皮肤瘙痒

苍术、白鲜皮、防风、地肤子、蛇床子、黄连各10g，苦参、荆芥各9g，黄柏、羌活、甘草各5g，炒牛蒡子12g，浮萍、白芷各8g。《中医临床家·许玉山》

5. 下肢湿疹

苍术5g，白术、黄柏、陈佩根、炒赤芍、郁金、杏仁、绿豆衣、炙紫菀各9g，生苡仁、萆薢、桑枝、谷芽各12g，全瓜蒌、银花藤各15g。《国医大师·张镜人》

茯 苓

【药名浅释】

茯苓始载于《神农本草经》，列为上品。别名有松苓、云苓、朱茯苓、伏灵、伏兔、松腴、不死面等。李时珍对上述名称有如下解释：茯苓，《史记·龟策传》作伏灵，盖松之神灵之气，化结而成，故谓之茯苓、茯神也。又说：下有茯苓，上有菟丝故又名伏兔。就其品质而言，茯苓，天下无不推之云南，曰云苓（《滇海虞衡志》）。

【药性分析】

茯苓味甘，性平。具有利水渗湿，健脾宁神的功效。

茯苓药用部位不同，不仅名称各异，而且药效亦殊。如用之外皮，称“茯苓皮”；近皮部棕红色和淡红色部分，称“赤茯苓”；内部色白部分，称“白茯苓”；挖松根而生者，称“茯神”；茯神中含有松木者，称“茯神木”。本品药效有六：利窍而除湿；益气而补中；小便多而能止；大便结而能通；心惊悸而能保；津液少而能生。

然而在具体应用中，各不相同：白茯苓得松之余气而成，能守五脏真气，其性先升后降，能开胃化痰，益脾宁心，渗湿行水，通心气，散虚热，诚如《本草崇原》所说：茯苓位于中土，灵气上荟，主内为旋转，上下交通。赤茯苓入心、小肠，专利湿热，泻痢。茯苓皮专行水气，治水肿、肤肿，通水道，开腠理。茯神抱松木之根而生，犹有固本之义，善补心气，止恍惚惊悸、善忘等。

《药鉴》说：若见水白泡，即取升麻汁制之，取其散表以利水也。若见有紫红泡，即取茜草汁制之，取其行血以利水也。杜氏之言，我验之临床，确有卓效。

为了最大限度地发挥药效，张锡纯说："茯苓若入煎剂，其切成块者，终日煎之不透，必须切薄片或捣为末，方能煎透"。

鉴于茯苓有利水之能，久服损人，应予关注。对于肾虚病人，小便自利，或不禁，或虚寒清滑，皆不得服。

【临床应用】

1. 雀斑

茯苓膏：猪蹄2具，白粱米100g，白茯苓、商陆各70g，玉竹、藁本各42g。上药煎药汁6kg，再研入杏仁100g，合煎至3kg；去渣，瓷瓶盛贮；再加入干松、零陵香末各30g，入膏搅匀，每夜涂于面。《普济方·卷51》

2. 黄褐斑（脾湿证）

人参健脾丸加减：炙黄芪、党参、茯苓、白术、当归各12g，红花、凌霄花、砂仁、白附子、升麻各6g，山药、冬瓜皮各30g，炙甘草10g。（经验方）

3. 天疱疮（脾经湿热证）

健脾除湿汤加减：赤苓皮、生白术、芡实、萆薢、苡仁、生甘草、枳壳各10g，生地12g，栀子、黄柏、绿豆衣各6g。《赵炳南临床经验集》

4. 婴儿湿疹

小儿化湿汤：苍术、陈皮、茯苓、泽泻、六一散各6g，炒麦芽9g。《朱仁康临床经验集》

5. 圆形斑秃

茯苓饮：茯苓500～1000g，研细末。每日2次，每次6g，温开水送下。《岳美中医案集》

附　子（乌头）

【药名浅释】

附子始载于《神农本草经》，列为下品。《神农本草经》分立天雄、乌头、附子三节而论。据《本草纲目》引用文献，归纳要点有五：一者初种为乌头，像乌之头，附乌头而生为附子，乌头如芋魁，附子如芋子；二者一岁为侧子，两年为乌喙，三年为附子，四年为乌头，五年为天雄；三者附子之色，以花白者为上，铁色者次之，青绿者为下，天雄、乌头皆以丰实盈握为胜；四者天雄、附子、乌头以蜀道绵州龙州为佳；五者乌头有两种，出彰明者即附子之母，今人谓之川乌头，春末生子，故曰春季为乌头，冬则生子已成，故曰冬采为附子……《本经》所列乌头，今人谓之草乌头，故曰其汁煎为射罔。

<附子>　别名有淡附子、炮附片（子）、黄附块、黑附块。

<乌头>　别名有乌喙、奚毒、鸳鸯菊等。

<侧子>　又名萴子，李时珍说：生于附子之侧故名。许慎《说文》作萴子。

【药性分析】

附子性味有三种说法：《神农本草经》谓之味辛，性温；《名医别录》称之味甘，性大热，有大毒；《开宝本草》言其味辛甘，性大热，有大毒。现代医家多数认为本品味辛甘、性热、有毒，崇尚《本草纲目》所言：乌附毒药，非危病不用。具有回阳救逆，补火助阳，逐风寒湿邪的功效。

在具体应用中，归纳要点有七：去脏腑沉寒；补助阳气不足；温暖脾胃；除寒湿；久漏冷疮；通行十二经无所不至；坠胎甚速。虞博对本品曾有一段扼要的论述，颇合临床实际，他说："附子禀雄壮之质，有斩关夺将之气，引补气药行十二经，以追复散失之元阳；引补血药入血分，以滋养不足之真阴；引发散药，开腠理，以驱逐在表之风寒；引温暖药达下焦，以祛除在里之冷寒。"

此外，对本品及其衍生物，也作一些说明：附子、天雄、侧子，即乌头种子，奇生无偶者是天雄，偶生旁立者是附子，旁生支出者是侧子。侧子清阳，附子显明，天雄巨阳。现在用附子多，用天雄少，这是因为天雄太热，不可用，川乌热太劣，不若附子适用。

非大虚寒之证，不可轻用；孕妇勿用。一旦发生中毒，黄连、犀角、甘草煎汤解之；黄土水亦可解。张景岳说：附子之毒性，得甘草而后解。

今人肖森茂先生，归纳总结附子配伍用法为：配人参为回阳救逆第一品药；与干姜同用破阴回阳救逆，作用显著；配地黄阴阳双调，互增疗效；配酸枣仁，具有强心效力，胜于毛地黄；与黄连合用，温阳清心，解毒去烦；配生石膏，强心解毒；配桂枝，温阳强心；配细辛，散诸痰之壅；配磁石，治高血压；与羚羊角合用，治阴虚风动；配大黄，治慢性肾衰、尿毒症；配当归、黄芪改善机体的造血功能；配僵蚕治疗小儿肾病综合征等。

【临床应用】

1. 硬皮病

右归饮加减：附子20g（先煎1小时），肉桂、三七各5g，杜仲、熟地、山药、丹参、枸杞子各15g，当归12g，酸枣皮、桃仁、川芎各10g，党参30g，红花3g，牛膝6g。《张景岳医方精要》

2. 狼疮性肾炎（命门火衰证）

真武汤加减：制附子15～30g（先煎45分钟），土炒白术、炒白芍、竹叶各10g，茯苓、猪苓、黄芪各10～15g，葫芦巴、赤小豆各30g，上肉桂3～6g。《中国现代百名中医临床家丛书·徐宜厚》

3. 老年性红斑狼疮（肝肾亏损证）

覆盆子丸加减：覆盆子15g，五味子6～10g，制附片、土炒白术、山萸肉、酸枣仁、茯苓、白芍、炒杜仲各10g，山药15～30g，熟地12g，泽泻、炒丹皮各6g。《结缔组织病中医治疗学》

4. 系统性红斑狼疮（心阳不足证）

白参、黄芪、丹参、白术、当归、茯苓、五味子、炙远志、酸枣仁、制附片、桂枝、甘草等。《名医特色经验精华·顾伯华》

5. 无脉症

当归四逆汤：当归15g，桂枝、甘草各10g，赤芍20g，川乌、细辛、通草、故纸各5g，麻黄7.5g，生黄芪30g，鸡血藤25g。《中医临床家·查玉明》

6. 冷性荨麻疹

保安汤加减：苍术、羌活、荆芥、防风各12g，细辛3g，川草乌（先煎）、桂枝、白芷各6g，艾叶、麻黄、川芎、附子、全蝎各9g，当归、黄芪各15g，甘草4g。《古今专科专病医案·皮肤病·王玉奇》

山茱萸

【药名浅释】

山茱萸始载于《神农本草经》，列为中品。别名有山萸肉、枣皮、杭萸肉、药枣、蜀酸枣、肉枣、鸡足、鼠矢等。《本草经考注》说：蜀中所出实似枣。故名蜀枣，今人呼之肉枣，皆象形。

【药性分析】

山茱萸味酸，性温。具有补益肝肾，收敛固涩的功效。

具体言之药效有七：一是大补精血；二是祛肠胃风邪；三是兴阳强阴；四是固精暖腰；五是调经收血；六是涩阴汗，除面疱，治酒渣；七是祛寒湿痹。这些药效说明本品药性温能通行，辛能走散，酸能入肝而敛虚热，风邪散则心下肠胃寒热自除，头目亦清利，而鼻塞面疱悉愈。

不过，命门火炽，强阳不痿者忌之；膀胱热结、小便不利者，法当清利，此药味酸主敛，不宜用；阴虚、血虚不宜用，即用当与黄柏同加。

【临床应用】

1. 先天性斑秃（肾气不充证）

还少丹加减：熟地、枸杞、山茱萸、肉苁蓉各10g，五味子、楮实子、远志、小茴香各6g，山药、茯苓、补骨脂各12g。（经验方）

2. 皮肌炎（脾肾阳虚证）

金匮肾气丸加减：党参、山药、白术、山茱萸、熟地各12g，丹皮、制附块各6g，巴戟天、仙灵脾、葫芦巴、桑寄生、川续断各15g，黄芪、甘草各10g。（经验方）

3. 硬皮病（肾阳不足证）

右归饮加减：熟地、山茱萸、制附块、黄芪各10g，当归、白术、鸡血藤、伸筋草各12g，桂枝、仙茅、巴戟天、秦皮各6g。（经验方）

4. 重叠综合征（虚寒正衰证）

右归丸合桂枝龙骨牡蛎汤加减：鹿角胶、山茱萸、当归各10g，熟地、熟附块各10～15g，山药、菟丝子、龙骨、牡蛎各15g，上肉桂3g，黄芪12g。（经验方）

5. 老年性红斑狼疮（肝肾亏损证）

覆盆子丸加减：覆盆子15g，五味子、制附片、白术、山茱萸、酸枣仁、茯苓、白芍、炒杜仲各10g，熟地、山药各12g，泽泻、丹皮各6g。（经验方）

肉 桂

【药名浅释】

肉桂以“牡桂”与“菌桂”之名始载于《神农本草经》。“肉桂”之名始见于《唐本草》，别名有玉桂、紫桂、桂心、紫油桂、官桂。参阅《本草经考注》一书，对肉桂释义有四：一是“箘”作“菌”之别字，箘者竹名，古人竹冠、草冠多相通用，因此箘桂又名菌桂；二是产地菌桂生交趾、桂林山谷岩崖间；牡桂生于海南山谷；三是形态，老皮坚板无肉，全不堪用，其小枝薄卷及二三重者，名菌桂或筒桂，牡桂叶狭，箘桂而长数倍，其嫩枝皮半卷，多紫；四是功效，筒桂厚实，气味重者，宜入脏及下焦，药轻薄者宜入头目发散药，故《本经》以箘桂养精神，以牡桂利关节，仲景发汗用桂枝，取其轻薄而发散。

【药性分析】

本品的药性有三种说法。《药性论》谓之味甘、辛；《开宝本草》谓之味甘辛，大热，有毒；《汤液本草》谓之味甘辛，性温，有小毒。依我之见，张景岳之言较为公允，张氏说：“味甘辛，气大热，阳中之阳也。有小毒，必取其味甘者乃可用。”具有补火助阳，引火归原，散寒通经，活血止痛的功效。

本品所取部位的不同，药性也略有所异：气之薄，桂枝；气之厚，肉桂。气薄则发泄，桂枝上行而发表；气厚则发热，肉桂下行而补肾。从总体上讲，分为四种：其在下最厚者为肉桂；去其粗皮而留其近木，味厚而最精者为桂心，主治九种心痛、补劳伤、通九窍、暖水脏、续筋骨、杀三虫、散结气、破瘀血、下胎衣、除咳逆、疗腹痛、治泄痢、善发汗；其在上薄者为薄桂，主治上焦有寒，走肩臂而行肢节；其在嫩枝最薄者为桂枝，主解肌发表。

《神农本草经》提出菌桂养精神，牡桂利关节之说，后世作了如下诠释：“牡色紫赤，有花无子，得阳之始；菌色青黄，有花有子，得阴之始”（《本草乘雅》）。前者利关节，后者养精神。在品质上，“卷筒者第一，平坦者次之”（《本草新编》）。

精亏血少，肝肾火起者切忌。

【临床应用】

1. 结节性红斑（寒湿凝聚证）

黄芪桂枝五物汤加减：黄芪、桂枝、赤芍、红花、炒白芍、秦艽、炙甘草各10g，制附块6g，肉桂末（冲）3g，鸡血藤、鬼箭羽各15g，炮黑姜4.5g。（经验方）

2. 阴囊湿疹

暖肝煎加减：当归、枸杞子、苍术各15g，沉香、小茴香各6g，肉桂3g，茯苓20g，制首乌、泽泻各30g，乌梢蛇10g，生姜2片。《张景岳医方精要》

3. 褥疮（正虚余毒）

四妙汤加减：党参、桂枝、上肉桂、制附片各6g，枸杞子、生黄芪、银花各15g，当归、赤白芍、白术、甘草、炒扁豆、山药、炒杜仲、白蔹各10g。（经验方）

4. 胃寒型荨麻疹

夏氏经验方：肉桂粉3g（分吞），白术12g，砂壳、青陈皮各6g，吴萸3g。《中

医外科心得·夏少农》

石 斛

【药名浅释】

石斛始载于《神农本草经》，列为上品。别名有川斛、金石斛、枫石斛、石遂、禁生、林兰、杜兰等。又因产地不同，药名有异，常见有五：一环草石斛，二黄花石斛，三马鞭石斛，四铁皮石斛，五金钗石斛。临床上应用的统分为鲜石斛和干石斛两大类。处方用名有鲜石斛、环草石斛、黄草石斛、耳环石斛、金钗石斛。石斛释义未详，不过有三种说法：一为形状，其茎状如金钗之股，故有金钗石斛之称；二为产地，石斛丛生石上，其根纠结甚繁，出自始兴、来阳龙石山等；三为鉴别，石斛短而中实，木斛长而中虚。

【药性分析】

石斛味甘，性平。具有益肾生津，滋阴清热，明目强腰的功效。

本品的药效，归纳为肾药、肺药、脾药、肠胃药。具体解析为入肾涩元气，故能坚筋骨，强腰膝，治囊湿精少；入脾除虚热，补五脏虚劳羸瘦；入肺，得金水之专精，逐皮肤邪热痱气、痈疽排脓内塞；入肠胃甘平清润，久服厚肠胃，尤对胃中虚热常获殊效。

本品误用于外感，则不免于闭邪，慎之。

【临床应用】

1. 干燥综合征

石斛清胃汤加减：鲜石斛、淮小麦各30g，山药、白芍、扁豆、南沙参、谷麦芽、金橘饼各9g，佛手4.5g，蔻仁2g，通草1g，鲜荷叶半卷。《皮肤病中医诊疗学》

2. 系统性红斑狼疮（阴血虚亏证）

赵氏经验方：南沙参、北沙参、石斛、玄参各15～30g，丹参6～15g，玉竹、党参、当归、赤芍、白芍各10～15g，生黄芪10～30g，乌梢蛇、秦艽各10g。《赵炳南临床经验集》

3. 口腔扁平苔藓

张氏经验方：生白术、川石斛、南沙参、扁豆、山药、知母、连翘、淡竹叶各9g，银花藤、野葡萄藤、白花蛇舌草、生苡仁各30g，鹿含草15g，谷芽12g。《国医大师·张镜人》

4. 多毛症

净肤汤：鱼腥草、花粉、天冬、石斛、玄参、牡蛎、紫草。外用：净肤剂（海浮石、炉甘石）。《古今专科专病医案·皮肤病·李少华》

5. 肢端皮炎

夏氏验方：广犀角（现代用水牛角代替）、川黄连、知母、玄参、黄柏、丹皮各9g，鲜生地、生石膏、鲜石斛各20g，仙茅、仙灵脾、巴戟天、肉苁蓉、银花各12g，生牡蛎、灵磁石各30g。《中医外科心得·夏少农》

西洋参

【药名浅释】

西洋参的最早记载有2个版本，一是《本草从新》（1757），二是《本草纲目拾遗》（1765）。别名有洋参、花旗参、西参、广东人参等。主要产地在美国、加拿大和法国。按其加工的不同，一般分粉光西洋参和原皮西洋参两大类。入药选皮细洁，切开中心不黑，紧实而大者良。

【药性分析】

西洋参味苦微甘，性寒。具有补气养阴，清火生津的功效。

在临床中，多用于肺中火旺，咳嗽痰多，气虚咳喘，失血痨伤，固精安神等。总之，虚而有火者，相宜。近人张锡纯对本品的应用提出了值得借鉴的经验，他说："西洋参产于法兰西国，外带粗皮则色黄，去粗皮则色白，无论或黄或白，以多有横纹者为真。愚用此参，皆用黄皮多横纹者，因伪造者能造白皮西洋参，不能造黄皮西洋参也。"

在炮制上也有一定的要求，在糯米饭上蒸用，甘苦补阴退热；姜制益元扶正气，聊作参考。

忌铁器及火炒。中阳衰微，胃有寒湿者忌服。

【临床应用】

1. 败血症后期

解毒养阴汤：西洋参3～10g（另煎兑服），南北沙参、耳环石斛、玄参、佛手参、干地黄、银花、公英各15～30g，生黄芪、丹参、玉竹各10～15g，二冬各10～18g。《赵炳南临床经验集》

2. 系统性红斑狼疮（肝肾阴虚证）

朱氏验方：犀角3g，生石膏、鲜茅根各30g，侧柏炭、藕节炭、花粉、桑白皮、牛膝炭、麦冬、西洋参（另煎兑入）各10g。《朱仁康临床经验集》

3. 咽病（阴虚）

西洋参茶：西洋参3g，泡汤代茶饮。《中医临床家·耿鉴庭》

仙茅

【药名浅释】

仙茅始载于《雷公炮炙论》。别名有仙茅参、地棕、独茅、茅爪子、婆罗门参等。其叶似茅，久服轻身，故名仙茅。还有一种说法是其根独生，始因西域，婆罗门僧献方与唐玄宗，故今江南呼为婆罗门参，言其功如人参。

【药性分析】

仙茅味辛，性热，有小毒。具有温肾壮阳，祛寒除湿的功效。

本品性热，补三焦，命门之药。能助神明，壮筋骨，益肌肤，培精血，明耳目，填骨髓，开胃消食，助益房事，温补五脏，补暖腰脚。总之，凡下元虚弱，精冷服之有效。

补火助阳之药，据书所载，各不相同，如仙茅功专补火，助阳，暖精；附子除火衰、寒厥；肉桂逐血分寒滞；葫芦巴除火衰寒疝；淫羊藿除火衰寒结；蛇床子祛火衰寒疝；破故纸理火衰肾泻；远志除火衰怔忡等。

不过，阴虚相火动者禁用，不可不察。故人谓：凡味之毒者，必辛；气之毒者必热。仙茅味辛，气大热，其为毒者可知。一旦中其毒，令人舌胀，急煎大黄朴硝汤饮之，复以末掺舌间即解。禁食牛肉、牛奶，忌铁器。

说明：仙茅用量不宜过大，亦不宜久服，否则可能中毒，应慎之。

【临床应用】

1. 经前湿疹

二仙汤、二妙汤合裁：仙茅、苍术、蛇蜕、蝉蜕、黄柏各6g，益母草、干地黄、山茱萸、山药、淫羊藿各12g，龟板、蚕沙、菟丝子、法半夏各10g。《徐宜厚皮科传心录》

2. 经前瘙痒

二仙汤、知柏地黄丸加减：仙茅、黄柏、丹皮、知母各6g，淫羊藿、丹皮、泽泻、茯苓、山萸肉、当归、白芍、钩藤（后下）各10g。乳头痒加羚羊角粉；外阴痒加炒杜仲、蛇床子；眼周发痒加青葙子、谷精珠；鼻窍发痒加黄芩、辛夷花；外耳道发痒加柴胡、石菖蒲；口唇发痒加石膏、升麻。（经验方）

3. 蛇咬伤

仙莲膏：仙茅、半边莲，共捣烂，敷患处。《中药大辞典》

4. 男女更年期综合征

二仙汤加减：仙茅、仙灵脾、淫羊藿、知母、黄柏、当归各等份。《抗衰老中药学》

5. 黑变病

当归、益母草、赤芍各10g，熟地、仙茅、淫羊藿、淡苁蓉、巴戟天、丹参、枸杞子各15g，红花、川芎、桃仁各8g，黄芪20g。《章真如临床经验集》

6. 真性脂膜炎

仙茅、淫羊藿、巴戟天、肉苁蓉、赤白芍各12g，当归15g，蒲公英、生牡蛎、灵磁石各30g，紫草、知母、黄柏、玄参各9g。《中医外科心得·夏少农》

淫 羊 藿

【药名浅释】

淫羊藿始载于《神农本草经》，列为下品。别名有仙灵脾、三枝九叶草、酥炙淫羊藿、放杖草、弃杖草、千两金、干鸡筋、黄连祖、刚平等。淫羊藿生大山中，服之使人好为阴阳，西川北部有淫羊，一日百遍合，盖食此藿所致，故名淫羊藿。因该草豆叶曰藿，此叶似之，故亦名藿。仙灵脾、千两金、方杖、刚平皆言其功力；鸡筋、黄连祖，皆因其形。

【药性分析】

淫羊藿味辛甘，性温。具有补肾壮阳，祛风除湿的功效。

本品专入命门，兼入肝肾。诸书记载，阳虚阳痿，茎中作痛，能益精气，壮志意，坚筋骨，暖下部，一切冷气风痨。主治筋骨痉挛，中年健忘，四肢不仁，手足麻木及男子阳衰，女子阴衰等。分析原因，这是由于本品具有补阳补阴，取补男女之阳，则彼此化生不息。阴中有阳，则男子精热而能施，女子亦精热而能受。倘谓补其阴绝，则纯阴无阳，何以生育（《本草新编》）。正因为如此，本品补命门而又不大热，胜于肉桂之功。对男子能却老景昏耄、中年健忘、益骨强筋，增力增志；对女子也能定少腹之病，祛阴门之痒，暖子宫之寒，止白带之湿。

虚阳易举，梦遗不止，便赤口干，强阳不痿忌之。

【临床应用】

1. 牙齿虚痛

淫羊藿研粗末，煎汤频漱。《本草纲目·奇效方》

2. 大疱性表皮松懈症（脾肾阳虚证）

徐氏验方：淫羊藿、菟丝子、肉苁蓉、黄芪、白术、白芍、丹参各12g，仙茅、甘草各6g。《皮肤病中医诊疗学》

3. 系统性红斑狼疮

丁氏验方：桂枝、甘草各3g，玄参、淫羊藿各12g，制川草乌、炒荆芥、炒防风各9g，伸筋草15g。《名医特色经验精华·丁济南》

4. 黑变病（阳虚型）

淫羊藿、巴戟天、黄精、熟地、怀山药、白芍各12g，当归、补骨脂各15g。《中医外科心得·夏少农》

琥　珀

【药名浅释】

琥珀始载于《名医别录》，列为上品。别名有江珠、血琥珀、黑琥珀、煤珀、琥珀粉。李时珍说虎死则精魄入地化为石，此物状似之，故谓之虎魄。此外，对琥珀的真假鉴别提出了看法：琥珀如血色，以布拭热，吸得芥子者真也。

【药性分析】

琥珀味甘性平。具有镇惊安神，散瘀止血，利尿通淋，去翳明目的功效。

《本草衍义补遗》说：茯苓、琥珀二物，皆自松出而所禀各异，茯苓生成于阴者也；琥珀生于阳而成于阴，故皆治营而安心利水也。本品的药效有辟百邪，安五脏，定魂魄，止心痛，消瘀血，利水道，通五淋，破癥结，祛目翳，敷金疮。

本品毕竟是消磨渗利之性，不利虚人。凡阴虚内热，火炎水涸，小便因少而不利者，勿服琥珀以强利之。利之则愈损真阴。

【临床应用】

1. 疖肿

琥珀散：茯苓、黄芩、茵陈、紫草、茅根、瞿麦、石韦、乌药、琥珀、连翘、车前子各等份，研极细末，每服6～9g，灯心汤送下。《玉机微义·卷15》

2. 特应性皮炎

琥珀二乌糊膏：五倍子45g，琥珀、川乌、草乌各15g，寒水石30g，冰片6g。研细末，用凡士林按30%浓度调膏外涂。（经验方）

3. 瘿瘤（未溃）

琥珀黑龙丹：琥珀30g，血竭60g，京墨、炒五灵脂、海带、海藻、姜汁炒南星各15g，木香9g，麝香3g。研末，炼蜜为丸，每丸重3g，金箔为衣，每日服一丸。据病情上下，按食前、后化服。《外科正宗·卷2》

滑　石

【药名浅释】

滑石始载于《神农本草经》，列为上品。别名有画石、液石、滑石粉、脱石、冷石、番石、共石等。李时珍说："滑石性滑利窍，其质又滑利，故以名之。脱，乃肉无骨也，此物最滑利，无硬者为良，故有诸名。"

【药性分析】

滑石味甘淡，性寒。具有利水通淋，清热解暑，祛湿敛疮等功效。

本品的临床应用惟有两位医家独具慧眼，一是《本草纲目》原文说：滑石利窍，不独小便也。上能利毛腠之窍，下能利精溺之窍。盖甘淡之味，先入于胃，渗走经络，游溢津气，上输于肺，下通膀胱。肺主皮毛，为水之上源。膀胱司津液，气化则出矣。固滑石上能发表，下利水道，为荡热燥湿之剂。发表是荡上中之热，利水道是荡中下之热；发表是燥上中之湿；利水道是燥中下之湿。热散则三焦宁而表里和，湿去则幽门通而阴阳利。二是《本草经疏》原文说：滑以利诸窍，通壅滞，下垢腻；甘以和胃气，寒以散积热。甘寒滑利以合其用，是为祛暑散热，利水除湿，消积滞，利下窍之要药。综合两位医家的论述，我得到四点启示：一是淋家多用；二是诸湿烂疮；三是通乳癃闭；四是身热泄痹。总之，滑石性急，甘草性缓，相合成散，缓急得益，泻火至神，消暑至易。

不过，燥热、精滑、孕妇，病当发表者，禁用。

【临床应用】

1. 热痱

清凉散：六一散50g，梅片2.5g。外扑。《单苍桂外科经验集》

2. 新生儿剥脱性皮炎

玉粉散：滑石（水飞）30g，甘草、冰片各0.6g。研细末外扑。《外科启玄》

3. 复发性口腔溃疡

导赤散合左金丸加减：生地12g，木通、盐水炒黄柏各5g，甘草梢4g，大竹叶、飞滑石（包）各15g，吴萸1.5g，黄连9g，炒玄胡6g。《中医临床家·孟澍江》

马　鞭　草

【药名浅释】

马鞭草始载于《名医别录》，列为下品。别名有铁马鞭、风颈草、紫顶龙牙、狗牙草等。苏恭说："穗类鞭鞘，故名马鞭。"李时珍对本品的正误曾有一段论述：马鞭下地甚多，春月生苗，方茎，叶似益母，对生，夏秋开细紫花，作穗如车前穗，其子如蓬蒿子而细，根白而小。陶言叶似蓬蒿，韩言花色白，苏言茎圆，皆误矣。

【药性分析】

马鞭草味苦，性凉，有小毒。具有清热解毒，活血散瘀，利水消肿的功效。

马鞭草的药效与主治的病种有痈肿、疮毒、疥疮、癞疯、杨梅疮、痢疾、湿热黄疸、水肿、牙疳、喉痹等。

【临床应用】

1. 疱疹性口腔炎

用鲜马鞭草200～300g，洗净切碎，加水煎至50～100ml，分次含漱。［中西医结合杂志，1987，7（11）：698.］

2. 霉菌性外阴阴道炎

取紫花地丁、马鞭草各30g，浓煎取汁，灌洗阴道，每日一次。［四川中医，1988，6（7）：39.］

3. 疥疮

马鞭草捣汁半杯（忌铁器），饮尽。《卫生易简方·胡滢》

4. 杨梅恶疮

马鞭草煎汤，先熏后洗，气到便爽，痛肿随减。《本草蒙筌·陈嘉谟》

木贼草

【药名浅析】

木贼草始载于《嘉祐本草》。别名有金锉草、木贼草。此草有节，面糙涩，治木骨，用之搓擦则光净，犹云木之贼也。

【药性分析】

木贼味甘苦，性平。具有疏散风热，明目退翳，止血的功效。

木贼气温，中空而轻，阳中之阴，升也，浮也。本品应用的范围有九：一主目疾，二解酒毒，三长须发，四止消渴，五消积块，六止肠风下血，七治月水不调，八治崩中赤白，九治暴热生痒等。疗目疾的重要中药有三，但各有专长：木贼去翳障；谷精草去星障；甘菊养目，而星障不能除。鉴于本品中空轻扬，与麻黄同形性，亦能发汗解肌，升散火郁风湿，虚者可代麻黄。

然其多用，令人目肿，若久翳及血虚者，非所宜。伤暑或暴怒赤肿，亦勿用之。多服损肝，不可不慎。

【临床应用】

1. 银屑病

木贼荣皮汤：木贼15g，麻黄、紫荆皮、白鲜皮、地肤子各12g，苍术20g。［浙江中医杂志，1983，（6）：257.］

2. 寻常疣、跖疣

香附水洗剂：香附30g，木贼草、蜂房各10g，金毛狗脊15g。《徐宜厚皮肤病临床经验辑要》

蒺藜子（刺蒺藜、沙苑蒺藜）

【药名浅释】

蒺藜子始载于《神农本草经》，列为上品。蒺，疾也；藜，利也。茨，刺也。其刺伤人，甚疾而利。屈人、止行，皆因其伤人也。蒺藜有二种：一种杜蒺藜，即今之道旁布地而生者，开小黄花，结芒刺，风家惟用刺蒺藜；一种白蒺藜，出同州沙苑牧马处，子如羊内肾，大如黍粒，补肾药。别名有蒺藜、白蒺藜、草蒺藜、盐蒺藜。

【药性分析】

蒺藜子的性味有四种说法：《神农本草经》谓之味苦，性温。《名医别录》谓之味辛，微寒，无毒。《药性论》谓之味甘，有小毒。宋代以后的本草专著多宗《开宝本草》所说的味苦辛，性温，微寒无毒。具有平肝解郁，活血祛风，明目止痒的功效。

蒺藜子的药效有身体风痒，积聚，乳难，头痛，咳逆，肺痿，小儿头疮，痈肿，阴溃，催生坠胎，白癜风，通身湿烂恶疮，癣疥痔瘰等。

蒺藜有两种，一是同州沙苑蒺藜，一是秦州刺蒺藜，前者感马精所生，后者感地中阳气所生。沙苑蒺藜补多而泻少，补肝肾而明目，乃补虚火之目，而不可补实邪之目也。补实邪之目，则目转不明，而羞明生瘴之病来矣。刺蒺藜泻多而补少，补肝肾而明目，乃泻实邪之目，而又可补虚火之目，补虚火之目则目更光明，泻实火之目，则目更清爽。两者相较，用沙苑蒺藜以明目，反不若用白蒺藜之明目为佳。归纳其要：白蒺藜专入肝肾，兼入肺，宣散肝经风邪，凡因风盛，而见目赤肿翳，并遍身白癜瘙痒难当，可用之。沙苑蒺藜功专入肾，益精强肾，调治腰痛虚亏，小便遗溺等症。

治风，黄酒拌蒸；治肺，鸡蛋清炒；治目中赤脉，人乳拌蒸；通脉当归汁煮。

肝虚、受孕，两者禁用。因其破血的缘故，不可不知。

【临床应用】

1. 疖肿

鲜蒺藜果或干蒺藜，去刺后磨粉，加适量红糖，用醋调成糊状，外敷，一日一次。［中西医结合杂志，1983，(1)：51.］

2. 白癜风

刺蒺藜研末，醋调，外搽患处。《新疆中草药》

3. 湿疹

取刺蒺藜30g，白鲜皮15g，马齿苋60g。浓煎取汁，外洗或湿敷患处。《新疆中草药》

4. 老年性皮肤瘙痒

首乌润肤汤：制首乌、干地黄、山药各12g，黄柏、五味子各6g，菟丝子、沙

苑子、生龙牡各15g，茯神9g。《国家级名医秘验方·徐宜厚》

5. 接触性皮炎

蒲氏验方：胡麻仁、白蒺藜、生地、豨莶草、荷叶各10g，丹皮、赤芍、首乌、地肤子、蜂房各6g，蝉衣4.5g。《蒲辅周医案》

6. 色素性紫癜性苔藓样皮炎

凉血止痒汤：紫草、生地、赤芍、白蒺藜、炙首乌各30g，丹皮、荆芥、僵蚕各15g，生黄芪45g，黄芩9g。《国家级名医秘验方·刘复兴》

决明子

【药名浅释】

决明子始载于《神农本草经》，列为上品。别名有草决明、炒决明子。决明以明目之功而名，李时珍说：决明有两种，一种马蹄决明……状如马蹄，青绿色，入眼目药最良；一种茳芒决明，《救荒本草》谓之山扁豆是也，其嫩苗及花与角子皆可茶食，而马蹄决明苗角不可食也。

【药性分析】

决明子味甘苦咸，性微寒。具有清肝明目，通便的功效。

决明子应用的要点有：阴血热以致头风、鼻衄、肿毒、目翳、赤目、唇口青色，肝热风眼赤泪，解蛇毒，利五脏，明目甚良。诚如《药性解》所说：决明专入厥阴，以除风热，故为眼科要药。鼻红，肿毒，咸血热也，宜共疗矣。此外，决明子还能解蛇毒（《本草纲目》）。张景岳说："或作枕用，治头风，明目，其功胜于黑豆。"

不过，本品不宜久服，久服令人患风，伐肝搜风太过，反招风热。若需长期服用，必须配伍蒺藜、甘菊、枸杞、生地、女贞子、谷精珠等相为补助，则功更佳。

【临床应用】

1. 单纯性肥胖

三叶瘦身饮（茶）：人参叶、荷叶、绞股蓝、车前草各10g，玫瑰花、山楂、苦丁茶、番泻叶、炒决明子各6g，冬瓜皮15g。《徐宜厚皮科传心录》

2. 多腔性湿疹

泻黄散加减：藿香、生石膏、黄芩、生地各12g，柴胡、青葙子、炒决明子、焦山栀、炒胆草、莲子心、甘草各6g，白茅根、绿豆衣各15g，水牛角10g，玳瑁8g（先煎）。（经验方）

知　母

【药名浅析】

知母始载于《神农本草经》，列为中品。别名甚多，主要有蚳（音迟）母、连母、蝭（音匙）母、地参、水参、羊胡子根、蒜瓣、子草根、盐知母。李时珍说："宿根之旁，初生子根，状如蚳芒之状，故谓之蚳母，讹为知母、蝭母。"

【药性分析】

知母味苦甘，性寒。具有清热泻火，滋阴润燥的功效。

《本草发挥》对本品的药效归纳有三：泻肾经之火一也；作利小便之佐使二也；治痢疾、脐下痛三也。张景岳对此做了进一步的解释：其在上则能清肺止渴，却头痛，润心肺，解虚烦喘咳、吐血、衄血，去喉中腥臭；在中则能退胃火，平消瘅；在下则能利小水，润大便，去膀胱肝肾湿热、腰脚肿痛，并治劳瘵内热，退阴火，解热淋崩浊。李时珍说："凡用择肥润内白者，去毛。引经上行，则用酒浸焙干；下行则用盐水润焙。"在具体应用中，尚需注意三点：一是勿犯铁器，犯之损肾；二是肠胃滑泻、虚烦发热禁用；三是泻火只可言救肾，不可言补肾。诚如《本草新编》所说：知母过于寒凉，胃火虽救，而胃土必伤，故以暂用以解氛，断不宜常用，以损气也。

【临床应用】

1. 皮肤炭疽

知柏解毒汤：黄柏4g，知母、丹皮各6g，银花、连翘、玄参、茯苓皮、生苡仁各12g。《临诊一得录》

2. 酒渣鼻（肺胃积热）

枇杷清肺饮加减：枇杷叶、枯芩、地骨皮各10g，桑白皮12g，炒丹皮、炒知母、生甘草、红花各6g，生石膏15g，酒大黄3g。《皮肤病中医诊疗学》

3. 寻常性痤疮

玉女煎加减：生石膏20g，野菊花、知母、熟地各10g，赤芍、黄芩各15g，牛膝9g，甘草3g。《张景岳医方精要》

丹　皮

【药名浅析】

丹皮始载于《神农本草经》，列为中品。别名有鼠姑、洛阳花、鹿韭、百两金、木芍药、花王、粉丹皮、牡丹皮、香丹皮、牡丹皮炭等。牡丹以色丹者为上，虽结子而根上生苗，故谓之牡丹。唐人称之木芍药，以其花似芍药，而宿干似木也。群花品中，以牡丹第一，芍药第二，故世谓牡丹为花王，芍药为花相。总之，惟山中单叶花红者，根皮入药为佳。

【药性分析】

丹皮味苦辛，性微寒。具有清热凉血，活血化瘀的功效。

历代本草对本品的药效归纳有八：一凉骨蒸无汗；二散吐衄下血；三除产后血滞寒热；四袪肠胃蓄血癥坚；五定神志、通月水；六治惊搐风痫；七疗痈肿止痛；八安五脏、美颜色。

众所周知，牡丹为花中之王，有花有实，皆所不用，独用其根，这是因为其气全在根，非茎、条、花、叶所能替代，总之，本品行血滞而不峻，故为血分要药。

本品与地骨皮同为治骨蒸要药，但其两者药效迥然不同，牡丹皮清神之火以凉心，地骨皮清志中之火以安肾；丹皮治无汗之骨蒸，地骨皮治有汗之骨蒸；丹皮凉骨中之髓，地骨皮凉骨中之血。我在临床中，对长期低热的结缔组织病，往往二药同用，常能收到效果。

不过，胃气虚寒、相火衰者勿用。

【临床应用】

1. 湿疹、荨麻疹

乌梢蝉衣汤：乌梢蛇15g，蝉衣、僵蚕、蜂房各6g，丹皮、赤芍、苦参各9g，土茯苓、虎耳草、千里光各30g，白鲜皮6g。《名中医治病绝招》

2. 急性血栓性深静脉炎

清营解郁汤：益母草60g，紫草15g，紫花地丁、生甘草各30g，赤芍、丹皮各15g，生大黄5～10g，三七粉3g（吞下）。[中医杂志，1982，(3)：34.]

3. 丹毒（风热）

清热凉血饮：当归身、川芎、生地、白芍、炒大黄、银花、丹皮、栀子各等份，水煎服加白蜜2～3勺。《医级·卷9》

4. 结节性痒疹

清凉祛风燥湿汤：生地30g，赤芍、丹皮各12g，大黄3～9g，苦参、地肤子、白鲜皮各15g，当归、防风、僵蚕、蛇床子各10g，甘草3～6g。《医方妙用》

山　楂

【药名浅析】

山楂始载于《唐本草》，原名赤爪子、鼠楂、猴楂，《图经本草》称棠梂子、茅楂、杋子，《本草纲目》名山楂。别名有北山楂、火山楂、红星、山里红、炒山楂、焦山楂、山楂炭。李时珍说："山楂味似楂味，故名楂。楂杋之名，见于《尔雅》。自晋宋以来，不知其原，但用楂梂耳。此物生于山原茅林中，猴、鼠喜食之，故又有诸名也。

【药性分析】

山楂味酸甘，性微温。具有消食健胃，活血化瘀的功效。

临床的作用有健胃消食，散结气，行滞血，理疮疡，治妇人小儿枕痛、腰痛，发小儿疮疹，化饮食，治头风生痒，消肉积癥瘕、痰饮痞满等。茎叶煎汁外洗治漆疮亦佳。总之，本品善入血分，为化瘀血的要药。尤以消肉积更不可少，然其有长有短，有功有过。消食理滞是其长，去鼓胀、疗颓疝是其所短。山楂之功，全在于消肉物；山楂之过，消脏腑元气，故而善在于补气补血之中，辅佐之。

朱丹溪：山楂大能克化饮食，若胃中无食积，脾虚不能运化，不思食者多服之，则反克伐脾胃升发之气。

《本草通玄》：山楂味中和，消油垢之积，故幼科用之最宜。

张锡纯：山楂，若以甘药佐之，化瘀血而不伤新血，开郁气而不伤正气，其性尤和平也。

具体应用之时，核能化食磨积，治疝催生；研碎，化瘀血；勿研，消食；童便浸，姜汁炒炭，去积血甚效。肠滑者少用之，生食多，令人嘈烦易饥，损齿，齿龋人尤不宜。

气虚便溏，脾虚不食禁用。

【临床应用】

1. 寻常性痤疮

消痤除疹汤：败酱草、山楂各20g，白花蛇舌草25g，蒲公英、炒莱菔子各15g，黄芩、赤芍、丹皮、三棱、莪术、麻黄、杏仁各10g。《专科专病名医临证经验丛书·皮肤病·罗龙辉》

2. 痤疮（脾胃湿热证）

痤疮平：银花、蒲公英各15g，虎杖、山楂各12g，炒枳壳、酒大黄各10g。《专科专病临症经验丛书·皮肤病·徐宜厚》

3. 经前油汗症

四物、茵陈蒿汤合裁：干地黄、白芍、茯苓、山楂、焦山栀、荷叶各10g，茯苓、赤小豆、蚕沙、旱莲草、麦冬、山药各12g，芦根、白茅根、赤石脂各15g。《徐宜厚皮科传心录》

地 榆

【药名浅释】

地榆始载于《神农本草经》，列为中品。别名有玉豉、酸赭、锦地榆、地榆炭等。本品叶似榆而长，初生布地，故名。其花子紫黑色如豉，故又名玉豉。李时珍说：地榆一名酸赭，其味酸，其色赭故也。

【药性分析】

地榆味苦酸，性微寒。具有凉血止血，解毒敛疮的功效。

本品药效归纳主有八：一妇人乳痛，二七伤（食伤、忧伤、饥伤、房事伤、劳伤、经络伤、营卫气伤），三带下病，四除恶肉，五止汗，六疗金创，七止吐血、鼻衄、肠风，八主内漏。后世医家又相继作了如下的补充：热疮、诸瘘、除消渴、小儿疳积、肠风泄泻、产后余瘀疹痛、身皮甲错、两目暗黑等。捣汁外涂，可治虎、犬、蛇、虫伤毒。

临床医家，多数认为地榆治大肠血有奇效，然其新久皆可用吗？大肠有火则新旧皆宜；无火则新旧皆忌。

本品止痒的配伍，主要有配黄芩治疮痒；配苍术治肠风痛痒不止。

血证有热者宜之，虚寒下陷、血衰泄泻勿用。

【临床应用】

1. 慢性湿疹、特应性皮炎

地榆二苍糊膏：黄柏、苍术、苍耳子各18g，地榆36g，薄荷脑3g，冰片、轻粉各1.5g。研细末，用凡士林按30%浓度调膏外用。《皮肤病中医诊疗学》

2. 过敏性紫癜

益气养血汤：太子参8g，黄芪、仙鹤草、连翘、大青叶各12g，当归、白术、茯苓、远志、炒枣仁各6g，地榆炭15g。《专科专病名医临证经验丛书·皮肤病·李明道》

芦 荟

【药名浅释】

芦荟始载于《开宝本草》。别名有奴会、象胆、油葱、真芦荟等。陈藏器说："俗呼为象胆，以其味苦如胆也。"

【药性分析】

芦荟味苦，性寒。具有泄热通便，清肝除烦，健胃杀虫的功效。

对小儿惊痫疳积视为上品，又为除热杀虫的要品。外用可除鼻痒、疥癣、湿癣、痔漏诸疮。配甘草湿敷，治湿疹渗出。

《药鉴》对本品有如下的归纳：气味俱厚，能升能降。除风热烦闷，清肺胃郁火，凉血，清肝明目。治小儿风热，急惊癫痫，五疳热毒，杀三虫及痔漏热疮。

由于大苦大寒，气甚秽恶，对体质壮实者可用，对脾胃虚寒、不思饮食者禁用。

我对本品在大多数情况下主张外用，包括放射性皮炎、急慢性湿疹、局限性神经性皮炎、银屑病、皮肤淀粉样变和结节性痒疹等。

【临床应用】

1. 痤疮

在普通膏剂中，加入芦荟天然汁，浓度5%～7%，外搽，早晚各一次。《毒药本草》

2. 疖肿

取鲜芦荟洗净捣烂如泥，敷患处。《毒药本草》

3. 白癣

芦荟蟾酥膏外搽，一日一次。[河南中医，1984，(6)：48.]

4. 湿疹

取芦荟汁水，外敷患处。(中药材，1987，4：45.)

5. 放射性皮炎

芦荟乳膏：鲜芦荟200g，蓖麻油50ml，阿拉伯胶30g，桉叶油2ml。依法做成乳膏，消毒纱布浸透乳膏，湿敷患处。每日1～2次。《23例急性放射性病人临床研究论文集·徐宜厚》

火 麻 仁

【药名浅释】

火麻仁始载于《神农本草经》，列为上品。原名麻子，别名有黄麻、汉麻、麻子仁、大麻仁、炒火麻仁等。李时珍说："麻从两木在广下，象屋下派麻之形也。木音派，广音儼……云汉麻者，以别胡麻也。”

【药性分析】

麻仁味甘，性平。具有润肠通便，润燥杀虫的功效。

综观历代本草专著，对其论述的要点是：凡燥涩之病，如妇人难产，老人血虚，产后便秘最宜。如润心肺，滋五脏，利大肠，风热结燥，去皮肤顽屑，益毛发等。曾有医家认为本品久服健壮不老，此说非近理也，《本草新编》斥曰：“不老神仙尤为荒诞。产后宜戒，慎勿轻投之也。”此外，下元不固，大便溏，阳痿，精滑多带者皆所忌用。

【临床应用】

1. 丹毒

火麻仁适量，加水少许，捣烂如泥，外敷患处，一日一次。《备急千金要方》

2. 黄水疮

取火麻仁去皮留仁，入砂锅炒，取药油，外涂患处。《中医验方汇编》

瞿　麦

【药名浅释】

瞿麦始载于《神农本草经》，列为中品。别名有巨句麦、大菊、大兰、石竹、南天竺草、山瞿麦等。按陆佃解《韩诗外传》云：生于两旁谓之瞿。此麦之穗旁生故也。子颇似麦，故名瞿麦。

【药性分析】

瞿麦味苦，性寒。具有利尿通淋的功效。

《景岳全书》说：通小便，降阴火，除五淋，利血脉。兼凉药亦消眼肿痛；兼血药则能通经破血下胎。凡下焦湿热疼痛诸病皆可用之。张氏将通小便列为首句，含义深刻，一是说明本品为利小便的主药；二是专主关格诸癃结，小便不通。然而除五淋的配伍，尚未言明，今补上。凡淋证以八正散为基方，热淋加山栀、滑石；血淋加小蓟、川牛膝；膏淋、产后淋宜补肾，不可独泻；热结血淋加葱白、山栀；老人气虚宜加参、术兼山栀。此外，本品还能长毛发，治痈疽，排脓，明目除翳，破胎坠子。外用捣汁，可拔木刺等。

本品苦寒兼辛，性猛烈，善下逐，凡肾气虚、小肠无大热者忌之。胎前产后，一切虚人，患小水不利禁用；水肿、鼓胀、脾虚者不得施。

【临床应用】

1. 淋病（热客膀胱证）

八珍散加减：车前子、瞿麦、萹蓄、滑石、马鞭草各15g，栀子、大黄各3g，甘草梢6g。《性传播疾病中西医结合诊疗》

2. 软下疳（淫火淤滞证）

清肝导滞汤加减：萹蓄12g，瞿麦、黄柏、知母、芦荟、滑石各10g，甘草、焦山栀、炒胆草各6g，琥珀4.5g，白茅根30g。《性传播疾病中西医结合诊疗》

猪　苓

【药名浅释】

猪苓始载于《神农本草经》，列为中品。别名有野猪屎、猪屎苓、枫苓、地乌桃等。陶弘景说："其块黑似猪屎，故以名之"。李时珍说："猪苓亦是木之余气所结，如松之余气结茯苓之义，他木皆有，枫木为多耳"。

【药性分析】

猪苓味甘淡，性平。具有利水渗湿的功效。

猪苓药效有四：一是通淋消水肿；二是除湿利小便；三是解伤寒湿热，脚气白浊；四是治妊娠子淋胎肿。总之，凡水湿在肠胃、膀胱、肢体皮肤者必须猪苓利之。猪苓、茯苓、泽泻三者均为淡渗利湿之药，然其各有不同，猪苓利水道；茯苓利小便；泽泻消水。

然其利水之力太多，能亡津液，久服必损肾气，无湿证勿服。

【临床应用】

1. 药物性皮炎

金蝉蜕衣汤：桂枝、防风、蝉蜕、猪苓各9g，苍术、苡仁、郁金、大枣各6g，茵陈12g，银花、连翘各15g。《中医皮肤病学简编》

2. 带状疱疹（下半身）

柴苓饮：柴胡、白术各6～9g，猪苓、茯苓、泽泻各6g，肉桂3～9g。《张景岳医方精要》

益　智　仁

【药名浅释】

益智仁始载于《开宝本草》。别名有益智、益智子、盐益智仁。李时珍说："脾主智，此物能益脾胃故也。"

【药性分析】

益智仁味辛，性温。具有温脾开胃，暖肾固精的功效。

本品乃脾肾二经之药，其用专在脾，能调诸气，避寒，治客寒犯胃，暖肾和中，去心腹气滞疼痛，理下焦虚寒。治遗精、余溺、梦遗、夜多小便等。不过，本品行性多，补性少，必兼补药用之为善。《本草新编》说：大约入于补脾之类，则健脾；入于补肝之类，则益肝；入于补肾之中，则滋肾也。此说可谓善用之真谛。

配茯神、远志、甘草治赤浊；配乌药、山药治夜尿多；配厚朴、姜、枣治白浊腹满；配乌药、木香解诸郁，止诸痛；配山药补脾肾。

若血燥有火，湿热暴注，因热而崩浊者，不可误用。

【临床应用】

1. 口臭

益智仁50g，甘草10g。舔之，一日2次。《本草纲目·卷14》

2. 狼疮性肾炎

徐氏验方：黄芪、党参、甘草、金樱子各15g，茯苓、丹参、益智仁各12g，白术、桃仁、益母草、泽兰各9g，酒大黄3g。《徐宜厚皮肤病临床经验辑要》

桑螵蛸

【药名浅释】

桑螵蛸始载于《神农本草经》，列为上品。别名有刀螂子、螳螂蛋、螳螂壳。螳螂深秋，乳子作房，粘在枝上，其状轻飘如绡，即桑螵也。不过应当注意此药须觅桑树东畔上者，勿用杂树上生者。

【药性分析】

桑螵蛸味甘咸，性平。具有补肾壮阳，固经缩尿的功效。

《本经》详列其药效：主伤中、疝瘕、阴萎、女子血闭、腰痛，通五淋，利小便，益精生子等。后世医籍多宗《本经》，有的仅为诠释；有的再次重申；有的强调配伍的协同作用，如安魂魄、定心志配远志、石菖蒲、人参、茯神、龙骨、当归等，小便不通配黄芩，虚汗遗浊配人参、龙骨，喉痹配马勃、犀角。《景岳全书》将其要点归纳：能益气益精，助阳生子。疗男子虚损，阳痿梦遗，疝瘕遗尿；治女人血闭腰痛；通五淋，利水道；炮熟空心食之，可治小便不禁。

阴虚多火之人误用，反助虚阳，多致尿赤茎痛，强中失精，不可不知。

【临床应用】

1. 阴痒（湿热下注证）

龙胆泻肝汤加减：醋柴胡、龙胆草、酒川芎各5g，北细辛1.5g，白芍、生地、车前子草、酒当归、川楝子、海螵蛸、桑螵蛸、蚕沙各10g，甘草3g，杏仁、苡仁、酒大黄各6g。《施今墨临床经验集》

2. 小儿软疖

桑螵蛸烧存性，研末，油调敷之。《本草纲目·卷39》

金樱子

【药名浅释】

金樱子始载于《名医别录》。别名有刺梨子、山石榴、山鸡头等。金樱当作金罂，谓其子形如黄罂也，石榴、鸡头皆象形。

【药性分析】

金樱子味酸涩，性平。具有固精缩尿，涩肠止泻的功效。

但因药物的成熟时期不同，性味略有差异：生者色青，味酸涩；熟者色黄，味甘涩。临床多数用于成熟之际，取其微酸甘涩，这是因为其性固涩，涩可固阴治脱，甘可补中益气。因而善理梦遗滑精，崩淋带漏，吐血衄血，生津液，安魂魄，收虚汗，敛虚火，补五脏，养血气，润颜色等。总之，本品是固阴养阴，涩精固肠的要药。配人参、熟地治精从小便出；配芡实、莲子治阴虚作泻；调铁粉染须润黑。

我在治疗狼疮性肾炎中，常用本品配芡实、莲须固摄精出，从而达到消除蛋白的目的，仅供参考。

若泄泻由于火热暴注者不宜用；小便不禁及精气滑脱者，因于阴虚火炽者不宜用。

《本草新编》说：金樱子内多毛及子，必去之净，方能补肾涩精。其腹中之子，偏能滑精，熬膏不去其子，全无功效。用药之秘，需知药之深也。

【临床应用】

1. 老年性红斑狼疮

还少丹加减：熟地、山茱萸、金樱子、炒杜仲、茯神、怀牛膝、肉苁蓉各10g，茯神、巴戟天、制首乌各12g，远志、丹皮各6g，青蒿15g。(经验方)

2. 斑秃

桂枝龙骨牡蛎汤加味：桂枝6g，龙骨、牡蛎、金樱子、桑椹子各15g，补骨脂、黄精各10g，松针8g。(经验方)

3. 狼疮性肾炎

芡实合剂：芡实、菟丝子各30g，白术、茯苓各12g，山药15g，金樱子、黄精各24g，枇杷叶、党参各9g，百合18g。研细末，每日3次，每次9g，温开水送下。(岳美中经验方)

黄　芩

【药名浅释】

黄芩始载于《神农本草经》，列为中品。别名众多，主要有腐肠、空肠、内虚、妒妇、经芩、黄文、印头，内实者名子芩、枯芩、条芩、酒黄芩、黄芩炭等。综合文献说法有四：一是圆者为子芩，破者为宿芩，其腹中皆烂，名曰腐肠；二是芩《说文》作莶，谓其色黄；三是芩者黔也，黔乃黑黄之色也；四是宿芩乃旧根，多中空，外黄内黑，即今所谓片芩，故又有腐肠、妒妇诸名。妒妇心黯，故以比之。子芩乃新根，多内实，即今所谓条芩。

【药性分析】

黄芩味苦，性平。具有清热燥湿，泻火解毒，止血、安胎的功效。

黄芩的药效有四：一者中枯而飘者泻肺火，消痰利气；二者细实而坚者，泻大肠火，养阴退阳；三者中枯而飘者除风湿留热于肌表；四者细实而坚者，滋化源退热于膀胱。在具体配伍上，张仲景提出了三点颇有指导意义的灼见：气分热结者与柴胡相配；血分热结者与芍药相配；湿热阻于中者与黄连相配。近人张锡纯更是明白无误地指出："治肺病、肝胆病、躯壳病，宜用枯芩；治肠胃病，宜用条芩"(《医学中衷参西录》)。

不过，《药鉴》说：大都治热宜寒，泄实宜苦。黄芩气味苦寒，必真有黄芩证而后用，妄投之则向为几席，今为砧锧矣。慎之。

【临床应用】

1. 血管性水肿（脾肺燥热证）

四物消风散加减：当归、炒白芍、生地各10g，荆芥、柴胡、蝉衣、黄芩各6g，浮萍、生石膏各12g，白茅根13g。《皮肤病中医诊疗学》

2. 眼睑湿疹（脾经风热证）

除风清脾饮加减：连翘、防风、玄参、生地各12g，黄芩、桔梗、荆芥、知母、赤芍各10g，焦山栀、茺蔚子各6g。《皮肤病中医诊疗学》

3. 油彩皮炎（湿毒证）

解毒除湿汤加减：连翘、丹皮、赤芍、车前子（包）、六一散（包）、黄芩、泽泻、炒胆草各10g，大青叶15g，茯苓皮30g。《皮肤病中医诊疗学》

百　部

【药名浅释】

百部始载于《名医别录》。别名有婆妇草、百条根、闹虱药、蜜炙百部。李时珍说："其根多者百十连属，如部伍然，故以名之"。

【药性分析】

百部的性味有三种说法：一是味甘苦，性微温（《本草蒙筌》）；二是味甘苦，性微寒，有小毒（《药性解》）；三是味甘苦，性微温而寒，无毒（《本草新编》）。具有润肺下气，止咳灭虱、杀虫的功效。

本品的药效，主要有：润肺杀虫，适用于肺热劳瘵；疳积疥癣及虫蚕咬毒；杀虫，主要有蛔虫、蛲虫、蝇、虱及一切树木蛀虫；治嗽，寒嗽尤宜。李时珍说："百部气温而不寒，寒嗽宜之；天冬性寒而不热，热咳宜之。"

热嗽、水亏火炎者忌用。脾虚胃弱之人，宜兼保脾安胃药同用，不伤胃气。

【临床应用】

1. 阴道滴虫病

取生百部、野菊花各15g，黄柏、土槿皮各12g，韭菜20根加水1000ml，煮沸去渣，熏洗阴部，每日一次，2～3次见效。[中医杂志，1966，(4)：31.]

2. 体癣

取百部20g，加50%酒精100ml浸泡48小时，过滤药汁后，再加酒精至100ml，洗净患处，用棉签沾药液涂擦。轻症3～4次见效。[江西中医药，1960，(10)：35.]

3. 蛲虫病

小儿每次用生百部30g加水浓煎至30ml（成人用量加倍），在夜间11点左右，施保留灌肠。10～12天为1个疗程。[中国农村医学，1986，(2)：39.]

杏　仁

【药名浅释】

杏仁始载于《神农本草经》，列为中品。别名有生苦杏仁、炒苦杏仁、烊苦杏仁、苦杏仁霜等。凡杏、桃诸花皆五出，若六出必双仁，为其反常，故有毒。

【药性分析】

杏仁分苦杏仁与甜杏仁两种，前者类似于心脏形，味苦性温，有小毒；后者较苦杏仁扁平而大，味甘性平，有小毒，两者俱有特殊的芳香气息。具有降气止嗽，平喘润肺的功效。

《本经》归纳本品的主治与药效有：咳逆上气、雷鸣、喉痹、下气、产乳、金创、寒心。对此陈修园作过如下的诠释：肺实而胀，则为咳逆上气，雷鸣喉痹者，火结于喉为痹痛，痰声之响如雷鸣也。杏仁下气，所以主治。气有余便是火，气下则火下，故乳汁可通，疮口可合也。心阳虚，则寒水之邪，自下上奔，犯于心位，杏仁有下气之功，伐寒水于下，即所以保心阳于上也。凡此皆治有余之证，若劳伤咳嗽之人，服之必死。后世医籍相继补充有：产门虫疮痒不可忍、大便难、头面黑斑、解锡毒、杀蛔虫等。我在查阅本草文献中，发现杏仁可治的皮肤病还有：疮疥、头面诸风、棉毒、头面风肿、头中风痒白屑、金疮、阴户病。

《本草疏证》说：杏仁有脉络，则以之助心，通脉络之气；桃仁有肤毛，则以之助肺，主疏肤腠之血。由此而悟出，凡遇皮肤斑块肥厚，气滞血瘀所致者，两药同用，常有殊效。

不过，杏子不可多食，能损筋骨眼目。本品应用时，去皮尖研用。如发散，连皮煎研用，双仁者杀人。元气虚陷勿用。恐其沉降太过。

【临床应用】

1. 疣目

杏仁烧黑研膏，涂搽。《本草纲目·卷29》

2. 荨麻疹

麻黄祛风汤：麻黄6g，桂枝、杏仁、荆芥、防风、桔梗、羌活、当归各10g，白鲜皮、白蒺藜各15g。《中国现代百名中医临床家丛书·张作舟》

3. 狼疮性肾炎（风水泛滥证）

越婢加术汤加减：麻黄、甘草、桔梗各6g，土炒白术、杏仁、连翘各10g，生石膏、赤小豆各15g，鲜茅根30g，生姜3片，大枣7枚。《结缔组织病中医治疗学》

苏（苏叶、苏梗、紫苏子）

【药名浅释】

＜紫苏＞ 始载于《名医别录》，列为中品。别名赤苏、桂荏。李时珍说："苏从穌，舒畅也，苏性舒畅，行气活血，故为之苏……苏乃荏类，而味更辛如桂，故《尔雅》谓之桂荏。"

＜紫苏子＞ 别名有墨苏子、炒紫苏子、蜜炙紫苏子、紫苏子霜。

【药性分析】

紫苏味辛，性温。具有降气消痰，止咳平喘，润肺的功效。

本品主要药效有降气消痰，止嗽平喘，润肠。《本草经疏》曾云：研汁煮粥常食，令人肥白身香。本品可能有美容的作用，对于形体干瘦、肤色粗糙者不妨一试。

本品原名苏，后世有苏子、苏叶、苏梗之分。苏子擅长清利上下；苏叶发散风气；苏梗顺气安胎。《本草逢原》说：诸香皆燥，惟苏子独润，为虚劳咳嗽之专药。

不过，气虚久咳、阴虚喘逆、脾虚便溏，皆不可用。

【临床应用】

1. 阴囊湿疹

紫苏散：六一散12g，紫苏叶4.5g，儿茶3g，赤石脂6g。上药研细末，先用紫苏、浮萍煎汤熏洗，然后外扑。《外科方外奇方·卷4》

2. 丘疹性湿疹

百效丸：黄柏、连翘、川牛膝、何首乌、当归尾、生地、丹皮、防风、防己、荆芥、紫苏叶、苦参。上药研细末，神曲打糊为丸，每服9g，白水送下。《疡医大全·卷35》

桑（桑白皮、桑叶、桑寄生、桑椹子、桑枝）

【药名浅释】

桑，《说文解字》云：叒（音若）东方自然神木之名，其字象形。桑乃蚕所食叶之神木，故加木于叒下而别之。李时珍说桑有数种：白桑，叶大如掌而厚；鸡桑，叶花而薄；子桑，先椹而后叶；山桑，叶尖而长。

＜桑白皮＞ 始载于《神农本草经》，列为中品。别名有桑根白皮、桑根皮、蜜炙桑白皮。

＜桑叶＞ 始载于《神农本草经》，列为中品。别名有冬桑叶、霜桑叶、蜜炙桑叶。

＜桑寄生＞ 原名桑上寄生，始载于《神农本草经》，列为上品。别名有广寄生、寄生。

＜桑椹子＞ 始载于《神农本草经》，列为中品。别名有桑枣、桑椹、桑轮。

＜桑枝＞ 始载于《图经本草》。别名有桑条、炒桑枝。

【药性分析】

＜桑白皮＞ 味甘性寒，具有泻肺平喘，利水消肿的功效。

临床应用有四：一是善入肺中气分，泻火利水，除痰泄气；二是缝金疮；三是研汁敷鹅口疮；四是治皮里膜外之水肿，除皮肤风热之燥痒。

肺虚无火，因寒袭而发咳喘者勿服。

＜桑叶＞ 味苦甘，性寒，具有疏散风热，清肺润燥，清肝明目的功效。

从皮肤科的角度而言，本品的药效有五：一是主治小儿吻疮（类似口角炎）；二是缝金疮，疗烫火，盐捣敷蛇、虫、蜈蚣咬毒；三是热捣外敷，疗损伤血瘀；四是乌须明目；五是煎汤浸泡手足，去风痹。

＜桑寄生＞ 味甘苦，性平。具有祛风湿，补肝肾，壮筋骨，安胎等功效。在皮肤科领域还用于充肌肤，坚发齿，长须眉，益血脉，愈金疮等。

《本草经疏》一书，对桑寄生的药效有过全面的阐述：桑寄生感桑之精气而生，其味苦甘，其气平和，不寒不热，固应无毒。详其主治，一本于桑，抽其精英，故功用比桑尤胜。腰痛及小儿背强，皆血不足之候。痈肿多由于荣气热，肌肤不充由于血虚。齿者骨之余也，发者血之余也，益血则发华，肾气中则齿坚而须眉长。血盛则胎血安。女子崩中及内伤不足，皆血虚内热之故。产后余疾，皆由血分，乳汁不下，亦由血虚。金疮则全伤于血。上来种种疾病，莫不悉由血虚有热所发，此药性能益血，故并主之也。兼能祛湿，故亦疗痹。

＜桑椹子＞ 味甘，性寒。具有滋阴补血，生津润肠的功效。

本品系桑之精华所结，专治乌黑髭须，止渴润燥，填精益脑，安胎气，止子烦，解酒毒，润肠等。在品质方面，紫色第一，红色次之，青色不可用，不可不察。在炮制方面，桑椹子不蒸熟断不肯干，即干而味亦尽散，无用。尤恶铁器。

胃寒、大便溏，二者禁用。

＜桑枝＞ 味微苦，性平。具有祛风湿，利关节，行水气的功效。

在皮肤科领域，归纳有九种疾病可用，可惜今人用之甚少，现举要如下：一遍体风痒干燥；二润皮毛枯槁；三消焮肿毒痈；四眼眶退晕；五紫白癜风；六脚气、风气；七手足风寒湿痹；八久服轻身明目，令人光泽；九桑枝烧炭熬膏点大风恶疾。

气虚慎用。

【临床应用】

1. 猩红热

桑叶、荆芥、僵蚕、银花、连翘各6g，蝉衣、生甘草各3g，牛蒡子、桔梗、酒大黄、升麻4.5g，玄参、浮萍各10g，生石膏15g，葱白3寸。《蒲辅周医案》

2. 阴道炎

玄参、银花各15g，生地24g，丹皮、赤芍、连翘、桑叶各10g，芦根30g，甘草6g，花粉18g，车前草12g。《黄绳武妇科经验集》

3. 白塞病（阴虚阳浮证）

资生清阳汤加减：桑叶、丹皮、竹柴胡、白芍、白蒺藜、钩藤、石斛、杭菊花、生地、牛膝各10g，玄参15g，薄荷3g，草决明20g，茅根30g。《章真如临床经验集》

4. 颜面再发性皮炎

导赤散加减：黄连、赤芍、滑石、桑叶、生甘草、淡竹叶、枇杷叶各10g，生地20g，木通6g。《古今专科专病医案·皮肤病·庄国康》

5. 过敏性紫癜

川芎、红花各5g，炒丹皮、茯苓、酒地龙、炒丹参、寸麦冬、当归尾、桑寄生、赤白芍、甘草、炒山楂各10g，旱莲草25g，桑枝20g，北柴胡、桂枝各3g，油松节30g，生地15g。《施今墨临床经验集》

6. 湿疹

泻白散加减：桑白皮、地骨皮、桔梗、连翘、麦冬、杏仁、浙贝母、蚕沙、丹皮各9g，黄芩、枳壳、炒栀子、知母各6g，甘草3g。《中医临床家·马光亚》

7. 全秃

当归、赤白芍、川芎、桑椹子、制首乌、天麦冬、熟地、女贞子、旱莲草、茯苓、炒枣仁、合欢皮各15g，黄芪25g，丹参20g。《古今专科专病医案·皮肤病·刘凤英》

何首乌

【药名浅释】

何首乌始载于《开宝本草》。别名有交藤、夜合、陈知白、马肝石、桃柳藤、九真藤、生首乌、制首乌等。其药《本草》无名，因何首乌见藤夜交，便即采食有功，因以采人为名耳。李时珍说：汉武时，有马肝石能乌人发，故后人隐此名，亦曰马肝石。又有人云：取根若获九数者，服之乃仙，故名九真藤。

【药性分析】

何首乌味苦甘，性微温。具有补肝肾，益精血，截疟，解毒，润肠通便的功效。

何首乌性阴中之阳，产南方最胜。然其种分赤白，故气血兼益，藤夜交昼疏，其主治的病种有九：一是头面风疮；二是五痔；三是心痛；四是瘰疬；五是痈肿；六是妇人产后诸疾；七是乌须发；八是皮肤风痛；九是疠风。总之本品能美容颜，补痨瘦，助精神，长肌肉，坚筋骨，添精髓，固腰酸，除风湿，明眼目。

综观历代本草专著，对何首乌的特色应用有三。

一是此物气温，味苦涩，苦补肾，温补肝，能收敛精气。所以能养血益肝，固精益肾……为滋补良药，不寒不燥，功在地黄、天冬诸药之上。

二是何首乌配胡麻，治疬风；和艾叶煎浓汁洗疥癣；与血药同用，能黑须发；与利药同用，能收痘疮；佐白芷，又止痘疮作痒；君寄生，祛风疾作痛；与苁蓉同用润燥通大便。

三是首乌之用，生熟迥殊，其已久疟，消肿毒，皆是用生者。又消痈肿用赤不用白。补肝肾则以黑豆拌蒸，赤白各半，皆法之不可不讲也。

此外，忌生萝卜、无鳞鱼、莱菔、葱、蒜、铁器及诸血败血。

【临床应用】

1. 湿疹

刘氏验方：生首乌、土茯苓各15g，赤芍、白蒺藜、薏仁、蚕沙各12g，丹皮、苦参各10g，荆芥、蝉蜕各5g，藿香6g。《中国当代名医验方大全·刘炳凡》

2. 荨麻疹

首乌当归饮：制首乌30g，当归、白芍、白及、地龙各10g，路路通、生地各15g，川芎、乌药、荆芥、防风各6g，甘草5g。《中国当代名医验方大全·俞长荣》

3. 斑秃

一麻二至丸：黑芝麻30g，女贞子、旱莲草、制首乌、侧柏叶、枸杞子各10g，生地、熟地各15g，黄精20g。《中国当代名医验方大全·董建华》

4. 脂溢性脱发

俞氏验方：制首乌25g，熟地、黄精、侧柏叶各15g，补骨脂、枸杞子各12g，当归、白芍各10g，红枣5枚。《中国当代名医验方大全·俞长荣》

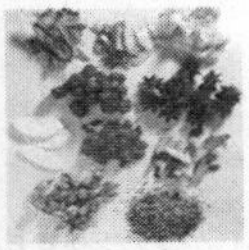

第三讲 皮肤损害用药心得

一、皮肤损害用药总则

皮肤损害，是指可以通过视觉或触觉检查出来的皮肤黏膜上所呈现的病变。熟悉各种皮肤损害的形态、光泽、色调、硬度、排列和分布等，再结合其他症状和检查的结果，即可对大多数皮肤病做出正确的诊断。皮肤损害常分为原发性与继发性两种，但两种有时不能绝然分开。如色素沉着斑既可是原发性损害，又可以是继发性损害。

（一）原发性皮肤损害用药心得

在病变过程中直接发生或初次出现的皮损，称为原发性损害。

1. 斑疹用药心得

斑疹为皮肤限局性的色素改变，既不高起，也不凹下，其范围多数限局在1～2厘米左右。红斑压之退色为气分有热，压之不退色为血分有瘀；紫斑为热瘀阳明；黑斑为热毒之极；白斑为气滞或气血不调。

（1）红斑在气分，治宜从胃。药用生石膏、大青叶、绿豆衣、知母、白茅根、金莲花、洛神花、黄芩等。

（2）红斑在血分，治宜从心。药用红花、桃仁、白茅根、仙鹤草、芦根、紫草、绿豆衣、犀角、水牛角等。

（3）紫斑，药用紫草、茜草、豨莶草等。

（4）黑斑，治宜从肾。药用制附块、上肉桂、菟丝子、巴戟天、熟地、生地炭、银花炭、天然牛黄、玳瑁等。

（5）白斑，治宜从肝。药用柴胡、当归、白芍、乌药、白蒺藜、白附子、川楝子等。

2. 丘疹用药心得

丘疹为限局性隆起皮肤表面的实质性损害，形如丘形的小粒疹子，触之碍手，仔细观察还会发现丘疹顶部可以是尖的、圆的、扁平的或中间凹陷如脐窝等。在多数情况下，病位在肺、在脾。色红者多属血热；渗水者多属湿热；发痒者属于风热等。

（1）在肺者，药用荆芥、防风、蝉蜕、蛇蜕。

（2）在脾者，药用炒苡仁、炒白术、炒枳壳、赤小豆、炒扁豆、山药等。

（3）红色丘疹，不论病发新旧，皆从肺治。药用野菊花、金银花、蒲公英、金莲花、洛神花、荆芥炭、防风等。

（4）丘疱疹，伴有渗出。药用冬瓜皮、茯苓皮、紫草、泽泻、苍术、猪苓等。

（5）丘疹发痒者。药用防风、浮萍、荆芥炭、益母草、制乳香、蝉蜕等。

3. 结节用药心得

结节为可触及的，圆形或椭圆形的限局性实质性损害，大小、形态、颜色不一。它与丘疹的主要不同点是其病变范围比丘疹深而大，深陷皮下，小者如豆，大者如桂圆，或者渐长出皮面。皮色红而可触及核者为气滞血瘀；皮色如常，按之有核，为痰湿凝聚或痰瘀互结；风湿结聚，风胜则痒，如马疥（结节性痒疹）等。

（1）痰湿凝聚者。药用姜半夏、槟榔、苍术、青皮、僵蚕、茯苓、橘红等。

（2）痰瘀互结者。药用杏仁、桃仁、胆南星、青礞石、苏木、制乳没。

（3）风湿结聚者。药用威灵仙、苦参、路路通、秦艽、丝瓜络、橘络。

4. 风团用药心得

风团为限局的、水肿性圆顶隆起的皮肤损害。存在的时间短暂，可在数小时内消失。直径大小不一，小的3～4cm，大的10～12cm；数目多少不一，形态各异。色红者属风热；色白者属风寒或阳气虚弱；亦有为内中药毒，毒热入营，热盛生风所致。

（1）红色风团。药用银花、连翘、炒牛蒡子、紫草、茜草、凌霄花、金莲花等。

（2）白色风团。药用制附块、黄芪、煅龙牡、阿胶珠、九香虫、佛手片等。

5. 水疱与大疱用药心得

水疱与大疱为限局性空腔含液体的高起皮肤表面的损害，水疱直径一般小于1cm，超过1cm者称为大疱。水疱可以变成脓疱或大疱，疱内可含血液、血清或淋巴液，颜色随疱内所含之液体而异，形状可以呈半圆形、圆锥形、扁平状或不规则形，有的中央有脐窝。疱壁薄而易破，破后呈糜烂面。小疱系酷暑时令火邪入肺伏结；大疱系心火妄动；脓疱系热甚成毒；血疱系热毒波及血分，逼血妄行；此外，深在性水疱系脾阳亏虚，寒湿不化所致。

（1）小水疱。药用赤小豆、炒扁豆、车前子草、竹叶、茯苓皮。

（2）大水疱。药用炒苡仁、泽泻、猪苓、赤小豆。

（3）深在性水疱。药用赤石脂、蚕沙、苍术、槟榔、萆薢。

（4）脓疱。药用野菊花、银花、蒲公英、地丁、白花蛇舌草、龙葵。

（5）血疱。药用紫草、茯苓皮、白茅根、赤小豆。

6. 脓疱用药心得

脓疱为限局性的皮肤隆起，内含脓液。脓疱大小不一，可呈圆形、球形、圆锥形或中央呈脐窝状；脓疱浅者不留瘢痕，深者可留瘢痕。脓疱既可是原发的，又可从丘疹或水疱演变而来。多因热毒或火毒炽盛所致。

（1）热毒所致者。用银花、地丁、连翘、绿豆衣、白花蛇舌草等。

（2）火毒所致者。药用银花炭、天然牛黄、黄芩、黄连、生地炭、蒲公英、野菊花、天葵、玳瑁、水牛角等。

7. 肿瘤用药心得

肿瘤为发生于皮内或皮下组织的肿块。小者如黄豆，大者如鸡蛋或更大。可呈圆形、蒂形或不规则形，或软或硬，或高出皮面或仅触及。有的是良性的，有的是恶性的，可持续存在，或逐渐扩大，或破溃而形成溃疡，自行消退者罕见。多由瘀血、痰滞、浊气等留滞于组织之中所致，若邪自内溃，脏腑气血败坏则危及生命。

（1）因瘀血者。药用田三七、制水蛭、苏木。

（2）因痰滞者。药用胆南星、僵蚕、青礞石。

（3）因浊气者。药用香附、乌药、川楝子、郁金、广木香、沉香、檀香。

8. 囊肿用药心得

囊肿为内含液体或半固体物质（液体、细胞或细胞产物）的囊形损害，呈球形或卵圆形，触之有弹性感。多由痰凝液留或瘀血湿热互结所致。

（1）痰凝液留者。药用连翘、夏枯草、茯苓、昆布、海藻、泽泻、积雪草等。

（2）瘀阻湿热互结者。药用王不留行、苏木、三棱、莪术、苍术、黄柏等。

【验案举例】

案1　人工性荨麻疹　黄某某，男性，42岁。2004年4月7日初诊。患荨麻疹达5年之久。只要皮肤上受到挤压则起风团，刺痒难忍。检查：在背部划痕试验呈强阳性，继而自觉灼热刺痒，风团为暗红色，持续15分钟后才缓慢消退。舌质暗红，苔薄，脉细涩。证属血瘀孙络。治宜益气活血，通络止痒。方选桃红四物汤加减，药用：桃仁、赤芍、归尾、丹参各10g，红花、乳香、地龙各6g，徐长卿、益母草各15g，蝉蜕、荆芥炭各3g，路路通12g。

二诊：一周后复诊，划痕出现的时间略有延长，但仍然感觉灼热刺痒。上方加茜草、紫草、旱莲草各10g。

三诊：5天后复诊，灼热感觉明显减轻，划痕时间也有延长，仅有轻微痒感，改用益气扶脾，佐以活血通络。方选玉屏风散加味。药用黄芪、白术、白芍、山药、炒扁豆、赤小豆各12g，防风、红花、凌霄花、地龙、砂仁各6g，路路通10g。

按上方加减调治，两个月左右，上述症状明显见好。嘱患者常服人参健脾丸以巩固之。

［方药分析］方用归尾、赤芍、红花、桃仁、丹参、益母草、乳香等活血化瘀，凉血退斑；荆芥、徐长卿、蝉蜕疏风止痒；地龙、路路通通络止痒。二诊时，划痕时间的延长，表明血瘀孙络的现象略有改善，然其仍然灼热刺痒。前方中加入紫草、茜草、旱莲草育阴凉血。在划痕与灼热刺痒均有改善后，拟从本治疗。重点在益气扶脾，佐以活血通络。方用玉屏风散加味而收功。

点评：荨麻疹病因复杂，治疗方法众多。通常而论，急性期或初期阶段治宜祛邪为主，慢性期或者反复发作，治宜扶正为主。具体应用时有两个方面需要重视：一是血分药的应用，如三七、泽兰活血；生地、丹皮凉血；熟军、乳香化瘀。这是本着“治风先治血，血行风自灭”之理。二是虫类药物的运用：如乌蛇、全虫、蝉蜕、僵蚕、刺猬皮等，这类药物对于顽固难愈的荨麻疹用之得当，效果甚好。

本病常是内外因交错，虚实互结。其治疗往往是虚实同行，寒热并用，不可拘于一法一方。病程日久者，除常规治疗外，更应重视治肾治络。

案2　寻常性天疱疮　李某某，男性，38岁。2003年4月12日初诊。两年前，在躯干、四肢发现大小不等的水疱，疱壁薄，易破易烂，院外诊断为寻常型天疱疮。给予皮质类固醇激素泼尼松30mg/d治疗。一年后来我处治疗。检查：躯干水疱大部分控制，在正常皮肤上偶有豌豆大小的水疱发生，疱壁薄，尼氏征阳性。满月脸，伴有心慌、动则气喘、神疲乏力、懒言。脉象细数、重按无力，舌质淡红、苔薄白。证属气阴两虚，治宜益气养阴，扶正固本。方用生脉散加味：南北沙参、天麦冬、干地黄、黄芪各12g，茯苓、绿豆衣、山药、赤小豆各15g，玄参、石斛、玉竹、蛇舌草、白术、甘草各10g，五味子6g。泼尼松30mg/d。维持原有剂量。

二诊：守方治疗3周后，诸症有了明显的改变，未见新起的水疱，尼氏征阴性。鉴于糜烂面愈合缓慢，步上方加白蔹10g。

一月后复诊，糜烂面见好。泼尼松减至20mg/d。

在待诊的8个月中，皮肤损害基本见好。偶有小的反复，泼尼松减至5mg/d。中药守原方调治。大约在一年后，皮损完全恢复正常。嘱其泼尼松维持在5mg/d。现已恢复工作。

[方药分析] 病程迁延达二年有余，曾用过中等剂量皮质类固醇激素，基本控制病情，偶有小的反复。进而出现一派以气阴两虚为重点的证候群。方用益气养阴的名方生脉散为基方，加入药物有四大类：一是扶正固本，如黄芪、天麦冬；二是扶脾化湿，如茯苓、山药、赤小豆、白术；三是养阴救液，如石斛、玉竹、玄参、干地黄；四是解毒护心，如绿豆衣、蛇舌草、甘草。坚持一年多的调治而获康复。

点评：天疱疮是一种以皮肤黏膜松弛性水疱、大疱为主要表现的自身免疫性疾病，临床上以寻常型天疱疮最为常见。我对这类大疱性皮肤病治疗的指导思想有二。一是在病情进展期主张皮质类固醇剂量一定要用足，直到尼氏征转为阴性后才可逐步递减。每次减量不得超过总剂量的1/6。递减的时间以2～3周的间隔为宜。二是中药治疗当以脾、肾两脏为中心，前者扶脾化湿，药用甘温；后者滋阴护液，药用甘寒。不主张用大苦大寒之类。这是因为该病的治疗需要较长时间的耐心治疗。时时处处要照顾生发之气，古人谓："有胃气则生，无胃气则死。"诚为至理名言。

（二）继发性皮肤损害用药心得

继发性皮肤损害由原发性损害转变而来，或由于治疗或机械性损伤（如搔抓）而引起的另一种皮肤损害。

1. 鳞屑用药心得

鳞屑又称为皮屑，是脱落的表皮细胞。正常表皮细胞每隔3～4周完全更换一次，其最后产物为角质层，经常在不知不觉中脱落。临床上可分糠秕状鳞屑、落叶状鳞屑、鱼鳞状鳞屑；就其性质可分为干性和油腻性两大类。干性鳞屑系血虚风燥，肤失濡养而起；油腻性鳞屑系湿蕴肤表所致。此外，还可从肤底色泽而辨，如肤底红而起屑为血热；肤底淡红而屑多为血燥。

（1）干性鳞屑。药用制首乌、玉竹、天麦冬、耳环石斛、杏仁、桃仁、百合、冬瓜仁。

（2）湿性鳞屑。药用茯苓皮、赤小豆、炒苡仁、炒白术、茵陈、赤苓皮、蚕沙、五加皮、土茯苓。

（3）糠秕状鳞屑。偏于风燥者，药用制首乌、桑白皮、天麻、杭菊花、白附子、防风；偏于血燥者。药用熟地、百合、鸡血藤、天麦冬、巨胜子、楮实子。

（4）落叶性鳞屑。药用耳环石斛、玄参、天麻、杏仁、茯苓、黑芝麻等。

（5）鱼鳞状鳞屑。因血瘀经络者，药用杏仁、桃仁、苏木、红花、三棱、莪术；因气血两虚者，药用黄芪、党参、当归、丹参、川芎、制首乌、黑芝麻。

2. 表皮剥脱或抓痕用药心得

表皮剥脱或抓痕是表皮的浅表缺失。因搔抓而引起多呈线状；有血清或血渗出者，干燥后有黄痂或血痂。若抓破表皮后复结血痂者为血热生风；抓后遗留白线者为风胜或内燥；皮色如常，搔破出血为血虚生风。

（1）抓后留有血痂者。药用生地、丹皮、地骨皮、白鲜皮、紫草、茜草。

（2）抓后留有白线者。药用防风、灵仙、蝉衣、蛇蜕、荆芥、苦参。

（3）抓后破皮渗血者。药用黄芪、白茅根、芦根、茯苓皮、仙鹤草。

3. 浸渍用药心得

浸渍是皮肤长时间泡入水中或处于潮湿状态（如湿敷较久，指缝或趾缝经常潮湿等），皮肤变软变白，甚至起皱。多为湿毒侵肤或湿热下注。

（1）湿毒侵肤者。药用苍术、赤石脂、白鲜皮、木瓜、青皮、黄柏、槟榔。

（2）湿热下注者。药用萆薢、槟榔、苡仁、地肤子、黄柏、苍术、花蕊石。

4. 糜烂用药心得

糜烂是由于水疱、脓疱或浸渍后表皮脱落，或丘疹、小结节表皮的破损（抓擦或其他伤害）而露出潮湿面。若渗水湿烂为脾湿；黄水淋漓而烂为湿热俱盛；指（趾）缝、臀腿之隙浸渍湿烂则为湿热化毒所致。愈后不留瘢痕。

（1）渗水糜烂者。药用猪苓、茯苓、泽泻、炒白术、赤小豆、蚕沙。

（2）湿热俱盛者。药用苍术、黄柏、青皮、木瓜。

（3）湿热化毒者。药用忍冬藤、马鞭草、败酱草、车前草、鱼腥草。

5. 皲裂用药心得

皲裂是皮肤出现线状裂隙，常发生于手掌、足跟、口角和肛门周围等处。既与寒燥有关，“燥胜则干，寒胜则裂”；又可为日久阴津耗伤，肤失濡养所致。

（1）寒燥而裂者。药用桂枝、制附块、熟地、白芍、姜黄、血竭。

（2）津耗而裂者。药用制首乌、天麦冬、白及、玉竹、耳环石斛、黄精、黄芪。

6. 苔藓用药心得

苔藓为角朊细胞及角质层增殖和真皮炎症细胞浸润而形成的斑块状结构，表现为皮肤浸润肥厚，纹理加深，呈象皮革或树皮状。多由寒湿或顽湿郁阻肤腠，或因反复搔抓摩擦所引起。

（1）寒湿者。药用桂枝、白芍、苍术、苡仁、蚕沙、赤石脂、代赭石。

（2）顽湿者。药用苍术、乌梢蛇、全虫、蚕沙、海金沙。

7. 硬化用药心得

硬化为限局性或弥漫性的皮肤变硬，触诊比视诊更易察觉。多由于元气虚弱，寒、湿、痰、瘀阻隔经络所致。

（1）寒湿阻络者。药用鹿角片、羌活、独活、桑寄生、桂枝、桑枝、海桐皮、石楠屯、海风藤。

（2）元气虚弱者。药用高丽参、黄芪、党参、丹参、甲珠、地龙、路路通。

8. 痂用药心得

痂是疱液或脓液干燥后凝结而成。痂可薄可厚，柔软或脆。带有脓的痂叫脓痂，为热毒未清；带有血的痂叫血性痂，为血热未除；橘黄色的痂叫浆痂，多为湿热俱盛。

（1）脓性痂。药用银花、连翘、野菊花、蒲公英、地丁。

（2）血性痂。药用紫草、茯苓皮、红花、凌霄花、白薇、白蔹。

（3）浆性痂。药用茵陈、青蒿、白茅根、山楂、荷叶。

9. 溃疡用药心得

溃疡是皮肤缺损或破坏达真皮或真皮以下者形成的破损。主要由结节或肿瘤溃破或外伤而成，多因热胜肉腐或正气未复所致。

（1）热胜肉腐阶段，治宜清热解毒。药用银花、黄芪、蒲公英、地丁、皂刺、浙贝母。

（2）正气未复阶段，治宜扶正生肌。药用黄芪、党参、银花、甘草。

10. 萎缩用药心得

萎缩可发生于表皮或真皮，或两者同时累及，甚至累及皮下组织。表皮萎缩，正常皮肤纹理可保持或消失，多由气虚所致；老年皮肤萎缩，仍保持正常的皮肤纹理，伴有轻度皱纹，为肺虚或阴血不足，肤失滋养所致。

（1）肺气虚者。药用南北沙参、太子参、百合、天麦冬、山药、冬虫夏草、蛤蚧。

（2）阴血不足者。药用燕窝、鸡血藤、紫河车、干地黄、黄精、桑椹子。

11. 瘢痕用药心得

瘢痕是外伤或虫咬或生疮后，遗留的一种表面光滑、缺少正常皮纹的继发性损害。若见红色或蔷薇色为新鲜瘢痕；高于皮肤表面者为增生性瘢痕。多与个体素质有关。

（1）新鲜疤痕。药用丹参、土鳖虫、苏木、僵蚕、浙贝母、胆南星。

（2）增生性疤痕。药用金头蜈蚣、黑醋、田三七、土鳖虫、制水蛭。

12. 色素异常用药心得

色素异常包括继发性色素沉着和继发性色素减退或消失。前者多与气血不和有关，若色泽淡褐多属血弱失华；色泽黑褐或为黧瘕，或为肾虚而本色显露于外。后者色素减退或消失，常为风淫、血瘀和脏腑病变所引起的一种外观表象。

（1）色素减退者，治宜从肺、从风。药用防风、白芷、白蒺藜、白花蛇、浮萍。

（2）色素加深者，治宜从肾、从血。药用熟地、黑芝麻、桑椹子、鸡血藤、当归、紫河车。

【验案举例】

石棉状糠疹　王某，女性，34 岁。2005 年 5 月 3 日初诊。自述近 3 个月来感觉头屑增多，抓之白屑脱落，且有痒感。检查：在枕部可见大片灰白色鳞屑，相互融合成片，闻之略有腥臭气味，发质油腻。脉象细数，舌质红，苔薄黄微腻。证属湿热上壅所致。诊断：石棉状糠疹。治宜清热化湿，疏风止痒。药用炒苡仁15g，炒白术、炒黄柏、炒丹皮、泽泻、羌活各10g，通草、竹叶、焦山栀、白附子各6g，赤茯苓、川牛膝各12g，赤小豆30g。外用豆根祛屑洗方（山豆根、蚕沙、五倍子各15g，皂角、透骨草、巨胜子、桑白皮各12g，桂皮、松针、炒牛蒡子各10g）浓煎取汁，浸洗头部，2日一次。

二诊：一周后，患者感觉痒感减轻，白屑范围也有收缩的趋势。继用原方内服与外治。

三诊：三周后复诊。枕部鳞屑消除，痒感亦愈。嘱其内服防风通圣丸，一日2次，一次6g。温开水送下。少食动物脂肪、辛辣、酒、糖类，多食新鲜蔬菜，保持大便通畅。一月后，复诊头部皮肤与毛发恢复正常。

［方药分析］方用清热燥湿的三妙散为主，分别从湿、从热、从风治：即利湿，如苡仁、砂仁、赤茯苓、赤小豆等；引热下行，如通草、竹叶、焦山栀、川牛膝等；散邪止痒，如白附子、羌活等。加之豆根祛屑洗方外洗，取其散风除湿，祛屑止痒，效果更佳更速。

点评：本病曾被称为“石棉状癣”，好发于头部，特别是枕部，为一种慢性皮肤病，依据头屑的特征，概分为干湿两大类。前者多为燥热怫郁；后者重在湿热上壅。本案为后者，拟用清热化湿，散风止痒之法而愈。

凡病人觉津液衰少，口干舌燥，咽干作痛，及南方似中风皆禁用。

（三）总结

在观察皮肤损害时，一定要重视三个环节：其一，最好在自然光下进行，要求光线充足、明亮；其二，通过肉眼观察和手指触觉，从不同的角度去仔细观察，必要时可借助放大镜或显微镜来检查；其三，深入了解皮肤损害的特征，如皮疹的大小，通常用实物来表示，粟粒大、黄豆粒大、小枣大、核桃大等；皮疹的颜色，正常皮色、红色、黄色、淡色、白色等；皮疹形态，圆形、椭圆形、多角形、环形、匐行形、脐形等；皮疹软硬度，硬如木板、软骨、鼻尖等，也有的软如海绵；皮疹表面性质，表面光滑、粗糙、刺状、乳头状、菜花状等；皮疹分布情况，如单侧性、对称性、限局性、全身性、散在性、均布、密布、簇集、沿神经分布、沿血管分布等。

二、要药汇解

天南星

【药名浅释】

天南星以“虎掌”之名，始载于《神农本草经》，列为下品；“天南星”之名始载于《本草纲目拾遗》。别名有南星、生南星、制南星、胆南星、虎膏。其根四畔，看如虎掌，故有此名。古方多用虎掌，不言天南星。南星近出唐人中风痰毒方中用之，乃后人采用，别立此名尔。李时珍说：“南星因根圆白，形如老人星状，故名南星，即虎掌也。”

【药性分析】

生南星味苦、性温，有大毒；胆南星味苦，微辛。性凉。

生南星有散结消肿的功效；胆南星有清热化痰、熄风化痰、止惊的功效。

有关本品之名的缘由，《本草逢原》对此有段清晰的记载：天南星之名，始自《开宝本草》，即本经之虎掌，以叶取象；根类取名，故曰南星，虽其二名，实系一物。

天南星可升可降，阳中阴也。其主治的范围有心痛、结气、阴下湿、坠胎、破伤风、疥癣毒疮、蛇虫咬伤、口眼歪斜、口舌疮糜、结核等。《本草经疏》赞称本品为“风寒郁于肺家，以致风痰壅盛之要药。”

本品毒性的减轻方法有五：一是火炮制，毒性缓；二是得牛胆则不燥；三是姜制，制性烈，除毒；四是醋调外用，有消肿散瘀的功效；五是调末围箍，治蛇虫咬毒。

我对本品的应用，分内治与外治两个方面：凡见结节、囊肿或痰核之类，均用胆南星配伍茯苓、橘皮、姜半夏、僵蚕等，有消核散结的作用；外遇癣疥、寻常疣、跖疣采用姜制南星，醋汁磨糊外涂。

孕妇禁用；阴虚燥痰亦禁用。

【临床应用】

1. 多发性毛囊炎

生南星一枚，米醋适量，磨汁至糊状，不拘时用棉签搽患处。《毒药本草》

2. 身面疣

醋调南星末涂之。《本草纲目·卷17》

3. 狼疮性脑病（痰蒙心窍证）

清心温胆汤加减：姜半夏、陈皮、白术、生白芍、胆南星、竹茹各10g，枳实、黄连各6～10g，当归、川芎、远志、石菖蒲各6g，茯苓、麦冬各12g。《皮肤病中医治疗学》

威灵仙

【药名浅释】

威灵仙始载于《开宝本草》。别名有灵仙、酒灵仙。威，言其性猛也。灵仙，言其功神也。其根初时黄黑色，干则生黑，俗称铁脚威灵仙以此。

【药性分析】

威灵仙味辛，咸，性温。具有祛风湿，通经络，止痹痛，治骨鲠的功效。

威灵仙的主治病证在《本草图经》一书中列举颇详：中风不语、手足不遂、口眼㖞斜、言语謇滞、筋骨节风、绕脐风、肠风、头风、皮肤风痒、白癜风、热毒风疮、手足顽痹、腰膝疼痛、黄疸、黑疸、口中涎水等。然其要点有四：一是推腹中陈旧之滞；二是消胸中痰唾之痞；三是散奇痒皮肤之风；四是利冷痛腰膝之气。总之，古人称赞：威灵仙去众风，通十二经脉，朝服暮效。

不过，气虚血弱者不可服。血虚有热，表虚有汗亦忌服。中病即止，不宜多用，否则疏脏腑真气。

【临床应用】

1. 红斑肢痛症

羚羊骨汤加减：羚羊骨（先煎）、忍冬藤、威灵仙各18g，水牛角（先煎）、枸杞根、桑枝、茵陈、土茯苓、苡仁各30g。《奇难杂症·黄振鸣》

2. 痛风

化湿清热通络汤：苍白术、牛膝、黄柏、木瓜、忍冬藤、夜交藤、秦艽、茯苓、威灵仙、木香各10g，细辛3g，苡仁、桑枝各30g。《国家级名医秘验方·章真如》

3. 慢性湿疹

搜风除湿汤：全虫6~12g，蜈蚣3~5条，海风藤、川槿皮、炒黄柏、炒白术、炒枳壳各10~15g，炒苡仁、白鲜皮、威灵仙各15~30g。《赵炳南临床经验集》

苦 参

【药名浅释】

苦参始载于《神农本草经》，列为中品。别名有野槐根、地参、苦参片、苦参炭、苦识、苦骨、地槐、水槐、菟槐等。苦以味名，参以功名，槐以叶形名也。

【药性分析】

苦参味苦，性寒。具有清热燥湿，祛风杀虫，利尿，止带的功效。

综合本品的药效，尽管涉及到内、妇科疾病，但以皮肤科应用最广，诸如消痈肿、赤癞脱眉、下部匿疮、风热疮疹、恶疮、疥疮、酒毒、黄疸等。本品配伍适当药物，将会增加药效。如稍加麻黄，能扫遍身痒疹；配枯矾治牙缝出血、鼻疮脓臭（外用）；配枳壳治风癞热毒；配荆芥治肾脏风毒；配槐花除肠风下血等。另外，配菊花明目；配麦冬解渴；配牡蛎治赤白带下；配生地、黄芩治妊娠小便难。以上仅供参考。

还要提出三点：一是本品与黄连功用相近，黄连以祛心脏之火为多，苦参以祛小肠之火为多；黄连气味清，苦参气味浊，故而不可多用。二是人参、沙参、丹参、苦参、玄参、紫参等，除人参可言补，余下者均不得以补之名。三是本品味大苦，性大寒，久服能损肾气，肾虚无大热者勿服。诚如《得配本草》所提出的“肝肾虚而无热者禁用，久服病腰”。

【临床应用】

1. 滴虫性阴道炎

苦参粉0.5g，与等量的葡萄糖、硼酸粉、枯矾粉混合，先用1∶5000高锰酸钾溶液灌洗阴道，然后撒入粉末，每日一次，连续3次为一疗程。［湖南医学院学报，1958，1（1）：50.］

2. 阴囊湿疹

苦参洗剂：苦参100g，大黄、龙胆草各60g，甘草20g。加水1000ml，慢火煎至

600ml，外洗每日2次。［陕西中医函授，1991，（5）：29］

3. 皮肤瘙痒症

斩痒丹：人参400g，白蒺藜、没药、乳香（去油）、石楠枝、红花各100g，苦参（以酒、姜汁各浸泡一日，凉干）500g，白僵蚕75g，玳瑁200g，甘草50g。研细末，炼蜜为丸，如黄豆大。日服1～2次，每次30～60粒。黄酒或温开水送下。孕妇慎服。《赵炳南临床经验集》

4. 神经性皮炎

顾氏验方：生地、蒲公英、土茯苓各50g，赤芍、制大黄各10g，鸡血藤、玄参、苦参、茵陈各12g。《外科经验选·顾伯华》

苏 木

【药名浅释】

苏木始载于《唐本草》。别名有苏方木。李时珍说："海岛有苏方国，其地产此木，故名。今人省呼苏木耳。"

【药性分析】

苏木味甘咸，微辛，性平。具有活血通经，祛瘀止痛的功效。

《日华子本草》对苏木的功效归纳有：治妇人血气心腹痛、月候不调及蓐劳，排脓，止痛，消痈肿、仆损瘀血、赤白痢、女人失音血噤等。然其重点有二：一是破疮疡死血非此无功；二是除产后败血有此立验。

本品与红花有类似功效，少用则能活血，多用则能破血。不过，本品性微寒凉，所治诸证，皆宜合以它药调治，如疏风与防风同用；行血与乳香同用；产后瘀血与红花同用；逐痈疽死血，与皂刺同用；清骨蒸之血枯，与四物汤同用；口噤风邪与乳香同用等。

血虚内痛、大便不实，不得乱投，避伤阴分。

【临床应用】

1. 白癜风

苏木着色汤：苏木、茺蔚子、蝉蜕、赤芍各10g，白蒺藜15g，何首乌20g。［北京中医，1987（3）：26］

2. 脚气肿痛

苏木、鹭鸶藤等份，淀粉少许，水煎。先熏后洗。《本草纲目·卷35》

3. 慢性丹毒

三妙丸加味：苍术、黄柏、川牛膝、桃仁、苏木各10g，皂角刺、青皮、甲珠、槟榔各6g，忍冬藤、鸡血藤各12g。（经验方）

山 药

【药名浅释】

山药始载于《神农本草经》，列为上品。古名薯蓣，因唐太宗名蓣，避讳，改为山药。别名有淮山药、土炒山药、麸炒山药、土薯、山薯、玉延等。齐、鲁名山芋，郑、越名土薯，秦、楚名玉延。

【药性分析】

山药味甘，性平。具有补脾养胃，生津益肺，补肾涩精的功效。

山药药效有十：一补虚劳羸瘦；二治头面游风；三除热强阴；四补中益气；五治腰痛；六镇心神，安魂魄；七主泄精健忘；八能消肿硬；九润泽皮肤；十生捣敷痈疮。尽管药效众多，仍需他药配伍，必不可少。张景岳说：“其气轻性缓，非堪专任，故补脾肺，必主参芪；补肾水，必君茱地；涩滞浊须破故同研；固精泄付菟丝相济……。总之，性味柔弱，但可用为佐使。”张氏之言，中肯精要。

在外治方面，提出两则：一是捣烂和川芎末、白糖霜，外敷乳癖结块及诸痛日久、坚硬不溃，敷上奇痒不可忍，忍之良久渐止，不过数次即效；二是鲜者和鲫鱼脑捣敷痈肿。

本品的炮制，古人也提出了一些有价值的见解：微炒入补脾药；乳拌蒸入补肺药；生用治阴火。对此，张锡纯认为宜用生者煮汁饮之，不可炒用。以其含蛋白质甚多，炒之则其蛋白质焦枯，服之无效。

服山药后，感觉胸腹饱胀，这是因为山药能补虚，亦能补实的缘故。不可不察。

【临床应用】

1. 硬皮病

邓氏验方：炙黄芪45g，党参、首乌各30g，当归、丹参、山药、茯苓各15g，红花、川贝各6g，丹皮、泽泻各9g，白术10g，山萸肉12g。《国医大师·邓铁涛》

2. 荨麻疹（脾气下陷证）

鲜藜四物汤加味：白鲜皮、蒺藜、赤白芍、生地各30g，当归10g，川芎5g，葛根100g，山药、莲子各50g。《万友生医案选》

3. 非淋菌性尿道炎（肾阴不足证）

六味地黄汤加减：茯苓、萆薢各30g，熟地、旱莲草各20g，山药、猪苓、白花蛇舌草各15g，丹皮、泽泻各12g，女贞子、山茱萸、蚕沙各10g。《现代中医治疗学》

薏 苡 仁

【药名浅释】

薏苡仁　始载于《神农本草经》，列为上品。别名有解蠡、回回米、薏珠子、芑实、川谷、米仁、薏米、炒薏苡仁、苡仁等。其叶似蠡实叶而解散，又似芑黍之苗，故有解蠡、芑实之名。回回米又呼西番蜀秫，俗名草珠儿。

【药性分析】

薏苡仁味甘淡，性凉。具有健脾渗湿，除痹止泻，清热排脓的功效。

薏苡仁的主治范围有筋急拘挛、风湿痹、肺痿肺痈、小便热淋、肠痈等。然其核心是除湿燥脾胃的要药。主治的病证，因热居多。但其药力和缓，凡用之，一则须当倍于它药；二则重视配伍的协同作用，如配附子治周痹；配桔梗治牙齿匿痛；配败酱草化脓为水。总之，本品最善利水，又不损耗真阴之气，凡湿盛在下身者，最宜用之。

肾水不足、脾阴不足、气虚下陷、妊娠，四者禁用。

【临床应用】

1. 肥胖症（痰湿瘀阻证）

理脾健运汤：苡仁、玉米须各30g，白术、半夏、厚朴、鸡内金各10g，茯苓20g，泽泻12g，桂枝、木香各6g，山楂15g，砂仁8g。《国家级名医秘验方·李振华》

2. 湿疹

急性湿疹汤：苡仁30g，银花、连翘、赤小豆、白鲜皮各21g，黄芩、苍术、浮萍、白蒺藜各12g，苦参、荆芥、防风各10g，甘草6g，茵陈15g。《国家级名医秘验方·赵纯修》

3. 扁平疣　清热祛风散结汤：夏枯草、地肤子、苦参各9g，地丁草、生苡仁各15g，白鲜皮、玄参各12g，防风4.5g，甘草6g。《国家级名医秘验方·胡建华》

泽　泻

【药名浅释】

泽泻始载于《神农本草经》，列为上品。别名有水泻、鹄泻、水泽、禹身、如意菜、盐泽泻、炒泽泻等。李时珍说："去水曰泻，如泽水之泻也。禹能治水，故曰禹身。"

【药性分析】

泽泻味甘，性寒。具有利小便，清湿热的功效。

泽泻的药效有五：入肾一也；祛旧水养新水二也；利小便三也；消水肿四也；渗泻止渴五也。总缘于涤水除湿之功。

尽管泽泻被誉为除湿止渴圣药，通淋利水仙丹，然而不可不知其过，泻水盛有功，泻水虚有过；补药中宜用，攻剂中不宜。特别是肾虚者忌服。多服混目。故有不可单服泽泻，以虚其虚之说。

泽泻、猪苓、茯苓三者皆淡渗之物，然其药效并不相同，泽泻消水，猪苓利水道，茯苓利小便。遣药之时，应予审查。

【临床应用】

1. 复发性丹毒

苍术泽泻膏：苍术150g，泽泻750g。依法熬膏，每日服2次，每次20ml。温开水送下。［浙江中医杂志，1999，（7）：293.］

2. 淤积性皮炎

茯苓泽泻汤：茯苓30g，泽泻12g，桂枝、干姜、甘草各6g，白术15g，当归、川牛膝、白鲜皮各10g，丹参20g。加减法：肿胀甚者加车前子10g，猪苓15g；皮损红、灼热者加银花20g，蒲公英15g；皮损厚、色暗褐加三棱、莪术各10g；大便干结者去干姜、加生大黄6～9g；大便稀薄者加山药、苡仁各30g；瘙痒剧烈者加苦参、蛇床子各10g；气虚者加黄芪10～30g，党参10～20g；血虚者加鸡血藤20g，枸杞子10g；腰膝酸痛者加川断、桑寄生各10g。[河南中医，1997，(5)：268.]

3. 慢性湿疹（阴伤湿恋证）

李氏验方：生地30g，当归15g，砂仁18g，麦冬10g，茯苓、白术、山药、泽泻、白鲜皮各12g。加减法：干燥瘙痒重用沙参，加石斛、火麻仁；渗出瘙痒者加地肤子、白茅根；阴津不足加葛根、玄参、花粉；脾湿重者加炒苡仁、陈皮、茯苓皮；水疱渗出者加六一散、冬瓜皮。《现代中医治疗学》

4. 肥胖症

九味半夏汤加赤石脂、半夏、橘皮、甘草、柴胡、猪苓各3g，赤小豆、泽泻、茯苓各4g，干姜、升麻各1g。《现代中医治疗学·日本汉方》

黑 芝 麻

【药名浅释】

黑芝麻始载于《神农本草经》，列为上品。别名有黑脂麻、胡麻、巨胜子。宗曰：胡麻诸说参差不一，今人脂麻，其种来自大宛，故名胡麻。然其有迟、早两种，黑、白、赤三色。黑色为良，白色为劣。又，按《本草》胡麻一名巨胜，《吴普本草》一名方茎、抱朴子，及《五符经》云：巨胜一名胡麻、油麻、方茎、狗虱、脂麻。

【药性分析】

黑芝麻味甘，性平。具有补益精血，润燥滑肠的功效。

古人认为：麻为五谷之首，禀厥阴春生之气，故能补精髓，润五脏，通经络，滑肌肤，祛头风，治血尿，益气力，长肌肉，明耳目，耐寒暑等。外敷诸毒不合，并阴痒生疮。若能适当配伍它药同用，其效更妙。如配蔓荆子治热淋茎痛；配连翘治小儿瘰疬；配白蜜蒸食治百病。不过，在《本草新编》一书中告诫："功力甚薄，非久服多服，益之以补精之味，未易凑功也"。

具体应用时还需注意：生嚼如泥敷疮；生用可以滑痰；酒蒸则能逐风；蒸晒可入补药；经常炒食，不生风病。仅供参考。

精滑、脾滑、牙痛、口渴四者禁用。

【临床应用】

1. 白发

李氏验方：丹皮、侧柏叶、女贞子、紫草、旱莲草各60g，生地120g，黑芝麻90g，桑叶、蚕沙各30g。研细末，炼蜜为丸，每丸重10g，早晚各服1丸。《燕山医话·李博鉴》

2. 鱼鳞病

周氏验方：首乌、当归各20g，生地、蝉蜕、川芎各19g，黑芝麻40g，白鲜皮、苦参、秦艽各15g，地肤子、丹参各25g，生黄芪50g。《北方医话·周鸣岐》

3. 脱发

施氏验方：黑芝麻120g，桑叶、鹿角胶、紫河车、制首乌、白蒺藜各60g，血余炭、生熟地、女贞子、酒川芎、桑椹子、酒当归、酒杭芍、黑豆衣、炙甘草各30g。研细末，炼蜜为丸，早晚各服10g，白开水送下。《施今墨临床经验集》

白附子

【药名浅释】

白附子始载于《名医别录》，列为下品。别名有禹白附、牛奶白附、鸡心白附、生白附子、制白附子。李时珍说："白附子为阳明经药，因与附子相似，故得此名，实非附子类也。"

【药性分析】

白附子味辛，性温，有毒。具有祛风痰，定惊搐，解毒，散结，止痛的功效。

白附子主治的范围偏多于皮肤病与美容，如疥癣风疮、阴囊下湿、头面瘢痕、面鼻游风、黑斑风刺、面上百病，可作为面脂用。在内科方面，多种功效不可偏废：配人参可开中风失音；配茯苓、苡仁可祛寒湿痹证；配当归、川芎可通枯血之经脉；配大黄可去滞而逐瘀。鉴于本品有小毒，炮制而用之较为妥当。

脾虚慢惊、阴虚中风禁用。

【临床应用】

1. 白塞综合证

柴牡七白煎：牡蛎、土茯苓各30g，忍冬藤24g，连翘、白薇、白蔹、白蒺藜、白鲜皮、白僵蚕、白芷、白附子、柴胡各9g。《中医临床家·陈苏生》

2. 银屑病

白疕丸：苍术、白附子、桂枝、当归、秦艽、草乌、坠地风、千年健、威灵仙、川芎、钩藤、菟丝子、川牛膝、何首乌、川乌、知母、栀子、红花各100g，白花蛇50g，苦参、刺蒺藜、防风、小胡麻、苍耳子、黄柏、桃仁、紫草、全虫、丹皮各120g，荆芥、白鲜皮各180g。研细末，水泛为丸，如绿豆大，每日2次，每次3～6g，温开水送下。《赵炳南临床经验集》

3. 荨麻疹（表虚受风证）

四生饮：黄芪18g，羌活、沙蒺藜各10g，白附子6g。《中医外科证治经验·段馥亭》

4. 湿疹

蒲氏验方：升麻、葛根、赤芍、白蒺藜、白附子、姜制天麻、僵蚕、蝉衣、蛇蜕（微煅存性）各15g，白芷12g，生甘草、羌活、藁本、全蝎各10g，苦参、胡麻仁各30g。《蒲辅周医案》

天 麻

【药名浅释】

天麻以"赤箭"之名，始载于《神农本草经》，列为上品；"天麻"之名，首见于《开宝本草》。别名有明天麻、定风草、赤箭芝、离母、合离、独摇、神草、鬼督邮、酒天麻。李时珍说："赤箭以状而名；独摇、定风，以性异而名；离母、合离，以根异而名；神草、鬼督邮，以功而名。天麻即赤箭之根。归纳言之，赤箭言其苗，天麻言其根。两者同为一物。前者用之，有自表入里之功；后者用之，有自内达外之理。"

【药性分析】

天麻味甘辛，性平。具有熄风止痉，平抑肝阳，祛风通络的功效。

天麻专入肝，为肝家气分定风药，凡见风虚眩晕、眼黑头痛、诸风湿痹、四肢拘挛、惊恐恍惚、小儿惊痫，均可用之。此外，还可治冷气、麻痹、诸毒痈疽、瘫痪不愈。久服能益气力，长肥健。

对本品的药效，曾有两种针锋相对的看法，仅录于下，供研究参考。

一是李时珍说："补益上药，天麻为第一。世人止用之治风，良可惜也。"

二是《本草新编》：能止昏眩，疗风去浊，治筋骨拘挛瘫痪，通血脉，开窍，余皆不足尽信。此有损天盖之药，似宜删去。

不过，血液衰少、类中风者忌用。

【临床应用】

1. 瘙痒病

天麻散：天麻、防风、僵蚕、凌霄花、踯躅花各15g，枳壳、茺蔚子各22.5g，白蒺藜30g。上药研末，食前用荆芥汤调下6g。《太平圣惠方·卷24》

2. 荨麻疹

仁斋天麻散：天麻、川芎、升麻、制半夏各9g，防风、细辛、羌活、荆芥、蝉蜕、甘草各6g。挟寒者加官桂；挟暑者加柴胡、黄芩；挟湿者加茯苓、苍术。研细末，每服6g。《仁斋直指方·卷24》

3. 石棉状糠疹

知柏地黄汤加减：炒黄柏、炒知母、白附子、炒丹皮各6g，干地黄、制首乌、天麦冬、杭菊花、玄参各12g，天麻、钩藤、白芍各10g。《徐宜厚皮科传心录》

徐长卿

【药名浅释】

徐长卿始载于《神农本草经》，列为上品。别名有逍遥竹、石下长卿、对月草、竹叶细辛、山刁竹等。徐长卿，人名也。常以此药治邪病，人遂以名之。

【药性分析】

徐长卿味辛，性温，有小毒。具有镇静止痛，化湿止痛的功效。

徐长卿主治蛊毒、疫疾、温疟，久服强悍轻身。近代医籍对其主治范围延伸有：登山呕吐、晕车晕船、湿疹、水肿腹水、蛇虫咬伤、胃痛腹泻、跌打损伤、风湿关节痛、荨麻疹、神经性皮炎、牛皮癣、瘙痒等。

内服剂量建议为3~10g；外洗湿敷可酌情处理。

【临床应用】

1. 银屑病

徐长卿注射液4ml（4mg/ml）肌肉注射。每日2次。［江苏中医杂志，1985，6（5）：7.］

2. 神经性皮炎、湿疹、荨麻疹

徐长卿500g。水煎浓缩，加入0.3%尼泊金酯适量备用。外搽，每日2～4次。《长白山植物药志》

3. 皮肤瘙痒

徐长卿适量，水煎洗。《吉林中草药》

4. 带状疱疹、接触性皮炎、荨麻疹

取徐长卿、防风、牛蒡子各10g。水煎服。《安徽中草药》

5. 经行瘾疹

哈氏验方：荆芥、防风、川军、苍耳子各6g，苦参、徐长卿、浮萍、紫荆皮、地肤子、赤芍、丹皮各9g，生地15g，鲜芦根30g，甘草3g。《中医治愈奇病集成·哈荔田》

龙　葵

【药名浅释】

龙葵始载于《唐本草》。别名有苦葵、龙眼草、苦菜、天泡草、天茄子、老鸦眼睛草等。龙葵，言其性滑如葵也。苦以菜为名，茄以叶形名，天泡、老鸦眼睛皆以子形名也。

【药性分析】

龙葵味苦，性寒，有小毒。具有清热解毒，活血散结，利尿消肿，止咳止痒的功效。

《本草正义》说：龙葵可服可敷，以清热通利为用，故并治跌仆血瘀，尤为妇科退热消肿之良品也。现代将本品主治的范围扩大至痈疽、疔疮、丹毒、天疱湿疮、发背痈疽、痒疹咳喘、毒蛇咬伤、泌尿系感染及各种癌肿（子宫癌、食道癌、乳腺癌、肺癌、肝癌）。总之，凡一切痈疽、肿毒咳喘、水肿属毒邪亢盛之证皆可应用；对诸炎、诸毒、诸痛有殊效；对某些癌肿亦有效。龙葵之毒，毒在既有效又有毒的化学成分——龙葵碱，使用剂量过大或失宜，均可导致消化、神经等系统的毒性发生。因此，应用时应斟酌和谨慎。

【临床应用】

1. 湿疹、皮炎

取龙葵全草鲜品60g（干品30g）。加水800ml，煎煮至15～20ml。每日1剂，分2次服。［湖北卫生，1972，（1）：78.］

2. 毒蛇咬伤

龙葵、六叶荷等量，捣泥敷患处。［新医药资料，1973，（1）：19.］

土茯苓

【药名浅释】

土茯苓始载于《名医别录》。别名有草禹余粮、仙遗粮、山猪粪、刺猪苓等。据传禹行山乏食，采此充粮而弃其余，故有此名。本品生海畔山谷，根如盏连缀，半在土上，皮如茯苓，肉赤味涩，人取以当谷食，不饥。

【药性分析】

土茯苓味甘淡，性平。具有解毒除湿，利关节的功效。

古人称土茯苓九土之精气所种也，能健脾胃、壮筋骨、除风湿、利关节、分水道、止泻痢，主治拘挛、痈疽、喉痹、周身寒湿恶疮，尤其对杨梅疮毒及轻粉留毒、溃烂疼痛等症，必不可少。

《本草纲目》说：杨梅疮，古方不载，亦无病者，近时起于岭表，传及四方，……今医家有用疏风解毒汤治杨梅疮。不犯轻粉。……惟忌茶、肉、法面、房事。

此外本品还能解汞粉、银珠毒；土茯苓煎汤代茶，可治脓疥。

忌铁器、发物及牛、羊、鸡、鹅、鱼、肉、烧酒、茶叶等。

【临床应用】

1. 脓疱性银屑病

土茯苓饮：土茯苓30～50g，山药、黄芪、茯苓、白花蛇舌草各15g，白术、太子参、野菊花、赤石脂、蚕沙、龙葵各12g，苡仁30g。《徐宜厚皮科传心录》

2. 亚急性湿疹

土槐饮：土茯苓、生槐花各30g，甘草10g。《赵炳南临床经验集》

3. 梅毒早期

清血搜毒饮加减：土茯苓40g，白鲜皮、当归各15g，生甘草、防风、荆芥、羌活、僵蚕各10g，生大黄6g。《性传播性疾病中西医结合诊疗》

4. 霉菌性阴道炎

班氏验方：土茯苓30g，槟榔10g，苦参、忍冬藤、车前草各15g，地肤子12g，甘草6g。《国医大师·班秀文》

5. 海绵状血管瘤

夏氏验方：黄芪、蜀羊泉、木馒头各30g，党参、土茯苓各15g，白芍、生地各12g，紫草、丹皮各9g。《中医外科心得集·夏少农》

6. 湿疹

冉氏验方：银花、连翘、丹皮、黄柏、土木香、土牛膝各10g，栀子7.5g，蒲公英12g，土茯苓18g，大黄3g。《冉雪峰医案》

人参

【药名浅释】

人参始载于《神农本草经》，列为上品。别名有人薓（音参）、黄参、血参、人衔、鬼盖、神草、土精、地精、海腴、皱面还丹等。现代名称又有生晒参、红参、糖参、边条参、白参须、红参须、生晒山参。李时珍说：人蓡年久，浸渐长成者，根如人形，有神，故谓之人蓡、神草。其成有阶级，故曰人衔。其草背阳向阴，故曰鬼盖。其有五行，参色黄属土，而补脾胃，生阴血，故有黄参、血参之名。得地之精灵，故有土精、地精之名。

鉴于人参加工的方法不同，主要有四类：

①红参类：取圆参（栽培参）剪去支根及须根，洗刷干净，蒸 2 ~ 3 小时，至参根呈黄色，皮呈半透明状为宜，烘干或晒干。主要成品有红参、边条参。

②糖参类：取鲜参洗刷干净，放入沸水中浸泡 3 ~ 7 分钟，捞出，再放入凉水中浸泡 10 分钟左右，取出晾干再用硫黄熏过，然后用特别的针沿参体平行及垂直的方向扎小孔，浸入浓糖汁（100ml 溶 135g 糖）24 小时，取出后暴晒一天，再用湿毛巾打潮，使之软化。第二次扎孔后浸入浓糖汁 24 小时，取出后冲去浮糖，晒干或烤干。主要成品有白人参、糖参。

③生晒参类：取鲜参洗刷干净，日晒一天后，用硫黄熏过，晒干。主要成品有生晒参、白干参、全须生晒参。

④其他类：主要有掐皮参，加工方法与糖参相似。其次有大力参，取鲜参在沸水中浸煮片刻后晒干。

【药性分析】

人参味甘，微苦，性平。具有大补元气，复脉固脱，补脾益肺，安神益智的功效。

人参得中土清阳之气，禀春生少阳之令而生。气味均齐，不厚不薄，升多于降，故其功效甚广。《本草经》谓之：主补五脏，安精神，定魂魄，止惊悸，除邪气，明目，开心益智等。后世医家将其功效具体化有：胃肠中寒，心腹鼓痛，胸胁逆满，霍乱吐逆，恶疮疥癣，身痒，消渴等。

历代本草专著对人参论述众多，概分为三类：

一是相互配伍。汉代张仲景选用人参入方，主要有：胃肠中冷用茯苓四逆汤、吴茱萸汤、附子汤、乌梅丸；心腹鼓痛用黄连汤、大建中汤、柴胡桂枝汤；胸胁逆满用厚朴生姜甘草半夏人参汤、人参汤；霍乱用四逆加人参汤、理中丸等；吐逆用干姜黄连黄芩人参汤、竹叶石膏汤、大半夏汤、橘皮竹茹汤、麦门冬汤、干姜半夏人参丸、竹叶汤；调中用半夏生姜二泻心汤、薯蓣丸；通血脉用炙甘草汤、通脉四逆汤、温经汤；破坚积用旋覆代赭石汤、鳖甲煎丸。总之，上述众方的要旨是：或因汗、吐、下之后，亡其阴津，取其救阴；或因刚燥剂中，阳药太多，取人参甘寒之性，养阴配阳，以臻于中和之妙。

二是主要体征：凡人面白，面黄而青黧焠者，皆脾、肺、肾气不足可用之；面赤面黑者，气壮神强者不可用也。脉之浮而芤，濡、虚、大、迟缓无力，沉而迟、涩、弱、细、结代无力者，皆虚而不足者，可用也。若弦、长、紧、实、滑数有力者，皆火郁内实者，不可用也。

三是注意事项：忌铁器；肺热、精涸火炎，血热妄行忌用；气虚火炎者亦忌用。

【临床应用】

1. 新生儿丹毒

人参散：人参、防风、红花、茯苓各9g，蝉蜕15只，羌活、甘草、当归各6g，全虫10只。上药研碎，每服用灯心草、薄荷、生地同煎。《普济方·卷406》

2. 皮肤瘙痒

人参消风散：川芎、甘草、荆芥、羌活、防风、僵蚕、茯苓、蝉蜕、藿香、人参各60g，厚朴、陈皮各15g。上药研末，每服6g，茶水送下。《卫生宝鉴·卷9》

3. 梅毒

人参芪苓汤：土茯苓120g，人参0.3g，黄芪9g。上药用水2000ml，煎汤作茶饮。《疡医大全·卷34》

黄芪

【药名浅释】

黄芪始载于《神农本草经》，列为上品。别名有黄耆、戴椹、戴糁、芰草、百本、王孙、蜜炙黄芪。芪，长也，黄芪色黄，为补药之长，故名。今俗通作黄芪。黄芪本出绵上者为良，故名绵黄芪，非谓其柔韧如绵也。

【药性分析】

黄芪味甘，性温。具有补气固表，利水托毒，排脓敛疮生肌的功效。

黄芪禀天之阳气，地之冲气以生。气薄味厚，可升可降，阴中阳也。生用治痈疽；蜜炙补虚损。具体言之主治与功效有十：一大风癞病，二五瘤鼠漏，三五劳羸瘦，四产前后一切病，五虚劳自汗，六痈疽败疮，七小儿百病，八腹痛泻痢，九五脏恶血，十虚喘消渴。

我在学习黄芪相关文献的过程中，发现古人对其论述颇多创见，迄今仍有指导意义。摘录如下，仅供参考。

张锡纯：以其与发表药同用，能去外风，与养阴清热药同用，更能熄内风也。谓主痈疽、久败疮者，以其补益之力，能生肌肉，其溃脓自能排出也。表虚自汗者，用之以固外表气虚。小便不利而肿胀者，用之以利小便。妇人气虚下陷而崩带者，用之以固崩带。为其补气之功最优，故推补药之长，而名之曰耆也。

《药鉴》：其用有四：温分肉而实腠理；益元气而补三焦；内托阴证之疮痍；外固表虚治盗汗。

《本草经解》：人生之虚，万有不齐，不外乎气血二端。黄芪气味甘温，温之以气，所以补形之不足也；补之以味，所以益精之不足也。小儿稚阳也，稚阳为少阳，不生气条达，小儿何病之有！黄芪入少阳，补生生之元气，所以概主小儿之百病也。

王好古：黄芪实卫气，是表药；益脾胃，是中州药；治伤寒尺脉不至，补肾元，是里药。

胃虚，米泔水炒；暖胃、除泻痢，酒拌炒；泻心火、退虚热、托疮疡，生用，恐滞气加桑白皮。

黄芪能动三焦之火，肝气不和，禁用。阴虚宜少用，恐升气入表而里愈虚。亦为一家之心得。

【临床应用】

1. 亚急性系统性红斑狼疮

夏氏验方：黄芪40g，党参20g，大生地、白沙参、白芍各12g，黄精、麦冬各15g，地骨皮、青蒿梗、葎草各30g，银柴胡、丹皮各9g。《夏少农中医外科心得》

2. 过敏性紫癜

章氏验方：黄芪20g，当归、丹皮、防风、连翘、白鲜皮、地骨皮、紫草各10g，丹参、玄参、生地、赤芍各15g，赤小豆30g，麻黄8g。《章真如临床经验辑要》

3. 弥漫性系统性硬皮病

温阳通痹汤：黄芪、山药、赤芍各12～15g，当归、党参、丹参、茯苓各9～12g，白术、陈皮、制川草乌、桂枝各6～9g，路路通、炙甘草各9g。脾阳虚加炮姜、姜半夏、广木香、砂仁；肾阳虚加制附片、巴戟天、淫羊藿、仙茅、鹿角片（胶）、淡苁蓉；指端冰冷、青紫加细辛、鸡血藤、红藤；皮肤硬化加甲珠、皂角、川芎；溃疡不敛者加白蔹、赤小豆。《徐宜厚皮肤病临床经验辑要》

地　丁

【药名浅释】

紫花地丁始载于《本草纲目》；地丁始载于《本草逢原》。前者别名有紫地丁、箭头草、独行虎、羊角子、米布袋；后者别名有地丁草、兔耳草、犁头草、如意草等。本品处处有之，其叶似柳而微细，夏开紫花结角，平地生者起茎，沟壑边生者起蔓。地丁的产地不同，各地用药习惯也有异，如：甘地丁主产于东北、华东、湖北等；苦地丁主产于内蒙、河北、辽宁、山东等；广地丁又名龙胆地丁，主产于广东、广西；此外还有川地丁、竹叶地丁等。

【药性分析】

地丁味苦、辛，性寒。具有清热解毒的功效。

《本草乘雅》说：丁为干火，地在气中，顺承天施而成物者，地也。故主形骸地属，先承天施，为痈，为丁，为瘰，为疬，使之乃顺乎天施而畅于四肢，美之至者也。其主治范围有痈疽、疥癞、疔肿、瘰疬、目赤肿痛、毒蛇咬伤、无名肿痛、黄疸、肠炎腹泻、痢疾、九种痔疮等。

体质虚寒者忌服；痈疽漫肿无头，不赤不肿者忌用。《本草正义》曾有一段论述，颇有指导意义。“地丁，专为痈疽、疔毒通用之药，濒湖<纲目>称其苦辛寒，治一切痈疽发背、疔肿瘰疬、无名肿毒、恶疮。然辛凉散肿，长于退热，惟血热壅滞，红肿焮发之外疡者宜之，若谓通治阴疽发背寒凝之证，殊是不妥。”

【临床应用】

1. 带状疱疹

龙胆泻肝汤加减：龙胆草、甘草各5g，赤芍、黄芩、柴胡、郁金、栀子各10g，蒲公英、生地各15g，地丁、车前子各20g，银花、白茅根各30g。《李辅仁治老年病

医案》

2. 扁平疣

黄氏验方：板蓝根、磁石、代赭石各30g，地丁、石上白各18g，皂角刺、白头翁各15g，青皮6g，柴胡9g，白芍12g。《奇难杂症·黄振鸣》

3. 血栓性静脉炎

清营解郁汤：益母草60g，紫草、赤芍、丹皮各15g，地丁、甘草各30g，生大黄5~10g，三七粉3g（吞服）。《中国中医秘方大全·奚九一》

白鲜皮

【药名浅释】

白鲜皮始载于《神农本草经》，列为中品。别名有白膻、白羊鲜、地阳鲜、金雀儿椒、白鲜皮等。陶弘景说："俗呼为白羊鲜。气息正似羊膻，故又名白膻。鲜者，羊之气也。此草根白色，作羊膻气，其子累累如椒，故有诸名。"

【药性分析】

白鲜皮味苦，性寒。具有清热解毒，除湿止痒的功效。

白鲜皮禀天地清燥阴寒之气，降多升少。其药效有女子阴中肿痛、湿痹死肌、小儿惊痫、淋沥咳逆、时热发狂、鼠瘘有脓、一切热毒风、恶风、风疮疥癣赤烂、眉发脱脆、杨梅疮毒，此外还能解热黄、韭黄、急黄、谷黄、劳黄等。诚如《本草纲目》所说：白鲜皮气寒善行，味苦性燥，足太阴、阳明经去湿热药也，兼入手太阴、阳明，为诸黄风痹要药，世医止施之疮科，浅矣。

不过，下部虚寒之人，虽有湿症勿用。妇人产后余痛，应是血虚而热，非所宜也。

【临床应用】

1. 小儿荨麻疹

肖氏验方：银花、连翘、荆芥、防风、赤芍、丹皮、白鲜皮各10g，生地、葛根各15g，大黄（后下）6g，蝉衣、甘草各3g。《肖达民·新中医·1997年6期》

2. 血管性水肿

消风散加减：蝉衣3g，薄荷2.4g（后下），银花、菊花、冬瓜皮、白鲜皮、炒车前子、马鞭草、甘草梢各10g，连皮苓12g，防风、苍术各6g。《单苍桂外科经验集》

3. 银屑病

赵氏验方：丹皮、生白术、车前子、秦艽各15g，干地黄、白茅根、白鲜皮各25g，乌梢蛇、黄连、大黄、漏芦各10g。《赵炳南临床经验集》

4. 疱疹样皮炎

张氏验方：生白术、生枳壳、川芎各10g，生苡仁、白鲜皮、刺蒺藜、车前草、重楼、白花蛇舌草、白茅根、首乌藤各30g，苦参、地肤子、泽泻、黄柏、萆薢、丹皮各15g。外用：雄黄解毒散（雄黄、寒水石各30g，白矾120g）。取药粉30g与百部酒100ml，混匀外搽。《张志礼皮肤病医案选萃》

山 豆 根

【药名浅释】

山豆根始载于《开宝本草》，别名有解毒、黄结、山大豆根、苦豆根、柔枝槐、广豆根、云豆根、北豆根等。其蔓如大豆，因以为名。本品生于剑南及宜州、果州、山谷。今广西以忠州、万州为佳。

【药性分析】

山豆根的性味有三种说法：《开宝本草》说：味苦、性寒。无毒。《梦溪笔谈·药议》说：味极苦。《本草正义》说：味大苦大寒。结合临床来看，味苦，性寒有毒，较为切合实际。

山豆根具有清热解毒，消肿利咽的功效。

山豆根得土之冲气，而兼感冬寒之令以生。故能解咽喉肿痛，解诸药毒，退热消痈，热毒肿痛，五种痔痛。研汁涂疮，蛇狗蜘蛛伤等。

不过，病人虚寒，勿服，脾胃虚寒作泻禁用；虚火炎肺，咽喉肿痛者禁用。

特别提示：古代本草言其无毒，近代研究认为山豆根生药按毒性分级属有毒。其所含生物碱有高毒。广豆根的毒性较北豆根强，而北豆根是防己科蝙蝠葛的根及根茎，两者不能混淆。我认为内服以北豆根为好；外用以广豆根为佳。

【临床应用】

1. 疤痕疙瘩

豆根软膏：取广豆根研细末，与凡士林配软膏外敷。梁荻五《中药配伍应用》

2. 跖疣

山豆根、板蓝根各60g。加水3000ml，煮沸10分钟，待稍凉泡脚半小时，每日1次。[广西中医药，1983，6（4）：15.]

3. 石棉状糠疹

豆根去屑洗方：广豆根、蚕沙、五倍子各15g，猪牙皂角、透骨草、桑白皮、巨胜子各12g，桂皮、松针、炒牛子各10g。加水1500～1800ml浓煎取汁800ml左右，浸泡头部5～10分钟，然后用毛巾沾饱药汁，包裹头部，维持60分钟左右。取掉毛巾，用温水清洗头部一次，在第二次温水中，加入食醋10ml清洗即可。3日一次。《徐宜厚皮科传心录》

4. 银屑病进行期

白疕一号方：生地、生槐花各30g，山豆根9g，白鲜皮、草河车、大青叶、紫草各15g，黄药子12g。《朱仁康临床经验集》

积 雪 草

【药名浅释】

积雪草始载于《神农本草经》，列为中品。别名众多：主要有胡薄荷、地钱草、连钱草、海苏等。此草叶圆如钱，荆楚人谓为地钱草，徐仪药草图名连钱草。生于南方阴湿地，想此草以寒凉得名尔。又因好近水生，经冬不生，咸阳等地称之胡薄荷。

【药性分析】

积雪草的药性有三种说法，《本经》谓：味苦，性寒；《日华子本草》谓：味苦辛；《本草求源》谓：味甘淡平，性寒。具有清热利湿，消肿解毒的功效。

积雪草主治的病种有十：恶疮痈疽；热肿丹毒；小儿寒热；瘰疬鼠漏；风疹疥癣；赤眼喉肿；浸淫赤熛；皮肤焮红；湿热黄疸；男女血病。

虚寒者不宜。

【临床应用】

1. 带状疱疹

取鲜积雪草洗净捣烂，外敷患处或加入适当糯米粉调敷。《江西民间草药》

2. 下肢溃疡

鲜积雪草捣烂敷患处，一日一换。《江西民间草药》

3. 硬皮病

积雪苷方：从积雪草中提取积雪苷，制成片剂，每片含积雪苷6mg。每日3次，每次3~4片，6个月至1年为一疗程。《中国中医秘方大全·苏立德》

4. 口腔白斑

活血消斑方：红花、桃仁、蒲黄各9g，当归、赤芍、积雪草各12g，五灵脂6g，蔷薇根16g。（干祖望方）

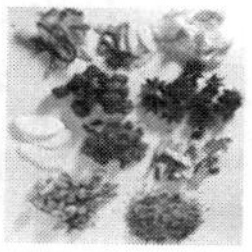

第四讲 经络用药心得

经络是人体气血运行、经过、联络的道路。经有路径的含义，像径路的无所不通；络有网的含义，像网络的包罗连接。

经包括经脉、经筋、经别、经水等。

络包括经脉、别络、孙络、血络等。

一、经络用药总则

（一）经络辨证

1. 经络与组织器官的关系

人体的心、肝、脾、肺、肾与胆、胃、大肠、小肠、膀胱等每一脏器，各自联系一经，统率着若干的络和孙络，布满于周身，使所有的器官与组织建立了各有所属的关系。其作用表现在下列四个主要方面。

（1）在生理上：《内经》说："十二经脉者，内属于脏腑，外络于肢节。"这就是说，人体内的脏腑、四肢、百骸均依赖于经络联系起来，并靠其维持气血循环不息，为筋、骨、皮、肉等提供营养，进行着新陈代谢的持久运动。

（2）在病理上：外邪侵袭人体时，若经气失常，不能发挥应有的作用，大多数外邪通过经络的道路，由表及里，由浅入深；与此同时，脏腑的内生疾患，也能通过其所属的经络循行的部位反映出来。总之，无论病因的内外、病证的虚实，在经络上，都可能反映出相应的症候群。

（3）在诊断上：集中反映在三个方面：一是根据经络的循行，明确某一经或数经的病变；二是以诊脉分辨其阴阳、表里、虚实、寒热；三是经络循行所过之处，除病者有自觉症状外，医者通过望诊或触诊也能获得若干症候的客观资料。

（4）在治疗上：选用药品，组成处方，均按药物的性味，不外乎寒、热、温、凉、平与酸、苦、甘、辛、咸。经络循行的经气输注聚汇的腧穴，以适当的方式来调整各种病理的转化，从而达到治疗的目的。

此外，还有十五络和奇经八脉。前者络穴有列缺、通里、内关、支正、偏历、外关、飞扬、光明、丰隆、公孙、大钟、蠡沟、尾翳、长强、大包，是经与经的经气交会之处，能够起到一种特殊的作用；后者八脉为督脉、任脉、冲脉、带脉、阴跷、阳跷、阴维、阳维。

2. 皮肤病的经络辨证内容

经络学说系统应用中医疮疡，始见于明代中医外科文献。《外科启玄》说：夫人之体者也，皮肤肉筋骨共则成形，五体悉俱。外有部位，中有经络，内应脏腑是也。……七窍者，目肝，耳肾，鼻肺，舌心，口脾，是五脏之窍也。如有疮疡可以即知经络所属脏腑也。经络是运行气血的道路，内源于脏腑，外行于体表，将人体内脏与皮毛、血脉、筋骨、四肢、百骸、五官联系起来，成为一个有机的整体，使人体的内外、上下保持着平衡与协调。

(1) 辨疮疡发生与传变：《洞天奥旨》说：脏腑之气血不行，则脏腑之经络即闭塞不通，而外之皮肉即生疮疡。这就是说，脏腑病变通过经络表现在外，如心经火炎可见口舌生疮；脾虚痰凝，可生肉瘿；肺热上熏，可生酒渣鼻等。

(2) 辨疮疡发生之病所：《证治准绳·疡科》说：人身之有经络，犹地理之有界分，治病不知经络，犹捕贼不知界分，其能无诛伐无过之咎乎？可见辨别经络的目的，是针对疮疡地界即病所而言，一般而论，疮疡发生在多气多血的部位容易治愈；多气少血的部位最难收功；多血少气时治宜扶正。

(二) 十二经络用药心得

1. 十二经络走向及用药心得

(1) 手太阴肺经用药心得

自中焦出，从胸走手。多气而少血。

主要用药有：桔梗、半夏、陈皮、桑白皮、茯苓、款冬花、百部、黄芩、紫苏、五味子、苏子、蛤蚧、甜葶苈、阿胶。

(2) 手阳明大肠经用药心得

受手太阴之交，从手走头。气血俱盛。

主要药物有：槐花、枳壳、芒硝、大黄、火麻仁、瓜蒌仁、丹皮、益智仁、广木香、郁李仁、槟榔、槐角、苦楝根、雷丸等。

(3) 足阳明胃经用药心得

受手阳明之交，从头走足。多气复多血。

主要药物有：生石膏、朴硝、白术、苍术、厚朴、生姜、大枣、神曲、麦芽、山楂、炙甘草、苡仁、山栀、槟榔等。

(4) 足太阴脾经用药心得

受足阳明之交，从足走胸。血少气旺。

主要药物有：诃子肉、吴萸、茯苓、白豆蔻、丁香、藿香、茵陈、芦根、人参、猪苓、二丑、竹茹、滑石、葛花、赤石脂、补骨脂等。

(5) 手少阴心经用药心得

受足太阴之交，从胸走手。少血多气。

主要药物有：人参、麦冬、远志、茯神、五味子、牛黄、黄连、石菖蒲、竹叶、甘草、生地、丹参、山楂、黄芪、苏合香油、犀角、半夏、肉桂、珍珠母、紫石英、琥珀、麝香等。

(6) 手太阳小肠经用药心得

受手少阴之交，从手走头，少气多血。

主要药物有：滑石、赤茯苓、生地、川楝子、小茴香、乌药、高良姜、葫芦巴、冬瓜仁、丹皮、桃仁、橘核等。

（7）足太阳膀胱经用药心得

受手太阳之交，从头走足。少气多血。

主要药物有：猪苓、益智仁、韭子、桑螵蛸、肉桂、山药、玄胡索、车前子、冬葵子、瞿麦、山栀、白薇、白蔹等。

（8）足少阴肾经用药心得

受足太阳之交，从足走腹。多气少血。

主要药物有：枸杞子、肉苁蓉、沙蒺藜、韭子、菟丝子、桑椹子、鹿茸、雄蚕蛾、金樱子、山茱萸、沉香、仙茅、淫羊藿等。

（9）手厥阴心包经用药心得

受足少阴之交，从胸走手。少气而多血。

主要药物有当归、血竭、茯苓、没药、黄连、冰片、五味子、犀角、麦冬、半夏、人参等。

（10）手少阳三焦经用药心得

受手厥阴之交，从手走头。少血多气。

主要药物有：苏子、黄芩、白芍、蒲黄、山豆根、山慈菇、白蔻仁、枳壳、槟榔、玄参、肉苁蓉、生石膏、肉桂、益智仁等。

（11）足少阳胆经用药心得

受手少阳之交，从头走足。多气少血。

主要药物有：黄芩、龙胆草、山栀、香附、柴胡、竹茹、乌梅、芦荟、青黛、大黄、玄参、竹叶、决明子、薄荷等。

（12）足厥阴肝经用药心得

受足少阳之交，从足走腹。少气多血。

主要药物有：青皮、益母草、柴胡、郁金、香附、羚羊角、龙胆草、玄胡索、蔓荆子、三棱、制首乌、党参、白花蛇、蛇蜕、蝉蜕、天麻、石决明、代赭石、金箔等。

2. 皮肤病经络定位及治疗特点

（1）皮肤病发生在头顶时，正中属督脉；两旁属足太阳膀胱经。病变发生在面部和乳部，属足阳明胃经（乳房属胃经，乳晕属足少阳胆经，乳头属足厥阴肝经）；病变发生在耳部前后，属足少阳胆经和手少阳三焦经；病变发生在颈及胸肋部，属足厥阴肝经（胁肋部属胆经，因其行身之侧）；病变发生在手心属手厥阴心包经，足心属足少阴肾经；病变发生在背，总属阳经；病变发生在臂部，外侧属手三阳经，内侧属手三阴经；病变发生在腿部，外侧属足三阳经，内侧属足三阴经；病变发生在腹部，总属阴经。

此外，病变发生在五官区域，眼部属肝经、耳部属肾经、鼻部属肺经，舌部属心经，口唇属脾经。

鉴于上述病变部位与经络的不同，适当加入引经药，使药力直达患处，将会收到显著的效果。如手太阳经用黄柏、藁本；足太阳经用羌活；手阳明经用升麻、石膏、葛根；足阳明经用白芷、升麻、石膏；手少阳经用柴胡、连翘、地骨皮（上）、青皮（中）、附子（下）；足少阳经用柴胡、青皮；手太阴经用桂枝、升麻、白芷、葱白；足太阴经用升麻、苍术、白芍；手厥阴经用柴胡、丹皮；足厥阴经用柴胡、青皮、川芎、吴萸；手少阴经用细辛、黄连；足少阴经用独活、知母、细辛。

（2）经络气血的多少，直接关系到病程的长短及其预后。一般来说，气少者，病情呈渐进性进展，治疗也呈缓慢性消退，如弥漫性系统性硬皮病；血少者，血流不畅，或因寒、或因阳虚、或因湿滞等因素，使皮肤损害消退缓慢，如变应性血管炎；气血充足者，常见于急性皮肤病，如急性荨麻疹，在治疗中，由于正气旺盛，给予疏风清热、凉血解毒之剂，常能在较短时间获得良好的效果。

另外，对于少气多血者，在益气的同时佐以凉血或化瘀；多气少血者，在行气或理气的同时，佐以补血或育阴。总之，视具体情况而变化，从而达到阴阳相对的平衡。

【验案举例】

皮肤扁平苔藓　王某某，38 岁。2003 年 4 月 7 日初诊。在两年前，右上肢前臂发现丘疹，微有痒感，继而向肩胛区域蔓延，市某医院病理活检报告为扁平苔癣。检查：右上肢外侧从肩关节至无名指可见宽窄不一的扁平丘疹，呈条状分布，表面略有凸起，少量抓痕。肤色略呈暗红，脉象细涩，舌质淡红，苔薄白。证属脾胃虚弱，湿瘀阻滞肤腠。诊断：皮肤扁平苔癣。治宜扶脾化湿，祛瘀通络。方用四君子、桃红四物两方合裁：党参、白芍、白术、干地黄、茯苓、当归各12g，川芎、桃仁、葛根、羌活、姜黄、红花、甘草各6g，地龙、丹参、蚕沙各10g。

二诊：一周后复诊，局部皮损略有痒感，上方加三棱、蝉蜕、蛇蜕各6g。

三周后再诊：皮损范围明显收缩，部分丘疹消退，仅留不明显的色素沉着，鉴于患者路程遥远，上方去蛇蜕，将余药原有剂量加大 10 倍，研细末，炼蜜为丸，如梧桐子大，一日 3 次，每次 6g。温开水送下。

三个月后来院检查，皮损完全平复而愈。

［方药分析］本案立法与用药，遵循两条原则：一是病变部位在右上肢外侧区域，分别是手阳明大肠经、手太阳小肠经、手少阳三焦经的循行区域；二是皮肤损害的特征为扁平丘疹，色泽暗红，呈条状分布，辨证定位在脾，因而用四君子汤和桃红四物汤为基方，取其健脾胃、化湿浊、活血通络之功；加入川芎、姜黄、葛根、羌活，冀在引经，直达病所。使桃仁、丹参、地龙活血化瘀通络软坚，蚕沙利湿，蝉蜕、蛇蜕疏风止痒。坚持治疗两月余而愈。

点评：扁平苔癣病名在中医文献尚无记载，但在现代中医皮肤科专著中，多数学者认为类似“紫癜风”。因病变部位不一，就其病因归类也略有不同，一般而论，发生于口腔者多与脾肾阴虚有关，发生于四肢区域则为脾虚运化失职、湿瘀互结居多。本案拟用四君子汤重在甘温益胃，具有健运扶脾之效。古人谓：人之一身，以胃气为本，胃气旺，则五脏宗荫；胃气伤则百病丛生。旨在治本。同时鉴于皮肤损害以粗糙肥厚为其特征，况且发生在四末，故而以治脾为主，适当加入化瘀之品。脾健湿去，而瘀滞随之疏通、气血流畅，肤得其养而愈。

（三）奇经八脉用药心得

凡人身有经脉络脉，经凡十二，络凡十五。十二经各有别络，而脾又有大络，并任督二络为十五，共二十七气。相随上下，如泉之流，不得休息，故阳脉营于五脏，阴脉营于六腑，阴阳相贯，莫知其纪，终而复始。其流溢之气，入于奇经，转相灌输，内温脏腑，外濡腠理。奇经凡八脉，不拘制于十二正经，无表里配合，故谓之奇。盖正经犹沟渠，奇经犹湖泽，正经之脉隆盛，则溢于奇经，故秦越人比之天雨降下，沟渠溢，流湖泽。

1. 奇经八脉走向及用药心得

（1）督脉用药心得

督脉起于会阴，循背而行于身之后，为阳脉之总督，故曰“阳脉之海”。其别与厥阴脉同会于巅。

常用中药有鹿茸、鹿角胶、鹿角霜、附子、肉桂、干姜、川椒、桂枝、细辛、藁本、锁阳、菟丝子、山萸肉、巴戟天、肉苁蓉、羌活、秦艽、沉香、丁香、川芎及牛、羊、猪脊髓等。

（2）带脉用药心得

带脉横围于腰，状如束带，所以总约十二经脉及奇经中七脉。

常用中药有五味子、山药、湘莲肉、芡实、金樱子、覆盆子、桑螵蛸、当归、白芍、川断、龙骨、升麻、艾叶、桃仁、菟丝子、青葙子、丁香、甘草等。

（3）冲脉用药心得

冲脉起于会阴，夹脐而行，直冲于上，为诸脉之冲要，故曰“十二经脉之海”。此与任脉主身前之阴。

常用中药有玄胡索、川楝子、香附、郁金、沉香、降香、茺蔚子、乌药、青皮、吴萸、小茴香、桃仁、当归、广木香、竹茹、陈皮、枳壳等。

（4）任脉用药心得

任脉起于中极之下，以上毛际，循腹里，上关元，至咽喉，上颐，循面，入目。此与冲脉主身前之阴。

常用中药有龟板、鳖甲、阿胶、鱼胶、淡菜、蚌水、知母、黄柏、玄参、熟地、紫河车、紫石英、何首乌、当归、柏子仁、艾叶、檀香、全虫、人乳、羊肉等。

（5）阳维阴维用药心得

阳维脉起于诸阳之会，由外踝而上行于卫分。阴维脉起于诸阴之交，由内踝而上行于营分。主一身之纲维。

常用中药有桂枝、白芍、甘草、生姜、大枣、人参、白术、黄芪、川楝子、玄胡索、蒲黄、五灵脂、熟地、乳香、没药、姜黄、川芎等。

（6）阳跷阴跷用药心得

阳跷脉起于跟中，循外踝，上行于身之左右，主一身左右之阳。阴跷脉起于足跟，循内踝，上行于身之左右，主一身左右之阴。主机关矫捷。

常用中药有麻黄、防风、苍术、炙甘草、干姜、黄柏、知母、枣仁、虎骨、玄胡索、胆南星、穿山甲、肉桂等。

2. 治疗范围

综合上述用药心得，在临床上主要用于治疗肝、脾、肾三脏的异常所导致的众多皮肤病。

（1）结缔组织病及有关免疫性疾病，如红斑狼疮、干燥综合征、硬皮病、白塞综合征等。

（2）色素障碍性皮肤病，如白癜风、黑变病等。

（3）遗传性皮肤病，如大疱性表皮松懈症（营养不良型）。

（4）皮肤附属性疾病，如斑秃（普秃）。

（5）与皮肤有关的综合征，如月经前综合征，包括月经疹等。

【验案举例】

成人硬肿病 杨某，女，48岁。一年前始觉颈项俯仰活动不便，继而发现皮肤漫肿发硬，且向肩背发展；自觉患处紧张，如绳所缚。病理活检报告：成人硬肿病。脉沉涩，舌质淡红，苔薄白。证属督脉空虚，风、寒、湿三邪乘隙杂至，经络壅蔽，气血痞塞，发为流痹。诊断：成人硬肿病。治宜益气助阳，填精补髓。处方：炙麻黄、炒白芍、当归、羌独活、鹿角胶（烊化）、川续断各10g，川椒、甲珠、上肉桂、枳壳、细辛各6g，黄芪30g，金毛狗脊、桑寄生各12g。每日1剂，分3次水煎服。

连服15剂后，项背俯仰活动自如，周身如绳所缚的紧张感完全消失。嘱服全鹿丸（中成药），每日2次，1次6g。1个月后复查，诸恙俱平而愈。

［方药分析］古人谓：督脉为病，脊强而厥。方用麻黄、二活、肉桂、川椒、细辛等一派辛热之药，旨在祛散肺经、膀胱经、肾经和督脉诸经的风、寒、湿邪，改善脊强而厥的证候群；同时加入归、芍、芪甘温扶正固本，益气养血；鹿角胶、川断、寄生、金毛狗脊填补精髓；甲珠、枳壳理气通络。综合而论，督脉得补，外邪得祛，故病愈矣。

点评：督脉行正中，统率两旁。督脉空虚，外邪乘隙而入，致使肩背发生痹塞不通诸症。遵叶氏之训，选用刚药通阳之品，附子、川椒、细辛、二活、肉桂、鹿角胶等，直通督脉，阳气一振，阴寒自散，其症霍然。

二、要药汇解

藁 本

【药名浅释】

藁本始载于《神农本草经》，列为中品，别名有藁茇、鬼新、西芎等。根上苗下似禾藁，故名藁本。本，根也。李时珍说：古人香料用之，呼为藁本香。山海经名藁茇。

【药性分析】

藁本味辛，性温。具有发表散寒，祛风胜湿，止痛的功效。

本品专入膀胱，兼入奇督。治督脉有病，脊强而厥，下行祛寒湿；寒郁本经，巅顶、脑后剧痛必用之。在治疗头痛之时，引经药各有专司，不得混淆：阳明用白芷，少阳用柴胡，太阴用苍术为宜，厥阴用川芎有效，少阴细辛略用，太阳用藁本凑功。因此，《本草求真》说：治太阳膀胱，风犯巅顶，脑后剧痛，为是经要药。又因气厚味薄，主升主阳，对头面部分的皮肤病内服外用很多，诸如祛酒渣鼻、皮肤瑕疵、粉刺、头垢白屑、悦颜色。可与木香作沐药；或与白芷作面脂。

头痛夹内热，春夏温病热痛、产后血虚、火炎头痛皆不可服。

【临床应用】

1. 皮肤痒如虫行

藁本散：藁本、刺蒺藜、人参、白花蛇各23g，枳壳、防风、威灵仙各15g，防己7.5g，研细末。每服3g，饭后用荆芥汤调服。《圣济总录·卷11》

2. 疥疮、癣

外用藁本散：藁本、蛇床子、黄柏各15g，硫黄11g，生白矾7.5g，轻粉3g。上药研细末，油蜡调膏搽患处。《医方类聚·卷196》

羌活、独活

【药名浅释】

陶弘景说：一茎直上，不为风动，故曰独活。此草得风不摇，无风自动，故名独摇草。独活是羌活母也。李时珍说：独活以羌中来者为良。故有羌活，胡王使者诸名。乃一物二种也。

＜羌活＞　始载于《神农本草经》“独活”项下，视为别名，直到唐代《药性本草》始将独活、羌活分开。《本草纲目》仍将独活与羌活合并。本品别名有蚕羌、西羌。

＜独活＞　始载于《神农本草经》，列为上品。别名有川独活、资丘独活、巴东独活、肉独活。味辛苦，性温。具有祛风散寒，通络止痛，除湿宣寒的功效。

《本草纲目》说：羌活、独活乃一类两种，以中国者为独活；西羌者为羌活。

【药性分析】

羌活味辛苦，性温。具有解表散寒，祛风胜湿的功效。

本品配独活、松节，酒煎治历节风；配川芎、当归，治头痛脊强而厥；配莱菔子同炒香，只取羌活为末，治风水浮肿。《药鉴》赞誉：痘家用之，以散肌表风热，解百节疼痛，此亦发毒追脓之要药也。归纳要点，作用有五：一是手足太阳经引经药；二是风湿相兼可祛；三是祛肢节痛；四是除痈败血；五是治风湿头痛。总之，除风湿宜重用，表风寒须轻用。对血癞多痒，偏于寒阻顽湿者用之甚佳。气血虚而偏身痛者禁用，正气虚者忌用之。

羌活、独活的药效各不相同。羌之气清，行气而发散营卫之邪；独之气浊，行血而温养营卫之气。羌有发表之功，表之表；独有助表之力，表之里。羌行上焦而上理，上属气，故云羌活入气，则游风头痛、风湿骨节疼痛可治；独行下焦而下理，下属血，故云独活入血，则伏风头痛、两足湿痹可治。二活虽属治风，而用各有别，不可不细查耳（《本草求真》）。

皮肤苦痒、风毒牙痛、百节痛风、手足挛痛劳损、奔喘逆气、女子癥瘕、腰腹疼痛、两足痹痛、金疮等，无论新旧，皆可用之。但体虚气上，阴虚体痿，血虚身痛均忌用，盛夏不宜轻用。

【临床应用】

1. 项后硬结性毛囊炎、聚合性痤疮

蜂房野菊汤：野菊花、金银花、连翘、蒲公英、紫花地丁各10～12g，浙贝母、

玄参各10g，羌活、蜂房、川芎、甘草各6g。《徐宜厚皮科传心录》

2. 荨麻疹

荆防败毒散与升麻葛根汤合裁：地肤子、荷叶各15g，蝉蜕、葛根、赤芍各10g，升麻、荆芥、防风各7.5g，羌独活、川芎、柴胡、前胡、白芷、甘草、丹皮各5g。《蒲辅周医案》

3. 湿疹

叶氏验方：防风、地肤子各4.5g，蝉蜕3g，羌活、枳壳、黄芩各6g，茯苓皮、车前子各9g，忍冬藤24g，炒谷芽12g。《骨中医临床家·叶心清》

4. 白癜风

白癜汤：当归、川芎、何首乌、菟丝子、防风、补骨脂、羌活、独活、白芷、女贞子、旱莲草。白斑在夏天加重，加紫草、茜草；白斑在冬天加重，加桂枝、细辛；白斑在春天加重加浮萍、潼蒺藜。《中国现代百名中医临床家丛书·张作舟》

葛 根

【药名浅释】

葛根始载于《神农本草经》，列为中品。别名有鸡齐、鹿藿、粉葛、甘葛、煨葛根、葛粉。李时珍说：葛从曷，谐音也。鹿食九草，此其一种，故曰鹿曷。

【药性分析】

葛根味甘辛，性凉。具有解肌退热，生津止渴，升阳透疹，止泻解毒的功效。

本品气味俱薄，体轻上升，行浮而微降。主要作用有五：发伤寒之表邪；止胃虚之消渴；解酒中之苛毒；治往来之温疟；发小儿疮疹之难出。此外，还能治疗身热、赤酒黄、金疮、时疮、血痢、蛇虫毒等。

以其气轻，善达诸阳经，尤以阳明为最。凡解散之药，多为辛热，惟本品性凉而甘，故对温热时行疫疾，热而兼渴尤良。由此感悟，凡遇传染性或流行性皮肤病，偏于毒热者皆可用之，如传染性红斑、手足口病等。不过，具体应用时，应知生葛根，重解肌清热；煨葛根重升清止泻；葛花解酒毒。

孕妇忌用；胃寒者慎用，表虚多汗忌用。

【临床应用】

1. 肿毒

葛根白术散：白术3g，茯苓、干葛、木香、赤芍、炙甘草各4.5g，枳壳7.5g。上药为散，每服9g。用水100ml，煎至70ml，去渣温服。小儿减半。《小儿病源方论·卷1》

2. 湿毒大头瘟

葛根牛蒡子汤：葛根、贯仲、甘草、牛蒡子、盐豆豉各30g。上为细末，每服9g。用水调下。《外科精义·卷19》

3. 小儿风疹

谢氏验方：升麻、葛根、桔梗、前胡、防风各5g，甘草2.5g。《谢海洲用药心悟》

陈 皮（橘核、橘红、橘叶、橘络）

【药名浅释】

陈皮始载于《神农本草经》，别名有红皮、黄橘皮、炒陈皮、姜陈皮、橘皮、广陈皮。橘皮以色红日久者为佳，故曰红皮、陈皮。其产地以东橘为好，西江者不如。须陈久者为良。

【药性分析】

陈皮味苦辛，性平。具有宽膈下气，消痰饮的功效。

本品能散能和，能燥能泻，利气调中，消痰快膈，宣通五脏，统治百病。入和中药留白，入疏通药去白，亦名橘红。产地以广为胜，以陈者为良。

本品煎汤外洗，可治风疹、恶疮、疥癞、小儿壮热等。

＜**橘核**＞　始载于《日华本草》，别名橘子仁。味苦，性温。能除因寒所生之病，如疝气、肾冷、寒嗝。

＜**橘红**＞　始载于《汤液本草》，别名芸皮、云皮、芸红、川橘红。专主肺寒咳嗽多痰，虚损方多用之。然其久咳气泄，又非所宜。

＜**橘叶**＞　始载于《本草纲目》，别名橘子叶。味辛，性平。导胸膈逆气，消乳痈。

＜**橘络**＞　始载于《本草原始》，别名橘筋。能化痰、通络。适用于痰热咳嗽等症。

凡汗多、里虚、阳气外泄者禁用。汗家、血家、痘疹灌浆时俱禁用。

【临床应用】

1. 寒性脓肿或体表小肿物

活血逐瘀汤：丹参15～30g，乌药、白僵蚕、厚朴各6～12g，三棱、莪术、白芥子、橘红、土贝母各10～15g，沉香1.5～3g。《赵炳南临床经验集》

2. 慢性荨麻疹（气郁型）

夏氏验方：制香附、陈皮各12g，郁金9g，炒枳壳6g，蔻仁3g。《中医外科心得·夏少农》

3. 慢性荨麻疹（胃肠积滞型）

施氏验方：炒谷芽、炒半夏曲（旋覆花6g同布包）、炒麦芽、焦山楂、宣木瓜、炒皂角子（晚蚕沙10g同布包）各10g，青皮炭、广皮炭、莱菔子、醋柴胡、防风、蝉蜕、乌梅炭各5g，莱菔缨、杭白芍、酒当归、黑芥穗各6g。《施今墨临床经验集》

白 芷

【药名浅释】

白芷始载于《神农本草经》，列为中品。别名有白茝、芳香、泽芬、符篱、香白芷、川白芷等。古人谓初生根干为芷，则白芷之义取乎此也。许慎说文云：晋谓之嚣，齐谓之茝，楚谓之篱。生于下者。芬芳与兰同德。故骚人以兰茝为咏，而本草有芳香，泽芬之名，古人谓之香白芷云。

【药性分析】

白芷味辛，性温。具有解表散寒，燥湿止痛，解毒排脓的功效。

本品的主治与药效范围有三大类。一是肺、脾、胃三经风热，如寒热头痛、眉棱骨痛、头目齿痛等；二是肺、脾、肾三经湿热，如漏下赤白、痈疽、头面皮肤之风，周身燥痒之痹；三是外用可作药膏或面脂，去面上黑皯、瘢疵，润泽颜色。在配伍方面，配荆芥、腊茶治风寒流涕；配椿根皮，治湿热带下；配瓜蒌仁，治乳痈；配辛夷、细辛，治鼻病，特别是对鼻塞效果更好。白芷末酒调服下，能解砒霜毒、蛇毒等。《神农本草经百种录》说：凡祛风之药，未有不枯耗津液者，白芷极香，能祛风燥湿，其质又极滑润，能和理血脉而不枯耗，用之则有利无害者也。

不过，其性燥烈而发散，血虚、气虚者忌用。痈疽已溃者勿用。

【临床应用】

1. 乳头皲裂

取白芷15g，蒲公英、苦参、硼砂、生甘草各9g。水煎取药汁温洗患处，每日2次，每次15～20分钟。[山东中医杂志，1987，(4)：19.]

2. 银屑病

内服川白芷冲剂20～30g；两小时后，照黑光，照前用30%川白芷酊涂搽患处，每日1次，6次为一疗程。[辽宁中医杂志，1982，(8)：41.]

3. 黄褐斑

桃花250g，白芷30g。浸泡于1000ml酒中，一月后取用，早晚各饮酒10ml，并用少量药酒涂搽患处。[浙江中医杂志，1986，21(2)：68.]

4. 带状疱疹

白芷、雄黄各等份，研末，醋调，外涂患处。[江苏中医杂志，1986，(2)：30.]

川　芎

【药名浅释】

川芎始载于《神农本草经》，列为上品。别名有胡芎、香果、山鞠穷、芎穷、抚芎、酒川芎等。人头穹窿穷高，天之象也。此药上行，专治头脑诸疾，故有芎穷之名。以胡戎者为佳。故曰胡芎。古人因其根节状如马衔谓之马衔芎穷。后世因其状如雀脑，谓之雀脑芎。其出于关中者，呼为京芎，亦曰西芎；出于蜀中者，为川芎；出于天台者为台芎；出于江南者，为抚芎，皆因地而名也。

【药性分析】

川芎味辛，性温。具有活血行气，祛风止痛的功效。

本品的药效，在《日华子本草》记载最详：治一切风、一切气、一切劳损、一切血。补五劳，壮筋骨，调众脉，破疗结宿血；养新血，长肉；鼻洪吐血及溺血、痔漏、脑痈、发背、瘰疬、瘿赘、疮疥及排脓，消瘀血。本品被公认为是治血虚头痛的圣药。上行头目，下行血海。通肝经，血中之气药。诚如张锡纯所说：气香窜，性温，香窜相并，其力上行，下降，外达，内透，无所不至。配细辛，治金疮；配麦曲，治湿泻；配牡蛎，治头风吐逆；配地黄，止崩漏；配参、芪，补元阳理气；配薄荷、朴硝为末，吹入鼻中，治小儿脑热，目闭赤肿等。

不宜单服久服，犯则走散真气，令人暴亡；务加他药佐之，中病便已。

【临床应用】

1. 玫瑰糠疹

蒲氏验方：干生地、丹参、蒺藜、炒地肤子各50g，当归、川芎、炒枳壳、制香附、羌活各15g，赤芍、白芷各20g，地骨皮、大青叶各25g，生甘草10g。共研细末，每日早晚各服一勺，温开水送下。《蒲辅周医案》

2. 荨麻疹

川芎茶调散：薄荷叶、香附各240g，川芎、荆芥各120g，防风450g，白芷、羌活、甘草各60g。上为细末，每服60g，食后茶清调下。《太平惠民和剂局方·卷2》

3. 血栓闭塞性脉管炎

蠲痹汤加减：羌活、独活、桂枝、秦艽、当归、川芎、地龙、制乳香、广木香各10g，黄芪、鸡血藤各10～30g。《徐宜厚皮科传心录》

鹿（鹿茸、鹿角、鹿角胶、鹿鞭、鹿筋、鹿角霜、鹿胎、鹿尾）

【药名浅释】

鹿，别名斑龙。鹿字篆文，象其头、角、身、足之形。李时珍进一步解释：马身羊尾，头侧而长，高脚而行速。牡者有角，大如小马，黄质白斑，俗称马鹿。牝者无角，小而无斑，毛杂黄白色，俗称麀鹿。

鹿茸始载于《神农本草》，列为中品。别名有青毛茸、黄毛茸、鹿茸片。

＜鹿茸粉＞ 孟诜说：鹿茸不可以鼻嗅之，中有小白虫，视之不见，入人鼻必为虫颡，药不及也。慎之。

＜鹿角＞ 始载于《神农本草经》。别名有鹿角片、鹿角。要黄色紧重尖者好，以鹿年久者更好。

＜鹿角胶＞ 始载于《神农本草经》，列为上品。别名有鹿胶、白胶。李时珍说：取粉熬成胶，或以浓汁熬成膏，为角胶。

＜鹿鞭＞ 曾以“鹿肾”之名见于《名医别录》，“鹿鞭”之名始载于《医林纂要》。别名有鹿肾、鹿冲、鹿阴茎、鹿茎筋。宰鹿后，割取阴茎及睾丸，除净残肉及脂肪，固定于木板上风干。

＜鹿筋＞ 始载于《唐本草》。

＜鹿角霜＞ 曾以“鹿角白霜”之名见于《本草蒙筌》，“鹿角霜”一名始载于《品汇精要》。古时以米泔浸鹿角七日令软，入急流水中浸七日，去粗皮，以东流水、桑柴火煮七日，旋旋加水，入醋少许，捣成霜用。现时均是提制鹿角胶后，剩下的残渣。

＜鹿胎＞ 始载于《本草新编》。

<鹿尾> 始载于《青海药材》。

【药性分析】

鹿茸性味有四种说法。《本经》谓：味甘，性温。《名医别录》谓：味酸，微温，无毒。《开宝本草》谓：味甘酸，性微温，无毒。《药性解》谓：味甘咸，性温，无毒。现代医籍多数宗《药性解》的说法。具有补肾阳，益精血，强筋骨的功效。

本品禀纯阳之质，含生发之气，因而广泛用于临床各科。内科有虚劳畏寒，男子肾腰虚冷，脚膝无力，精溢自出，眩晕虚痢等；妇科有崩中漏血，赤白带下，胎动等；皮肤科有石淋、痈肿疽疡，小便数利，泄精溺白，恶疮等；口腔科有齿牙松掉等；五官科有耳聋等；小儿科有小儿惊搐。总之，本品专入命门、督脉，兼入肝。能生精补髓，养血益阳，强筋健骨，善扶衰羸瘦，坚齿牙，益神志。不过，有火热者用之，何异于抱薪救火！

此外，鹿是山兽，属阳，性淫而游山，夏至得阴气解角，从阳退之象；麋是泽兽，属阴，性淫而游泽，冬至得阳气而解角，从阴退之象。鹿茸与麋茸的功效不同，鹿茸温补真阳以通督；麋茸温补肾水以助血，不可不辨。

<鹿角> 味咸，性温。具有温肾阳，壮筋骨，行血消肿的功效。适用于阳痿遗精、阴疽疮疡、瘀血肿痛、乳痈初起。阴虚阳亢者忌服。

<鹿角胶> 味甘咸，性温。具有滋补肝肾，益精养血的功效。适用于阳痿滑精、腰膝酸冷、便血尿血、阴疽肿痛、疮漏肿毒等。阴虚阳亢忌服。

<鹿鞭> 味甘咸，性温。具有补肾、壮阳、益精之功效。适用于劳损、肾虚耳聋耳鸣、阳痿、宫冷不孕、腰膝酸痛、活血催乳及慢性睾丸炎等。

<鹿筋> 味淡微咸，性温。具有壮筋骨，补虚益气的功效。适用于劳损、转筋、风湿关节痛。总之，能大壮筋骨，食之令人不畏寒冷。

<鹿角霜> 味咸，性温。具有温肾助阳，收敛止血的功效。适用于脾肾阳虚、白带尿频、崩漏下血、痈疽痰核、痘疮不起、疮疡肿痛等。阴虚阳亢者禁用。

<鹿胎> 味甘咸，性温。具有益肾壮阳，补虚生精，补血调经的功效。适用于精血不足、月经不调、宫寒不孕、崩漏带、血虚、血寒、虚损痨瘵等。上焦有痰热，胃中有火者忌服。

<鹿尾> 味甘咸，性温。具有暖腰膝，益肾精的功效。适用于腰膝疼痛、肾虚遗精、头昏耳鸣、阳痿等。阴虚阳亢者忌服。

综合上述，说明"鹿一身皆益人者也，而鹿茸为胜，凡阳痿而不坚者，必得鹿茸而始能坚，非草木兴阳之药可比。但必须用茸为妙"（《本草新编》）。

【临床应用】

1. 红斑性狼疮（雷诺病）

参茸当归四逆汤：当归、白芍各15g，细辛3g，通草6g，大枣6枚，桂枝、炙甘草各10g，红参5g，鹿茸1g。《国家级名医秘验方·姚树锦》

2. 黄褐斑

韩氏验方：鹿角片、巴戟天、补骨脂、山茱萸、当归、白芷各10g，枸杞子、黄精、丹参、鸡血藤各15g，熟地20g，苡仁30g。《中国现代百名中医临床家丛书·韩

冰》

3. 系统性硬皮病

张氏验方：仙茅、巴戟天、桂枝、鹿角胶（蒸化）、香附各10g，淫羊藿、虎杖、鸡血藤各30g，熟地、丹参各15g，蜂房9g。《名中医临证精华·张锡君》

龟　板（龟板胶）

【药名浅释】

龟板始载于《神农本草经》，列为上品。别名有神屋、败龟板、败将、漏天机、龟甲、乌龟壳、醋龟甲等。李时珍曰：并隐名也。韩保升说：湖州、江洲、胶州者骨白而厚，其色分明，供卜、入药最良。其头方脚短，壳圆版白者，阳龟也；头尖脚长，壳长版黄者，阴龟也。阴人用阳，阳人用阴，今医家亦不知如此分别。

<龟甲胶>　始载于《景岳全书》，曾以“龟胶”名见于《本草汇言》，别名有龟胶、龟板胶。

【药性分析】

龟板性味有三种说法。《本经》谓：味咸，性平。《开宝本草》谓：味咸甘，性平，有毒。《本草蒙筌》《药性解》也有类似说法。《药鉴》谓：味咸甘，性平，无毒。药用当为败龟板，取其长年得阴气多，故有益阴之功；若新剖龟甲，则会有毒，不宜频用，不可不辨。本品具有滋阴潜阳，益肾强骨，养血补心的功效。

龟通任脉，以补心、补肾、补血为主，专行任脉，上通心气，下通肾气。所主诸病皆属阴虚血弱。如脾统血，脾血不统，则漏下赤白，本品味甘益脾；疟、癥瘕，均有湿热之邪，聚结阴分，本品阴寒，可清热，气平可利湿。火结大肠，则生五痔；湿浊下注，则患女子湿痒阴疮。肺合大肠，肾主阴户，性寒可去热，气平可消湿。湿盛则重溺，味甘益脾，气平去湿，湿行则四肢健。小儿肾虚，则囟骨不合，本品补肾阴而主之。此外，龟甲烧灰，可治小儿头疮、女人阴疮、脱肛。

阳虚假热者禁用，脾胃命门虚寒等证亦禁服，这是由于本品至阴大寒，多用必伤脾土。病人虚而无热者不能用。

龟甲胶味甘咸，性寒。具有滋阴、养血、止血的功效。本品气味浓厚，尤属纯阴，适用于阴虚潮热、骨蒸盗汗、腰膝酸软、肺热咳喘、消渴烦扰、热汗惊悸、谵妄狂躁、血虚萎黄等症。总之，凡一切阴虚、血虚之症皆可用之。

《本草求真》说：龟胶，经板煎就，气味益阴，故《本草》载：板不如胶之说。以板炙酥，煅用，气味尚淡，故补阴分之阴，用板不如用胶，然必审属阳旺，于阴果属亏损，凡属微温不敢杂投，得此，则阳得随阴化，而阳不致独旺。否则，阴虚仍以熟地为要。服之阴既得滋，而阳乃得随阴而不绝也。是以古人滋阴，多以地黄为率，而龟板、龟胶，止以老热骨蒸为用，其意实基于此矣。使不分辨明晰，仅以此属滋阴，任意妄投，其不损阳败中者鲜矣。黄宫绣之言，值得仔细玩味。

【临床应用】

1. 过敏性紫癜

张氏验方：生地、败龟板、金狗脊、菟丝子、女贞子各12g，黄柏、知母、谷麦

芽各9g，旱莲草、鲜藕节各30g，乌梅40g，大枣6枚。《临证偶拾·张羹梅》

2. 黑变病

朱氏验方：生熟地、丹参各60g，丹皮、龟板、知母、黄柏各30g。研细末，炼蜜为丸，每丸9g，日服2丸。《朱仁康临床经验集》

3. 口腔扁平苔藓

夏氏验方：金雀根、土茯苓各30g，党参、枸杞子、玄参、麦冬、龟板各12g，黄连6g，知母9g，凤尾草15g，灯心草5g。《中医外科心得·夏少农》

鳖 甲（鳖甲胶）

【药名浅释】

鳖甲始载于《神农本草经》，列为中品。别名有神守、鳖壳、团鱼壳、甲鱼壳、制鳖甲。李时珍说：鳖行蹩躠，故谓之鳖。淮南子说：鳖无耳而守神。守神之名以此。

【药性分析】

鳖甲味咸，性微寒，具有滋阴潜阳，软坚散结，退热除蒸的功效。

本品为肝、脾、肾血分药，能消癥瘕坚积，除骨节间血虚劳热、妇人血癥恶血；治产难，能坠胎及阴脱；小儿惊痫，斑痘烦喘；消疮肿肠痈，仆损瘀血，去阴蚀、痔漏、恶肉。鳖之肉补多而攻少，鳖之甲，攻多而补少，这是由于其性善攻，而其味仍补的缘故。

＜鳖甲胶＞　始载于《卫生宝鉴》，具有滋阴退热，补血消瘀的功效，适用于阴虚潮热，肛门肿痛，血虚经闭等。

鳖与龟同是阴类，但其性实不同。龟性静而不动，鳖性动而不静，故龟长于补，而鳖长于攻；龟可为膏以滋阴，鳖可为末以攻坚，滋阴者可以久服受益，攻坚者可以暂用而收功，当辨之。

介虫阴类药，主治阴经血分之病，然其各不相同，如鳖甲乃厥阴肝经血分之药，色青入肝，所主病证有疟劳寒热，痃瘕惊痫，经水痈肿阴疮；玳瑁色赤入心，所主病证有心风惊热，伤寒狂乱，痘毒肿毒；秦龟色黄入脾，所主病证有顽风湿痹，身重蛊毒；水龟色黑入肾，所主病证有阴虚精弱，腰脚酸萎，阴弱泻痢。

肝虚无热忌用；妊娠禁用。凡阴虚泄泻，产后泄泻，产后饮食不消，不思食及呕恶等症均忌之。

【临床应用】

1. 唇炎

取鳖甲及头，烧灰存性，外敷。《本草纲目·卷45》

2. 龟头生疮

鳖甲一枚，烧灰存性，研细末。鸡子白调敷外搽。《本草纲目·卷45》

3. 系统性红斑狼疮（血分毒热，气阴耗伤）

清骨散加减：青蒿15～30g（后下），白薇、炙鳖甲（先煎）、大生地、太子参各15g，银柴胡、知母、丹皮、雷公藤各10g，葎草30g，白芍12g，炒常山6g。《周

仲瑛临床经验辑要》

4. 经期过敏性紫癜

升麻鳖甲汤加味：升麻4g，甘草、当归各9g，雄黄1.5g，生地、鳖甲、玄参、紫草各30g，木通3g，蝉蜕10g，丹皮15g。《张惠玲·新中医，1995，1.》

紫 河 车

【药名浅释】

紫河车始载于《本草纲目》。别名有胎盘、胎衣、混沌衣、混元母、佛袈裟、仙人衣、胞衣、人胞、人盘等。人胞，包人如衣，故曰胞衣；方家讳之，别立诸名焉。丹书云：天地之先，阴阳之祖，乾坤之橐籥，铅汞之匡廓，胚胎将兆，九九数足，我则乘而载之，故谓之河车。其色有红、有绿、有紫，以紫色为良。

紫河车古方不分男女。近世男用男、女用女；一云男病用女，女病用男。初生者为佳，次则健壮无病妇人者也可。

【药性分析】

紫河车味咸，性温。具有补精、养血、益气的功效。

本品为人之气血所生，能大补气血，治一切虚劳损疾，治虚损有五：一损肺，皮聚毛落；二损心，血脉衰少，不能荣于五脏六腑；三损脾，肌肉消脱，不能饮食；四损肝，筋缓不能收持；五损肾，骨痿不起。疗六极有：血极、气极、筋极、肌极、骨极、精极。但应注意以初胎及无病妇人为良。有胎毒者害人，可用银器试之。

此外在《本草新编》一书中提到了紫河车与脐带的关系：脐带之功，虽不及于紫河车，而补益之功，大非草木可比。盖脐带为接续之冠，实性命之根蒂也……凡气弱者，可接之以重壮；气短者，可接之再延；气绝者，可接之以再活。

阴虚火动者禁用。

【临床应用】

1. 解诸蛊毒（草蛊、蛇蛊、蜣螂蛊）

取胎盘一具，洗切，晒干为末。温水调服。《本草纲目·卷52》

2. 斑秃

大补元煎加减：人参6g，炙甘草、山茱萸、杜仲、山药、女贞子、桑椹子、楮实子、沙苑子、肉苁蓉、桑寄生、补骨脂、柴胡、香附、石斛、红花、川芎、蛇蜕、桑叶、杭菊花、白僵蚕各10g，熟地、当归、枸杞子、制首乌、旱莲草、夜交藤、丹参、白鲜皮各15g，紫河车3g。研末冲下。《张景岳医方精要》

3. 阿狄森黑变病

施氏验方：紫河车、山萸肉、熟地、鹿角胶、金石斛、酒白芍、沙苑子、炙黄芪、白术各60g，上肉桂、酒川芎、广陈皮、砂仁各15g，川附片、破故纸、酒当归、杜仲、川断、茯苓、茯神、旱莲草、车前子、血余炭、山楂炭、焙内金、丹皮、泽泻、炙草梢30g。共研细末，怀山药600g打糊为小丸，每日早晚各服10g，白开水送下。《施今墨临床经验集》

穿山甲

【药名浅释】

穿山甲曾以“鲮鲤甲”名，始载于《名医别录》；穿山甲之名，始见于《图经本草》，别名有甲片、龙鲤、石鲮鲤、麒麟甲、炮山甲、醋山甲、醋甲珠。李时珍说：其形肖鲤，穴陵而居，故曰鲮鲤，而俗称为穿山甲。郭璞赋谓之龙鲤。《临海记》云：尾刺如三角菱，故谓石鲮。

【药性分析】

穿山甲味咸，性微寒。具有通经下乳，消肿排脓，疏风通络的功效。

《本草纲目》说：风虐、疮科、通经下乳，用为要药。具体言之，主治有山岚瘴疟、恶疮癣疥、蚁漏、痔漏、风湿冷痹、乳奶肿痛、痈疽肿毒等症，以及脓未成者能消，已成者能透，为风疟疮科要药。总之，凡血凝、血聚皆能用之。张锡纯恒用山甲、皂刺、花粉、知母、乳香、没药、金蜈蚣治疔、痈初起未成脓，横痃（鱼口便毒之类）等症极有效验。

穿山甲方用或炮，或烧，或酥炙、醋炙、童便炙，或油煎、土炒、蛤粉炒，当各随本方，未有生用者。仍以尾甲乃力胜。在临床上，未有生用，必须炮制。

其性专行散，中病即止，不可过用；元气虚者慎用，肝气虚者禁用。

【临床应用】

1. 婴儿湿疹（眉区）

取穿山甲前腩鳞，炙焦为末，清油调敷。《本草纲目·卷43》

2. 聚合性痤疮

变通活命饮：白芷、花粉、皂角刺、当归、甘草、赤芍、制乳香、制没药、浙贝母各3~6g，蒲公英、金银花各12g，陈皮、川芎各6g，炮甲珠3g。（经验方）

3. 静脉炎

活血解毒饮子：丹参25g，当归、赤芍、川牛膝、甘草各20g，王不留行、蒲公英、银花、黄芪各30g，乳香10g，地龙、皂刺、甲珠、红花各15g。《张琪临床经验辑要》

4. 外阴白斑

黄氏验方：山萸肉、丹皮、泽泻、皂角刺各12g，熟地、山药、三棱、茯苓、炒山甲各18g。《奇难杂症·黄振鸣》

5. 红斑性肢痛症

赵氏验方：银花、蒲公英各15g，地丁、花粉、鬼箭羽各10g，白芷、木瓜、炒山甲各4.5g，赤芍、炒皂刺各6g，乳香、没药各3g，西黄丸每日2次，每次3g。《赵炳南临床经验集》

浮萍

【药名浅释】

浮萍始载于《神农本草经》，列为中品。别名有水花、水白、水苏、水廉等。陈藏器说：水萍有三种，大者曰苹，叶圆，阔寸许。小萍子是沟渠间者。《本经》云水萍，应是小者。其背面紫赤若血者，谓之紫萍，入药为良。

【药性分析】

浮萍味辛，性寒。具有发汗解毒，透疹，祛风止痒，利水消肿的功效。

浮萍专得水气之清阴，其体轻浮，其性清燥，能祛湿，凡暴热身痒，恶疾疠疮遍身皆可用之。此外，还主治热毒、胁肿痛、炭火烧、风疹、蛇咬毒入腹，长须发，治消渴、风湿痛痹、脚气、跌打损伤、目赤翳膜、口舌生疮、癞风丹毒等。总之“发汗胜于麻黄，下水捷于通草，一语括尽浮萍治功”（《本草求真》）。

不过，身痒为风寒之邪，宜以麻桂取微汗；湿热不汗出而痒，宜浮萍主之。应以区别。

血虚肤燥，服之血涸则死，气虚风痛，服之汗不止，二者禁用（《得配本草》）。表气虚而自汗者不用。

【临床应用】

1. 湿疹

程氏验方：生地20g，浮萍、白鲜皮、地肤子各15g，丹皮、赤芍、西河柳各7.5g，蝉蜕4g。《程门雪医案》

2. 日光性皮炎

许氏验方：生地、银花、生首乌各12g，赤芍6g，连翘、牛蒡子、白鲜皮各9g，蝉蜕、浮萍各3g。《许履和外科医案医话集》

3. 传染性红斑

朱氏验方：生地15g，丹皮、赤芍、知母、黄芩、浮萍、竹叶、白蒺藜、六一散（包）各6g，蝉蜕、炙僵蚕各3g，忍冬藤9g。《朱仁康临床经验集》

4. 植物日光性皮炎

浮萍、白鲜皮、车前子、木通各9g，银花、连翘各18g，蒲公英15g，苡仁12g，生甘草30g。《赵炳南临床经验集》

益母草（茺蔚）

【药名浅释】

益母草始载于《神农本草经》，列为上品。别名有益母、益明、贞蔚、野天麻、猪麻、益母草、酒益母草等。此草及子皆茺盛密蔚，故名茺蔚。其功宜于妇人及明目益精，故有益母之称。其茎方类麻，故谓之野天麻。俗呼为猪麻，猪喜食之也。李时珍说：益母草之根、茎、花、叶、实并皆入药，可同用。

【药性分析】

益母草茎叶味辛微苦；茺蔚子味辛甘微温；花味微苦甘；根味甘。具有活血调经，利尿消肿的功效。

益母草主治风瘙痒、浮肿，消恶毒、疔肿、乳痈、丹毒，调经解毒、血尿泻血、疳痢痔疾，治跌仆内伤瘀血、大小便不通。此外还能主治粉刺，入面药令人光泽，主子死腹中及产后血胀闷。

益母子能明目益精，疗头痛心烦，能顺气活血，养肝益心，通血脉，填精髓，调妇人经脉，治产后胎前诸病。久服既可轻身，又可令人有子。

总之，若治手、足厥阴血分风热，明目益精，调女人经脉，单用茺蔚子为良。若治肿毒疮疡、消水行血、妇人胎产诸病，则宜并用为好。这是因为益母草的根、茎、花专于行，而子则行中有补的缘故。此外，《本草新编》对益母草的应用经验值得借鉴：其名益母，有益于妇人不浅。然不佐之归、参、芎、术，单味未能取胜，前人言其胎前无滞，产后无虚，谓其行中有补也。但益母草实非补物，只能作补药以收功，故不宜多用。

【临床应用】

1. 老年性瘙痒症

祛风止痒汤：牡蛎、珍珠母各30g，生地、当归、益母草、夜交藤各24g，丹皮15g，防风12g，荆芥、甘草各9g，蝉蜕7g。《中国当代名医验方大全·钟益生》

2. 黄褐斑

得生丹加减：丹参、当归、赤芍、白芍、枳壳、泽兰各15g，益母草、生地、牛膝各25g，柴胡、川芎、木香、炙甘草各10g。《刘奉五妇科经验》

3. 经期荨麻疹

黄氏验方：生地20g，麦冬、白芍、玄参、花粉各15g，丹皮、益母草各10g，黑豆30g，甘草6g，丹参12g。《黄绳武妇科经验集》

黄　柏

【药名浅释】

黄柏始载于《神农本草经》，列为上品。别名有黄檗、檗木、黄柏炭、酒制黄柏、盐制黄柏。据《本草经考注》引用《说文》：檗，黄木也。

【药性分析】

黄柏味苦性寒，具有清热燥湿，泻火除蒸，解毒疗疮的功效。

黄柏禀寒水之精，得中土之化，有交济阴阳，调和水火之功，所治至广。《本草发挥》谓其功效有六：泻膀胱龙火一也；利小便热结二也；除下焦湿肿三也；治痢疾先见血四也；去脐下痛五也；补肾气不足、壮骨髓六也。具体言之，凡肌肤热赤，肠胃结热，黄疸疮痔，女子漏下赤白、阴伤蚀疮，男子阴痿茎上疮、骨蒸，脚膝无力，疥癣口疮等皆治。

生用降实火，蜜炙则不伤胃，炒黑能止崩带。酒制治上，蜜炙治中，盐制治下。

脾胃虚缓，尺脉细弱，二者禁用。

【临床应用】

1. 口腔溃疡

封髓丹加减：炙甘草10g，盐水炒黄柏、炒白术、党参各7.5g，砂仁5g，大枣4枚。《蒲辅周医案》

2. 剥脱性角质松懈症

滋阴八味丸：山药、山萸肉各120g，丹皮、茯苓、泽泻、盐水炒黄柏、盐水炒知母各90g，熟地240g。炼蜜为丸如梧桐子大，空心或午前用盐开水送下百余丸。《张景岳医方精要》

鸭跖草

【药名浅释】

鸭跖草始载于《唐本草拾遗》。别名众多，《本草纲目》载有八种，《中药大辞典》载有五十三种，然其常用有鸡舌草、碧竹子、兰花竹叶草等。叶如竹，高1~2尺。花深碧色，有角与鸟嘴。

【药性分析】

鸭跖草味甘，性寒。具有清热行水，凉血解毒的功效。

鸭跖草能治水肿、脚气、丹毒、鼻衄、尿血、血崩、咽喉肿痛、痈疽疔疖等。耿鉴庭老先生对本品的应用有三：一是咽关红肿或腐破，用之可清热消肿利尿；二是鹅口疮，用之使以清热利湿；三是喉痈、喉疔，用之可除脓解毒。并说治蛇犬咬，功力不在半支莲之下。

脾胃虚弱者用量宜小。

【临床应用】

1. 急性咽炎

鸭跖桑皮赤豆汤：鸭跖草、桑白皮各10g，赤小豆、荷叶各12g，甘草、东葵子各4g，桔梗6g。《中医临床家·耿鉴庭》

2. 扁桃体炎

鸭跖赤豆汤：鸭跖草12g，赤小豆30g。肿痛明显加金莲花。《中医临床家·耿鉴庭》

3. 小儿丹毒

鲜鸭跖草100~150g（干者100g），水煎服或捣汁服。《浙江民间常用草药》

4. 多发性跖疣

鸭跖草洗方：鸭跖草、蚕沙、石榴皮、五倍子各15g，乌梅、枯矾、威灵仙各12g，细辛10g。每剂加水1500~1800ml，浓煎取汁500~800ml，待温，浸泡患处15~20分钟，每日2次。《徐宜厚皮科传心录》

柴胡

【药名浅释】

柴胡始载于《神农本草经》，列为上品。别名有地熏、芸蒿、山菜、茹草、柴胡、醋柴胡、酒柴胡、鳖血柴胡等。此草根紫色，今太常用茈胡是也，又以木代系，相承呼为柴胡。柴，古字谓茈。李时珍说："茈之有柴、紫二音。茈姜、茈草之茈皆音紫，柴胡之茈音柴。柴胡生山中，嫩者可茹，老则采而为柴，故苗有芸蒿、山菜、茹草之名，而根名柴胡也。”

【药性分析】

柴胡味苦，辛，性微寒。具有解表退热，疏肝解郁，升举阳气，截疟等功效。

柴胡禀仲春之气以生，兼得土之辛味，因此，其主治范围甚广。主要有：祛肠胃中结气，饮食积聚，寒热邪气，心下烦热，诸痰热结实，五脏间油气，胸中邪逆，骨节烦痛，时疾内外热不解，湿痹拘挛等。归纳要点有四：一是左右旁胁下痛；二是日晡潮热往来；三是在脏调经主血，在肌气上行经；四是手足瘙痒，表里四经的要药。

柴胡在应用中，与他药的相互配伍，也是至关重要。如泻肝火、去心下痰结热烦，配黄连猪胆汁炒；治疮疡、散诸经血凝气聚，配连翘；肠胃极痒难忍，配芍药、山栀、花粉；郁火正炽，配白芍，山栀；阴虚火旺初期配青蒿、地骨皮、丹皮、麦冬；经脉不调入四物、秦艽、川断、丹皮；产后血积，用四物、三棱、莪术、马鞭草；散郁气而内畅用逍遥散；补元气用补中益气汤等。

历代用柴胡之方不胜枚举，然而其要点有三：一是除本经头痛非他药所能止；二是往来寒热非柴胡栀子不能除；三是治郁，柴胡开郁优于香附。此外，解郁用北柴胡；虚热用软柴胡；外感生用；升气酒炒；下降用梢；上升用根；干咳蜜炒。不过，阴虚火旺，肾虚泄泻不应服之。

【临床应用】

1. 胁肋丹毒

柴胡清肝汤：川芎、当归、赤芍、生地、柴胡、黄芩、山栀、花粉、防风、牛蒡子、连翘、甘草结各3g。《外科正宗·卷2》

2. 唇炎

柴胡清肝散：柴胡、黄芩、当归、生地、丹皮各3g，黄连、山栀各2.1g，川芎1.8g，甘草1g。《口齿类要·卷23》

3. 妇人阴疮

逍遥散：当归、白芍、茯苓、白术、柴胡各3g，香附2.4g，丹皮2.1g，甘草1.8g，薄荷1.5g。《疡科遗编·卷上》

4. 乳房异常发育症

逍遥调经汤：当归、生地、白芍、陈皮、丹皮、川芎、香附、泽兰、乌药、青皮、玄胡、柴胡、黄芩、枳壳（说明：原书无药量）。《疮疡经验全书·卷3》

蛇　莓

【药名浅释】

蛇莓始载于《名医别录》。别名有鸡冠果、野杨梅、地莓、蚕莓、蛇泡草、蛇藨等。近地而生，故曰地梅。蚕老时熟红于地，其中空者为蚕莓；中实极红者为蛇残莓。人不啖之，恐有蛇残也。

【药性分析】

蛇莓味甘，酸，性大寒，有毒。具有清热凉血，消肿解毒的功效。

蛇莓主治的范围主要有咽喉肿痛、痈肿疔疮、蛇虫咬伤、炭火伤、痢疾惊痫、口舌生疮、风火牙痛、跌打损伤等。此外，凡虚寒证及体虚者忌用。

历代多认为有毒，近代研究本品毒性小，动物实验对小鼠心、肝、肾无明显损害。临床上少数患者服药后有一定的不良反应，说明本品属小毒之列。

【临床应用】

1. 阴痒

蛇莓适量水煎，外洗阴部。《山西中草药》

2. 小儿口疮

蛇莓、枯矾研细末，先用盐水加枯矾洗患处，再敷上药粉。《贵阳民间草药》

3. 蛇虫咬伤

鲜蛇莓炒，捣烂外敷。《江西民间草药》

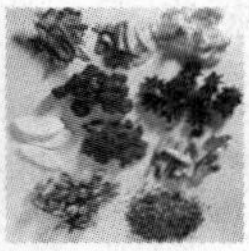

第五讲 花类药用药心得

一、花类药应用的回顾

花类药的数量在本草中记载虽少，但历代文献对其功效的阐述颇多。《神农本草经》载花类药 6 种，开创了花类药治疗皮肤病的先例。唐·孙思邈《千金翼方》治瘙痒用柳花，悦人面用旋覆花。元·朱震亨《丹溪心法》介绍他以花类药为主治疗皮肤病的经验，如凌霄花散治疠风，仅用凌霄花末，酒调送下治身上瘙痒。明·李时珍《本草纲目》集中地反映了花类药治疗皮肤病的重要成就，风热面肿用辛夷花；酒渣鼻用紫葳、旋覆花、蜀葵花、马蔺花、梨花、木瓜花、杏花、樱桃花、桃花；面疱用凌霄花、曼陀罗花、桃花；白发变黑用榴花；丹毒用银花；风瘙疹痒用苍耳花、楝花；疣痔用芫花；恶疮用银花、黄芪花；杨梅疮用银花、野菊花、槐花；风癞用杨花、凌霄花；热疮用葵花、荷花；湿疮用桃花；软疖用白梅花；秃疮用黄葵花、桃花等。《现代中药材鉴别手册》中将花类药列为专章，载有花类药 52 种，对其从化学成分、形态、性状、显微、理化、产地等项均有图文并茂的详尽叙述，对其鉴别真伪，将会发挥重要的参考作用。近人赵炳南自拟红花、鸡冠花、玫瑰花、凌霄花、野菊花组成的凉血五花汤治疗玫瑰糠疹、多形性红斑、红斑狼疮等皮肤病常获良效。

二、花类药用药总则

（一）花类药的适应证

笔者在学习上述文献的过程中，从临床实践中体会到：凡花类药皆质地轻扬，大多能升能浮，能宣能透，具有轻而扬之的作用，在“十剂”中应属轻剂的范畴。引起皮肤病的原因虽多，但从脏腑辨证的角度，肺主皮毛，心主血脉则是部分皮肤病辨证论治的主要依据。因此花类药的轻扬宣达，既能治六淫外邪客于皮毛的疮疡；又能治火热郁抑于心血的肤疾，使之从汗而泄，或者火散而愈。

（二）花类药举要

常用花类药有杭菊花、金银花、野菊花、绿萼梅、厚朴花、槐花、款冬花、红花、白扁豆花、凤仙花、玫瑰花、鸡冠花、月季花、山茶花、蔷薇花、凌霄花、葛花、栀子花、茉莉花、辛夷花、金莲花、丁香、玉米须、西红花、代代花、佛手花、谷精草、莲须、密蒙花、蒲黄、荷花等。

比较少用的有桃花、白茅花、芫花、葵花、石榴花、白槿花、合欢花等。根据各种花类药的不同性能，有的单用，有的相须，或者与他药配伍而用。总之，视具体病情而采用内服或者外用。

【验案举例】

案1　酒渣鼻　王某某，男性，26岁。2004年4月6日初诊。鼻红达3年之久，若饮酒或进食辛辣之味，鼻红明显加重。检查：鼻准头及鼻翼两侧可见弥漫性红斑，压之退色，毛孔扩大，油腻，其间杂生针帽大小的脓疱少许，询之大便秘结，3～4日一行，脉细数有力，舌质红，苔少。证属肺胃郁热，上熏于鼻窍使然。诊断：酒渣鼻（红斑期）。治宜清宣肺胃郁热，佐以通腑化湿解毒。方用栀子金花丸加味：焦山栀、酒炒黄芩、炒丹皮、赤芍、红花、凌霄花、升麻各6g，银花炭15g，生白术18g，枳实3g。水煎服，一日一剂，分3次，每次200ml。饭后30分钟温服。

二诊：1周后复诊，鼻区红斑、脓疱明显减轻，便秘、油腻亦有改善。嘱其按上方加重剂量15倍，研细末，茵陈200g，浓煎取汁泛丸，如梧桐子大。一日3次，每次6g。饭后30分钟，用温开水送下。

2个月后复查，鼻区红斑等基本消失，仅在天气炎热之时，或者饮酒还会出现短暂的红斑，持续半天后，即能恢复正常。

［方药分析］方用焦山栀、酒炒枯芩直清肺胃郁热；红花、凌霄花、丹皮凉血活血，消退肤腠红斑；银花既解热毒，又扶胃气，邪热去而胃气不伤；升麻引药上行，通达鼻腔，促使药效的充分发挥。大便秘结，反映肠浊不除，肺胃郁热难以消退，故而加用扶脾通便的枳术丸。然其白术与枳实的份量必须是6∶1。否则达不到扶脾通便排浊的目的。

点评：清代沈金鳌《杂病源流犀烛》曾有一段关于面部诸病的治疗要点："或有上焦火毒，或有肺脾风湿搏热，皆面上杂病也。治之俱当以阳明为主。"沈氏之言，给我两点启示，一是凡面部杂病，首治阳明；二是选药用方必须疏散风热，或者清化湿热，花类药则具备前者所言功效。方用黄芩清肺胃之热，酒炒既能降其苦寒，又能助长药性上升。银花清热解毒之效古今常用，银花炒炭，则能入血分，清解血分之毒，较之银花更为显著，近代名医赵炳南教授，在其经验集中有详尽的论述。凌霄花清宣肺热。综合达到清宣肺胃郁热之效。此外，药丸制剂不用蜜丸，而用茵陈浓煎取汁泛丸，这是基于两点考虑：蜂蜜不利于湿热之邪的清化，而茵陈则是清化湿热的圣药，用之则可收到清热利湿两者兼得之功。

案2　口周皮炎　钱某，男性，35岁。2004年7月3日初诊。据述近两年来，发现口周及胡须区域的皮肤反复出现炎性丘疹，少量脓疱，痛痒相兼，甚为痛苦。检查：口周的鼻唇沟、下唇、下颏类似口罩区域，可见炎性丘疹，少量针帽大小的脓疱，呈密集分布，询之，偏嗜烧烤或火锅之类的食物，脉数有力，舌质红，苔薄黄微干，证属脾胃湿热蕴结，上熏于口唇。诊断：口周皮炎。治宜清泄脾胃湿热。方选泻黄散加减：生石膏15～30g，黄芩、藿香、焦山栀各10g，红花、凌霄花、荷花、槐花、甘草各6g，银花炭、野菊花、皂刺炭、浙贝母、桔梗各12g。水煎，一日一剂。分3次，每次200ml，饭后30分钟温服。

二诊：5天后复查，局部疼痛明显减轻，未见新起的皮肤损害。守上方再服

7剂。

10天后复诊，皮肤损害基本消退，改用栀子金花丸（焦山栀、银花按1∶5的比例研末，水泛成丸如梧桐子大）一日3次，每次6g。温开水送下。以防死灰复燃。

［方药分析］方用生石膏清胃热；黄芩泻脾、肺伏火；焦山栀清理三焦之火；红花、凌霄花、荷花、槐花分别清宣肺、胃、大肠、脏腑郁热，使热邪从下窍排出；藿香芳香醒脾；银花、野菊花清热解毒；皂刺、浙贝母、桔梗排毒散结；甘草泻火解毒，调和诸药，共奏清宣脾肺郁热，使热毒得以清除，诸恙俱平。

点评：本病发生的部位集中在口唇四周，是足阳明胃经、足厥阴肝经和任脉三经所环绕的区域，在肝脾二经湿热互结，郁久不化则变生毒热，上熏于口唇，遂生疮疡。案中以泻黄散为主，清化湿热，酌加解毒散结之品，故而取得效果。

案3　日光性皮炎　余某，女性，26岁。2003年6月8日初诊。一周前去海南岛旅游，在海中戏水时间稍长，上岸后感觉面部和躯干皮肤发红、发痒。返汉后到市某医院皮肤专科就诊，诊断为日光性皮炎。给予对症治疗。但其面部仍然发红发痒。遂来我处求治。检查：躯干皮肤红痒略有减轻，但其面部特别是眼睑四周皮肤红肿，并有少量糠秕状鳞屑脱落，自觉刺痒不适，口干喜饮，小便短黄。脉数有力，舌质红，苔少。证属暑热邪气，骤袭体表，灼伤肤腠。诊断：日光性皮炎。治宜涤暑清气，凉血解毒。方用白虎五花汤加减：生石膏、绿豆衣各15g，南北沙参、银花、金莲花、青蒿、山药、天麦冬各10g，凌霄花、红花、玫瑰花、浮萍各6g，白茅根、芦根各12g。嘱其凉水湿敷面部，一日3～4次；每次5～10分钟。

二诊：一周后复诊，面部、眼睑红肿和刺痒明显减轻，鳞屑稍多。守上方加玉竹、石斛各12g。

10天后来我处告知，3天前面部红肿和痒感均除，鳞屑明显减少。面部皮肤渐趋正常而愈。

［方药分析］暑为阳邪，易伤气津，方中重用生石膏，专清肺胃暑热之邪，绿豆衣凉血解毒；金莲花等五花既助生石膏清宣肺胃余热，又帮绿豆衣凉血退斑；南北沙参、天麦冬、山药甘寒保津。二诊时鳞屑增多，表明热退津亏。故而加入玉竹、石斛扶正增液，津液足而有利于肤腠的濡养。

点评：日光性皮炎，系由夏天酷烈阳光暴晒而成，非内热所损。故而内服方药的重点有6：①清气清热如生石膏；②凉血退斑如生地、白茅根；③解毒如紫草、绿豆衣、水牛角粉；④疏风止痒如浮萍、蝉蜕、白鲜皮；⑤消肿如茯苓皮、白茅根；⑥养阴如百合、款冬花、芦根等。总之用药宜轻、宜宣、宜化、宜清，重浊之味不可投之，至要。

案4　急性点滴状银屑病　张某某，女性，21岁。1999年6月3日初诊。一周前感冒，扁桃体红肿疼痛。5天后全身出现大小不等的斑丘疹，自觉痒重。检查：躯干、四肢可见大小不等的斑丘疹，小如黄豆，大如樱桃，上覆银白色的鳞屑，指刮可见鳞屑脱落，筛状出血，自觉痒感如针扎。视之双侧扁桃体Ⅲ°红肿。脉象浮数，舌质红，苔少。证属外感风热，袭于肺胃，致使血热扑肤。诊断：急性点滴状银屑病。治宜清宣肺热，凉血解毒。方选银花解毒汤加减：银花、炒槐花各15g，玄参、南北沙参、生地、金莲花、挂金灯各10g，红花、凌霄花、鸡冠花、炒丹皮各6g，紫草、水牛角、白鲜皮、绿豆衣各12g。

二诊：5天后复诊，红斑略有减轻，但其扁桃体仍然红肿。守上方加服天然牛黄0.2g。一日2次随药汁送下。

三诊：一周后复查，皮损和痒感显著减轻，咽喉肿痛基本消除，改用甘寒解毒之剂巩固之：生地炭、银花炭、炒槐花、山药、玉竹、石斛、玄参、白鲜皮各10g，炒丹皮、金莲花、凌霄花、赤芍各6g，土茯苓15g。

守方治疗35天，皮损见平而愈。

［方药分析］方用银花、连翘清热解毒；白鲜皮解毒止痒；鸡冠花、紫草、丹皮、凌霄花、槐花、金莲花、水牛角、生地清营凉血，化瘀退斑；南北沙参、玄参等养阴护液。二诊在取得初效的基础上，务必加重解毒之品，故而选用清心化毒的珍品天然牛黄，一者护心防毒内陷，二者有利于毒热的消除，加速斑疹的消退。

点评：急性点滴状银屑病多数由外感风热之邪而诱发，在其治疗的过程中，遣方用药的重点有3：①初期以清宣风热为主，病位在肺，选用银花、连翘、生地、丹皮、金莲花、赤芍等。②次之以甘寒养阴扶正护液，如南北沙参、石斛、玉竹、玄参。③最后酌加凉血活血之品，以助斑疹的消退，如紫草、红花、凌霄花、槐花、绿豆衣、水牛角等。在毒热笃甚时期，酌加天然牛黄内服，常能收到较好的效果。

案5　皮肤瘙痒病　闵某某，男性，46岁。2004年12月7日初诊。近20余天来，皮肤瘙痒，状如虫行，入夜痒感更重，影响睡眠。检查：胸前、背后和四肢可见抓痕，部分破皮结有血痂，皮肤干燥，且有少量糠秕状鳞屑脱落，口干喜饮，脉细数，舌质红，苔少。证属阴虚血燥，肤失濡养。诊断：皮肤瘙痒病。治宜养阴润肤，熄风止痒。方用首乌七花汤加减：制首乌、生熟地、钩藤各12g，凌霄花、款冬花、玫瑰花、白扁豆花、红花、鸡冠花、荆芥炭、防风各6g，杭菊花、百合各10g。

二诊：一周后复查，患者告知痒感明显减轻，夜能入睡。步上方再进5剂而愈。

［方药分析］引起皮肤瘙痒是内外多种因素所促成。因此，遣方用药也要多角度去考虑，本案用药从6个方面入手：①用首乌、生熟地滋养肝肾阴血。②荆芥、防风宣散在表的风邪，同时加用钩藤平息在内的肝风之邪。③百合、款冬花甘寒清热润肺，使肌肤得津液濡养。④杭菊花、玫瑰花散风调气。⑤白扁豆花健脾和胃。⑥红花、鸡冠花活血化瘀。综合全方，既能治脏调腑，又能祛风散邪。气血调顺，痒感可除。

点评：清代沈金鳌对瘙痒病的辨证曾有一段精要的论述："血虚之痒，虫行脾中；皮虚之痒，淫淫不已；风邪之痒，痒甚难忍；酒后之痒，痒如风疮，常搔之血出"（《杂病源流犀烛》）。沈氏之言，虽不能概括痒的全貌，但对痒的辨证确是十分中肯。本案在内治方面既重视痒与风的密切关系，但又不可多投散风之药，防止风药耗阴损血，肤失濡养，则非但痒不能止，更能加重痒感的延续。因此，案中用多种花类，其寓意较为深刻。

案6　玫瑰糠疹　黄某，女性，28岁。2003年5月6日初诊。近一周来，始觉腋窝、少腹区域皮肤轻微瘙痒，视之有大小不等的红斑。检查：腋窝前可见椭圆形、淡红色斑疹。形如樱桃大小。其长轴与皮纹排列一致，胸前背后亦有疏密不均的红色斑丘疹。上覆少量糠秕状鳞屑，微有痒感。脉象细数。舌苔正常。证属血分风热，扰于肤腠。诊断：玫瑰糠疹。治宜宣散风热，凉血退斑。方用凉血五花汤加减：生地、紫草、银花、夏枯草各12g，凌霄花、绿萼梅、炒丹皮、佛手花、赤芍、荆芥炭各6g，绿豆衣、土茯苓各15g。

一周后复查，痒感渐平，斑疹渐退，但其腋窝母斑消退缓慢，守上方加柴胡6g，龟板10g（先煎30分钟）。5天后复查，母斑有所消退，痒感和鳞屑基本消除。守上方再治10天，诸恙俱平而愈。

［方药分析］本案的治疗分3个层次：①祛外邪，包括散风热，凉血热。②调气机，重点在肝脾。③养阴护液。具体反映在凉血退斑的有生地、丹皮、赤芍、紫草；解毒退斑的有土茯苓、银花、夏枯草、绿豆衣；调气退斑有绿萼梅、佛手花等；滋阴退斑有龟板等；散风退斑，有荆芥炭。

点评：玫瑰糠疹的辨证治疗初期以风热居多，中期热入营血，后期则从血燥论治。本案起病急，皮肤损害泛发，因而以凉血散风、解毒退斑的中药为主线论治。

三、要药汇解

银　花

【药名浅释】

银花始载于《名医别录》。别名有金银花、双花、金银藤、鸳鸯藤、鹭鸶藤、银花炭、通灵草、金钗股、老翁须、蜜桶藤、忍冬、左缠藤等。本品处处有之，藤生，凌冬不凋，故名忍冬。其花长瓣垂须，黄白相伴，而藤左缠，故有金银、鸳鸯等名。土宿真君云：蜜桶藤，阴草也，取汁能伏硫制汞，故有通灵之称。

【药性分析】

银花味甘，性温，无毒，具有清热解毒，疏散风热的功效。

《本草纲目》谓“忍冬，茎叶同花，功效皆同”。尽管历代对其论述颇多，但对其性味与功能，言其要点，首推张景岳，张氏说：“银花味甘，气平，其性微寒。善于化毒，故治痈疽、肿毒、疮癣、杨梅、风湿诸毒，成为要药。毒未成者则消，毒已成者能散。但其性缓，用须倍加。”（《景岳全书》）在疮疡专著中，将金银花列入专章论述，是陈远公所著《洞天奥旨外科秘录》，其要点有四：一是消火热之毒，不耗气血；二是毒不分阴阳，皆可用之；三是疮之初，用之可以止痛，溃脓用之可以去脓；收口用之可以起陷；四是与人参同用，可以夺命返魂。因此陈氏的结论：疮疡诸疾，他药可以少用，而银花必须多用。究其缘由，这是因为本品入心、脾、肺、肝、肾五脏，无经不入，消毒之神品。大凡攻毒之药，未有不散气者，而金银花非惟不散气，且能补气，更善补阴。尤妙在补先于攻，消毒而不耗气血，败毒之药，未有过于金银花。因此，少用则力单，多用则力厚，此外本品专非泻阳明胃经之毒，还能专泻少阴肾经之毒，为既消胃毒，而又消肾毒之药，舍金银花实无第二品也。气虚脓清，食少便溏者勿用。

【临床应用】

1. 血栓闭塞性脉管炎（毒热炽盛证）

解毒活血汤：丹参、玄参、花粉、牛膝、鸡血藤、络石藤各12g，银花、连翘各

10～12g，甘草6～10g，乳香、没药各10g。《中医临床家·郭士魁》

2. 白塞综合征

夏氏验方：黄芪30g，银花12g，党参、北沙参各15g，知母、玄参、黄柏、丹皮各9g，土茯苓20g，首乌10g。《中医外科心得·夏少农》

3. 荨麻疹

凉血消风汤：银花21g，连翘、生地、丹皮、赤芍、丹参、当归、白芷各15g，黄芩、川芎、苦参、荆芥、防风、蝉蜕各10g，浮萍、白蒺藜各12g，白鲜皮18g，甘草6g。《国家级名医秘验方·赵纯修》

4. 丹毒

解毒活血汤：丹参12～20g，玄参、银花、连翘、花粉、川牛膝各12～15g，甘草3～6g，乳香、没药各10～12g，鸡血藤、络石藤各15～20g。《中医临床家·郭士魁》

5. 慢性盘状红斑狼疮

张氏验方：生地、赤白芍、炒丹皮、连翘各9g，野葡萄藤、银花藤、茅莓根、浮小麦、白花蛇舌草各30g，鹿含草、绿豆衣各15g，香谷芽12g。《国医大师·张镜人》

野菊花

【药名浅释】

野菊花始载于《本草纲目拾遗》。别名有野黄菊、苦薏。薏乃莲子之心，此物味苦似之，故与之同名。

【药性分析】

野菊花味苦，辛，性温，有小毒。具有清热解毒，散风明目的功效。

野菊花专入肺、肝，凡痈毒疔肿、瘰疬、眼目红痛、妇人瘀血、眩晕、湿疹、流火、丹毒、毒蛇咬伤等症均可用之。

不过，胃气虚弱之人，切勿妄投。朱丹溪说："野菊花服之大伤胃气。"慎之。

【临床应用】

1. 泛发性湿疹样皮炎

分消湿热汤：银花、野菊花、地肤子、苦参各15g，连翘、黄芩、猪苓、栀子、泽泻、法夏、藿香各10g，防风9g，蒲公英30g。《疮疡经验录·吴介诚》

2. 接触性皮炎

许氏验方：鲜生地60g，淡竹叶、焦山栀各12g，茯苓、冬瓜皮、五加皮、连翘、野菊花各10g，黄柏皮5g，赤芍6g，板蓝根15g，芦根2尺，灯心草5扎。《外科医案医话集·许履和》

3. 银屑病（热毒内炽证）

祛风解毒汤：银花、土茯苓、蒲公英、蜂房、黄芪各30g，地丁、生地各20g，野菊花、板蓝根、赤芍、白鲜皮各15g，黄柏、炒谷芽各10g，蝉蜕6g，蜈蚣2条。《国家级名医秘验方·周世印》

4. 痤疮

痤愈方：夏枯草、桑叶、野菊花、蚤休、蒲公英、生山楂各10g，大黄6g，白花蛇舌草15g，淫羊藿、丹参各12g。《国家级名医秘验方·夏少农》

荷　花

【药名浅释】

荷花之名始载于《日华子本草》。别名有莲花、芙蓉、水华等。

【药性分析】

荷花味苦甘，性温无毒。具有活血、止血、祛湿、消风的功效。

荷花能镇心益色，驻颜轻身，主治天疱湿疮。故而凡病在颜面或者悦色养颜均可用之。此外还能为难产催生。陈藏器曰：红莲花、白莲花，生西国，胡人将来也。其功与莲相同，久服令人好颜色，变白却老。

【临床应用】

1. 酒渣鼻

绿豆荷花散：绿豆750g，荷花瓣（晒干）100g，滑石、白芷、白附子各25g，上梅片、密陀僧各10g。研细末，白天用药粉搽之，晚上用温水调成糊状，涂于患处，晨起洗之，如此用药，治愈为度。《实用中医外科方剂大辞典》

2. 脓疱疮

取荷花贴之。《本草纲目·卷33》

红　花（西红花）

【药名浅释】

＜红花＞　始载于《开宝本草》。又名红篮花、黄篮。其花色红，叶颇似篮，故有篮名。

＜西红花＞　始载于《本草品汇精要》。别名有藏红花、番红花、泊夫蓉、撒法郎。主要产于西班牙、意大利、希腊和美洲等地。

【药性分析】

＜红花＞　味辛，性温。具有活血通经，祛瘀止痛的功效。

红花主治范围有产后血晕、腹内恶血不尽、胎死腹中等。朱丹溪说：“多用破瘀血，少用养血”。李时珍说：“活血润燥，止痛散肿，通经”。在皮肤科领域，还能治疗疮毒肿胀。配当归活血；配肉桂散瘀。破血多用，酒煮；养血少用，水煮。《药鉴》说：气温，味辛。可升可降，阳也。惟入血分，专治女科。下胎死腹中，为未生圣药。我在临床中，凡见皮肤发红，病位在肤腠，血热居多者，用之。然其剂量宜少，不宜多。

＜西红花＞　性味甘、温、辛，无毒。具有活血化瘀，凉血、解毒的功效。其主治有心忧郁积，气闷不散，久服令人喜。然其性质软润，养血的作用大于化瘀。通常计量为0.9～1.5g。为了充分发挥药效，具体作法有二：一是将红花放入杯中，加入黄酒少量，隔水蒸炖，取药汁兑入汤药中服用；二是将红花放入密闭的容器中，加绍兴酒适量（西红花5g，加绍兴酒5～10ml）拌匀，每次取1g，加水少量，小火炖开，取药汁兑入汤药中服用。

【临床应用】

1. 黄褐斑

颜氏验方：柴胡6g，枳壳、桔梗各4.5g，川芎、赤芍、牛膝、红花、桃仁、当归、泽兰、桑叶各9g，生地12g，生甘草3g。《跟名师学临床系列丛书·颜德馨》

2. 带状疱疹

增液逐瘀汤：秦艽、桃仁、红花、地龙、天冬、麦冬各10g，鸡血藤15g，没药、五灵脂各6g，生地20g，玄参15g。《国家级名医秘验方·段行武》

3. 复发性丹毒

牛膝活血汤：川牛膝、川芎各20～50g，泽兰、红花、降香各10～15g，丹皮、茺蔚子各10～20g，地锦草、王不留行各15～30g。《国家级名医秘验方·周玉珠》

金 莲 花

【药名浅释】

金莲花始载于《本草纲目拾遗》。别名有金莲、旱金莲、旱金莲花、旱地莲、金芙蓉、金梅草、亚洲金莲花等。

【药性分析】

金莲花味微苦，性寒，质滑，无毒，具有清热解毒的功效。

金莲花主治喉肿口疮、耳目唇舌诸疾、疔疮大毒、诸风、耳痛、目痛，解岚瘴等。近代名医耿鉴庭老先生曾在其专著中说："余家数世临症经验，此花有清解热毒作用，治在清上，故咽喉、口齿、耳、目、唇、舌有炎症者，均可用之，尤其对慢性炎症，更为相宜。"并告知清解热毒的中药，多苦寒，不能久用。惟本品平稳可取，不伤胃，无副作用，常服无弊。我在学习耿老经验的基础上，在临床中，凡见红斑、丘疹，甚至渗出、糜烂、脓疱发生在颜面和五官区域均喜用金莲花。大凡红斑为主，配生石膏、紫草；丘疹为主，配荆芥炭、白茅根；脓疱为主，配龙葵、白花蛇舌草；渗出、糜烂配茯苓皮、蚕沙等。常获良效。

【临床应用】

1. 口腔扁平苔藓

张氏验方：沙参、石斛、生地、玄参、女贞子、旱莲草、丹参、赤芍各15g，银花炭、黄连、金莲花、金果榄、锦灯笼、桃仁、红花各10g。《张志礼皮肤病医案选萃》

2. 扁桃体炎

金莲花茶：金莲花3～6g，石斛10g，桔梗10g，甘草3g，酌加龙井茶叶饮之或漱口。又方：金莲花5朵，龙井茶一撮，沏茶常饮或漱口，有预防扁桃体炎急性发作的功效。《中医临床家·耿鉴庭》

3. 慢性扁桃体炎

金莲花5g。开水泡服并含漱。《河北中药手册》

4. 白塞综合征

张氏验方：银花、蒲公英、生地、白茅根各30g，连翘、丹皮、赤芍、玄参、车前子各15g，黄芩、黄连、黄柏、栀子、金莲花、马蔺子、锦灯笼各10g。《张志礼皮肤病医案选萃》

槐花（槐角、槐皮、槐叶、槐实、槐根皮、槐胶）

【药名浅释】

槐之言，怀也，怀来人于此也。又，槐之言，归也。古者树槐，听讼其下，使情归实也。然其花、角、皮、叶、实等皆可入药。具体言之，槐花，始载于《神农本草经》，列为上品。槐花为豆科植物槐的干燥花及花蕾；槐角为同一植物的果实。别名有槐花、炒槐花、槐花炭、槐角、槐实等。

【药性分析】

槐味苦，性微寒。具有凉血、止血、清肝泻火的功效。

槐为苦寒纯阴之药，为凉血要品，除一切热，散一切结，清一切火。然而在具体应用中略有不同。

＜槐花＞ 味苦，性平，无毒。主治五痔、心痛、眼赤、赤白痢、肠风、泄泻，祛皮肤风热等。

＜槐实＞ 味酸咸，性寒，入血分。用于脾胃湿热生痰、火疮，除男子阴疮湿痒、阴囊坠肿，女子产户痛痒难当，白发还黑。

＜槐皮＞ 味苦，性平，无毒。主治中风拘挛、齿痛。消痈解毒，囊坠气痛，妇人产门痛痒及一切恶疮。此外还有止痛生肉的作用。

＜槐叶＞ 味苦，性平，无毒。煎汤外洗，主治疥癣疔疮、瘾疹、牙齿诸风等。

＜槐根皮＞ 味苦，性平，无毒。主治烂疮、阴囊坠肿、一切恶疮，妇人产门痒痛、湿热金疮，九种心痛等。

＜槐胶＞ 味苦，性寒，无毒。主治筋脉抽掣，毒风周身如虫行。

综合上述，可以看出，花、根、皮、实、胶、枝的主治大同小异，尤为疮疡要药。

在历代本草专著中，对本品的论述较多，但以《本草疏正》所言较为公允。其要点为：花者开散告终，治皮肤风热，病在外，花则独效；实为生发之始，治妇人乳瘕子藏急痛，病在内，实有专功。此外还要明辨一点，槐米即花未开之蕊，性味与槐子正同，但槐子味太重，槐米轻淡，入汤剂槐米胜于槐实。若入丸药之中，槐米不及槐实。

临床常用配伍为：配郁金解热结血尿；配桃仁治疔疮肿毒；配栀子治酒毒下血；配荆芥治风热便血；配生地、地榆凉血；配黄芩、黄连、黄柏、栀子清热；配防风、秦艽祛风湿；配当归、人参活血生血；配枳实宽肠；配升麻能提升。

虚寒无实火，禁用；脾气不足者禁用。病人虚寒，脾虚作泻，阴虚血热而非实热者不宜服之。

【临床应用】

1. 银屑病

朱氏验方：生地、生槐花各30g，紫草、麻仁各15g，丹皮、赤芍、枳壳、麦冬、大青叶各9g。《朱仁康临床经验集》

2. 色素性、紫癜性、苔藓样皮炎

顾氏验方：生地、蒲公英各30g，玄参、土大黄、生槐花、川牛膝各9g，花粉、侧柏叶各12g，水牛角15g，生甘草3g。《外科经验集·顾伯华》

3. 毛发红糠疹

龚氏验方：生地、玄参、天冬、旱莲草、大蓟、槐米、大胡麻、蝉蜕、龙胆草、栀子、木通，同时加服朱仁康教授苍术膏（原著无分量）。《中医临床家·龚去菲》

4. 多发性疖肿

龚氏验方：地丁、蒲公英、黄柏、玄参、旱莲草、大蓟、槐米（原著无分量）。《中医临床家·龚去菲》

鸡　冠　花

【药名分述】

鸡冠花始载于《嘉祐本草》。别名有鸡公花、鸡髻花、鸡冠头、鸡角枪等。以花状命名。

【药性分析】

鸡冠花味甘，性凉，无毒。具有清热除湿，凉血止血的功效。

鸡冠花主治有痔疮血病、崩中带下、血淋、诸失血等。凡见皮肤焮红，部位不论在上、在下、在肤腠、在脏腑，均可用之。入药炒用为好。

【临床应用】

1. 颜面粟粒性狼疮

张氏验方：当归、玫瑰花、鸡冠花、赤芍、连翘、僵蚕、红花、莪术各10g，丹参、夏枯草各15g，鸡血藤、鬼箭羽各30g。《张志礼皮肤病医案选萃》

2. 光变应性接触性皮炎

张氏验方：藿香、玫瑰花、鸡冠花各10g，茵陈、地骨皮、野菊花、丹皮、泽泻各15g，青蒿、生槐花、白茅根、生地、车前草、薏苡仁、六一散、生石膏各30g。《张志礼皮肤病医案选萃》

3. 血淋

白鸡冠花50g。烧炭，米酒送下。《湖南药物志》

4. 荨麻疹

白鸡冠花、向日葵各15g，冰糖50g，开水炖服。《闽东本草》

5. **酒渣鼻**

张氏验方：桑白皮、地骨皮、黄芩、野菊花、赤芍、丹参各15g，生石膏、全瓜蒌、生槐花各30g，生栀子、玫瑰花、鸡冠花、香附、益母草各10g。《张志礼皮肤病医案选萃》

菊

【药名浅释】

菊始载于《神农本草经》，列为上品。别名有节华、女节、女华、女茎、日精、更生、周盈等。菊本作蘜，从鞠，穷也。节华之名，以取其应节候；女节、女华，菊华之名也。治蘠、日精，菊根之名。《抱朴子》云：仙方所谓日精、更生、周盈，皆一菊而根茎花实之名异也。鉴于产地不同，加工各异，著名的品种有：滁菊、亳菊、怀菊、德菊、徽菊（贡菊）、茶菊、黄菊、川菊、济菊等。

【药性分析】

菊花味甘苦，性平。具有清热祛风，解毒明目的功效。

从皮肤科的角度而论，菊花的功效有五：一是令人好颜色；二是染发令黑；三是治遍身游风风疹；四是去皮肤死肌；五是疗头目肌表之疾。历代文献对菊花的药用论述颇多，然而深得其要领者首推李时珍，他在《本草纲目》中说："菊，春生、夏茂、秋花、冬实，备受四期，饱经霜露，叶枯不落，花枯不零，味兼甘苦，性禀平和。昔人谓其能除风热，益肝补阴；盖不知其得金水之精英，尤多得益精水二脏也。补水可以制火，益金可以平木，木平则风息，火降则热除。用治诸风头目，其旨深微。黄者，入金水阴分；白者，入金水阳分；红者，行妇人血分。皆可入药，神而明之，存乎其人。"

凡芳香之物，皆能治头目肌表之力。然其品种不同，功效各异，从总体而言，甘菊花，味甘微苦，性平，无毒。能补阴气，明目聪耳，清头目及胸中烦热、肌肤湿痹。野菊花味辛苦，性平，有小毒。大能散火，散气。主治痈、毒、疔、肿、瘰疬、眼目热痛、妇人瘀血等。据张华《博物志》引用范致能谱序言：食品需用甘菊，入药则诸菊皆可，但不得用野菊……真菊延龄，野菊泻人，正如黄精益寿，钩吻杀人之意。总之，家种味甘，补多于泻；野菊味苦，泻多于补。

胃气虚弱，切勿妄投。

【临床应用】

1. **结节性红斑**

凌氏验方：当归、川牛膝各9g，忍冬藤24g，茯苓、大腹皮、苡仁、大小蓟、制僵蚕、菊花各12g，丹皮、红花、赤芍各9g。《临诊一得录·凌云鹏》

2. **皮肤炭疽**

黄连2g，银花、连翘、菊花各12g，蚤休、生甘草、黄芩、丹皮各6g，牛蒡子、焦山栀、山楂肉各10g。《临诊一得录·凌云鹏》

3. **荨麻疹**

蒲氏验方：荆芥7.5g，僵蚕、苍耳子、白蒺藜、地肤子、胡麻仁、生地各15g，

蝉蜕、菊花、玄参、炒山栀各10g，羌活、白附子各5g。《蒲辅周医案》

玫瑰花

【药名浅释】

玫瑰花始载于《本草纲目拾遗》；另一书云其初见于《食物本草》。别名有红玫瑰、徘徊花、笔头花、刺玫花、胡花等。以朵大、瓣厚色紫、鲜艳、香气浓者为佳。

【药性分析】

玫瑰花味甘微苦，性温。具有疏肝理气，活血行血的功效。

玫瑰花气香，性温，入肝、脾二经，能活血、行血、理气。主治风痹、损伤瘀痛、肿毒初起、乳痈、噤口痢、月经不调、恶心呕吐、胃脘积寒、口舌糜破、肝胃气痛等。《本草正义》说：玫瑰花香气最浓，清而不浊，和而不猛，柔肝醒胃，流气活血，宣通窒滞，而绝无辛温刚燥之弊。断推气分药之中，最有捷效而最为驯良者，芳香诸品，殆无其匹。其用法有四：煎服、泡酒、开水冲服、熬膏服之。不过，“肝病用之多效，蒸露尤佳。”（《本草分经》）

通常我对三类皮肤病喜用玫瑰花：一是斑丘疹多发于下肢；二是暗红色的斑丘疹，以瘀寒居多，可用之；三是风寒外邪初客肤腠所致皮肤瘙痒。

【临床应用】

1. 黄褐斑

颜玉饮：女贞子、白芍、冬瓜子、丹参各30g，旱莲草、肉苁蓉各15g，玉竹45g，玫瑰花6g，柴胡、水蛭各10g。《国家级名医秘验方·刘复兴》

2. 肿毒初起

玫瑰花去花蒂，焙干为末，好酒送服。《百草镜》

3. 色汗（血随气乱证）

逍遥散合甘麦大枣汤加减：醋柴胡、当归、丹皮、甘草各6g，生熟地、茯苓、白术、麦冬、苏梗各10g，炒二芽、玫瑰花、丝瓜络各12g，大枣5枚。《皮肤病中医诊疗学》

款冬花

【药名浅释】

款冬花始载于《神农本草经》，列为中品。别名有款冻、颗冻、钻冻、冬花、蜜炙款冬花等。据文献记载，按其生长特征而命名，洛水至岁末凝厉时，款冬生于草冰之中，则颗冻之，名以此而得。后人讹为款冬，乃款冻尔。款者至也，至冬而花也。百花之中，惟此不顾冰雪，最先春也，故世谓之钻冻。入药须微见花则良。如以芬芳，则无气力。

【药性分析】

款冬花味辛，性温，无毒。具有润肺下气，止咳化痰的功效。

款冬花气浮，阳也。能温肺气，疗咳嗽，治肺痈、肺痿、咳唾脓血、痰喘、心虚、心悸等。总之益五脏、润心肺、除烦痰、止消渴及喉痹惊痫等症。配白薇、贝母、百部治鼻塞等。

本品与紫菀均为止咳嗽的要药，但两者之间有所不同，紫菀虽止久咳，但味苦，伤胃，不如本品之味甘，清中有补，但也不可多用。诚如《本草新编》所说：款冬花虽清中有补，而多用亦复不宜，盖补少而清多也。夫款冬花入心则心安，入肝则明目，入肺则止咳，是其补也。然入心，则又泻心之火，多用则心火过衰，反不生胃以健食矣；入肝，则又泻肝之气，多用则心火过凋，反不能生心以定神矣；入肺，则又泻肺之气，多用则肾气过寒，反不能生脾以化物矣。是款冬花多用则伤，少用则益，又何必多用哉！

《本草新编》指出本品"益肺、益肝、益心。"由此而推衍之，凡皮肤虚痒，尤其是老年人或者痒感发生于冬季者均可用之，痒感而伴烦躁不安或者影响睡眠时亦可用。上述痒感若配用百合，效验更佳。不过本品的剂量宜少不宜多，少则益，多则害。推荐的剂量以每次6g为佳。

【临床应用】

1. 口舌疳疮

款冬花、黄连等份，研末，外涂患处。《本草纲目·卷16》

2. 老年性皮肤瘙痒

滋肾益肤汤：制首乌、干地黄、山茱萸、天麦冬、菟丝子、地肤子各12g，款冬花、百合、南北沙参各10g，苍耳子、蛇床子各3g。（经验方）

白扁豆花

【药名浅释】

白扁豆花始载于《图经本草》。别名有眉豆花、南豆花。

【药性分析】

白扁豆花味甘，性温，无毒。具有健脾和胃，清暑化湿的功效。

《本草便读》说：扁豆花，赤者入血分而宣瘀；白者入气分而行气。凡花皆散，故可清暑散邪，以治夏月泻痢等症。具体言之，本品主治中暑发热、呕吐、泻痢脓血、妇人赤白带下，并能解一切药毒，包括酒毒、河豚余毒、一切草木毒等。《本草思辨录》说："扁豆花，得金气最多。"由此而悟之：凡见皮肤焮红、灼热刺痒均可用之，诸如夏季皮炎、日光性皮炎、中毒性红斑、酒毒红斑等。

不过，本品气轻味薄，单用无功，必须与他药相配。

【临床应用】

1. 消痱饮

冬瓜皮、南沙参各15g，竹叶、生地、白扁豆花各6g，芦根、白茅根各30g，六一散（荷叶包）10g。（经验方）

2. 皮肤瘙痒

首乌七花汤：制首乌12g，生熟地、钩藤、杭菊花各10g，防风、凌霄花、款冬

花、红花、玫瑰花、白扁豆花、鸡冠花各6g。《徐宜厚皮肤病临床经验辑要》

厚朴花

【药名浅释】

厚朴始载于《神农本草经》。列为下品，其木质朴而皮厚，味辛烈而色紫赤，故有厚朴、烈朴、赤朴等诸名。然其花与药材却始载于《饮片新参》。别名有川朴花、温朴花等。

【药性分析】

厚朴花味微苦，性温。具有温中理气，化脾胃湿浊的功效。

古代医籍论述厚朴多，言之厚朴花少，甚至在《本草纲目》一书中也未记述。厚朴花品种主要有二：一是产于四川、湖北，称之为川朴花；二是产于浙江、福建，称之温朴花。以花朵完整、色棕红香气浓者为佳。鉴于本品气香，尤其适用于肝胃气郁所致疼痛之症，如病发在肝胆区域的带状疱疹、玫瑰糠疹等，用之能收到调理气机的作用。然而厚朴与厚朴花的不同之处："厚朴花偏用于上、中二焦；厚朴偏用于中、下二焦。"（焦树德语）诚为确当之论。

【临床应用】

1. 慢性湿疹

二妙丸加味：苍术、黄柏、厚朴花各6g，川牛膝、木瓜、槟榔、炒苡仁各10g，赤芍、苏木、萆薢各4.5g，白鲜皮、白蒺藜各12g，苍耳子、蛇床子各3g。（经验方）

2. 带状疱疹（气滞血瘀证）

金铃子散加味：柴胡、黄芩、郁金、金铃子各10g，地龙、厚朴花各6g，丝瓜络、赤芍、赤小豆、延胡索各12g。（经验方）

绿萼梅

【药名浅释】

梅始载于《神农本草经》，列为中品，梅从每，谐音。然其有乌梅与白梅之分，梅花之名始载于《本草纲目》，后世《本草纲目拾遗》才出现绿萼梅之名。别名有白梅花、梅花、红梅花。

【药性分析】

绿萼梅味酸涩，性平。具有舒肝解郁，开胃生津的功效。

绿萼梅主治头晕脘痛、胸闷不适、胃纳不佳、梅核气，安魂魄，解痘毒等。《百草镜》说：梅花有红、白、绿梅，惟单叶绿萼入药尤良，含苞者力胜。

我在临床中，凡见病变部位在肝胆循行区域，皆可用之。取其舒肝理气，生津润肤之效，特别是对于女性患者尤为贴切与适合。

【临床应用】

1. 唇炎

白梅瓣贴之。《赤水玄珠》

2. 大汗腺炎

香贝养荣汤加减：香附、绿萼梅、川楝子各6g，熟地、浙贝母、花粉、制乳没、夏枯草、僵蚕各10g，甘草4.5g。（经验方）

夏 枯 草

【药名浅释】

夏枯草始载于《神农本草经》，列为下品。别名有夏枯球、夕句、乃东、燕面、铁色草等。此草夏至后即枯。盖禀纯阳之气，得阴气则枯，故有是名。

【药性分析】

夏枯草味苦辛，性寒，无毒。具有清肝火，散郁结的功效。

夏枯草是治疗瘰疬、鼠瘘、头疮等的要药。《本草逢原》将本品的功效归纳有四：一是专治寒热瘰疬；二是治脚肿湿痹；三是治目珠热痛；四是治疸后余毒。综合上述，本品能解阴中郁结之热，通血脉瘀滞之气。据此，我常将本品用于治疗聚合性痤疮的囊肿、带状疱疹的目痛、慢性丹毒和硬红斑的皮下结块。若病变在颜面区域配炒决明子、杭菊花；病变在下肢，配川牛膝、浙贝母。陈远公说："夏枯草，阴药也，阴者宜多用以出奇，而不可少用以待变也。"陈氏之言仅供参考。

不过应当指出，气虚者禁用。久服也可伤胃。

【临床应用】

1. 硬红斑

张氏验方：黄芪、党参、白术、茯苓、桃仁、红花、连翘、陈皮、防己、木瓜各10g，丹参、夏枯草各15g，鸡血藤30g，乳没各3g。《张志礼皮肤病医案选萃》

2. 黑变病（肾虚型）

夏氏验方：生熟地、当归各15g，玉竹、菟丝子、白芍各12g，夏枯草20g，桑叶、补骨脂各9g。《中医外科心得·夏少农》

紫 葳

【药名浅释】

紫葳始见于《神农本草经》，列为中品。别名有凌霄、凌苕、女薇、凌霄花、杜灵霄花等。本品俗称"赤艳"，此花赤艳，故名。附木而上，高数丈，故曰凌霄。

【药性分析】

紫葳味酸，性寒，无毒。具有行血祛瘀，凉血祛风的功效。

＜紫葳花＞ 主治妇人产乳余疾、崩中、癥瘕血闭、寒热羸痹、养胎、产后崩血不定、淋漓、大小便不利、肠中结实、酒渣热毒、刺风、妇人血膈游风、大风疠疾、妇人阴疮、通体风痒、走皮趋疮等。

＜紫葳茎、叶＞ 味苦，性平。主治热风身痒、游风风疹、瘀血带下、喉痹热痛，凉血生肌等。

＜紫葳根＞ 功用与花相同。

李时珍在《本草纲目》的附方中，转载两则治疗酒渣鼻的医案，可供参考。

（1）王僇《百一选方》：用凌霄花、山栀子等份为末，每茶服2钱，日2次。数日除根。临川曾子仁用之有效。

（2）杨氏家藏方：用凌霄花半两，硫黄1两，胡桃4个，腻粉1钱。研膏，生罗包擦。

引述两则文献，佐证凌霄花对酒渣鼻、肺风粉刺不论内服外用，确有效果。然而现代医家对本品不仅用之不多，而且知之也少。由此可见，发掘中医药学遗产任重而道远。

【临床应用】

1. 银屑病

张氏验方：炒生地、炒丹皮、菝葜、谷芽各12g，赤白芍、连翘、石斛、生苡仁、熟苡仁、炒牛膝、炒黄柏各9g，银花藤、白花蛇舌草、野葡萄藤各30g，白英、凌霄花各15g。《国医大师·张镜人》

2. 黄褐斑

清肝丸：柴胡、当归、山栀、凌霄花、香附各100g，白芍、生地各120g，丹参、益母草各200g，丹皮150g，白芷60g。研末蜜丸，每丸重10g，日服3次，每次1丸。《国家级名医秘验方·李秀敏》

3. 酒渣鼻

紫葳散：凌霄花15g（取末），硫黄30g（另研），轻粉3g，胡桃4枚（去壳）。先将前三味和匀，后与胡桃同研如膏，外涂患处。《杨氏家藏方·卷2》

4. 荨麻疹

凌附散：凌霄花30g（去心，瓦上焙），附子15g（炮裂，去皮脐）。研细末，每日2次，每次1.5g。蜜酒送下。《圣济总录·卷11》

桃　花

【药名浅释】

桃始载于《神农本草经》，列为下品。桃性早花，易植而子繁，故字从木。兆，十亿曰兆，言其多也。或云从兆谐音也。桃入药有桃核仁、桃枭、桃花、桃叶及茎与白皮。此外，还有桃胶、桃符、桃寄生等。然而，桃花始载于《名医别录》。

【药性分析】

桃花味苦，性平，无毒。具有调和气血的功效。

徐灵胎说："桃得三月春和之气以生，而花色鲜明似血，故一切血郁、血结之证，不能调和畅达者，此能入于其中而和之，散之。"本品能令人好颜色，悦泽人面，令面光滑。《圣济总录》说：三月三日收桃花，七月七日将鸡血和涂面上，三、二日脱下，则光华颜色也。此外，还能治疗头上秃疮、肥疮、黄水面疮、足上窝疮、雀卵面疮、面上粉刺等，除水气，消肿满，下恶气，破石淋等。

在历代文献中，对桃花有两种不同的看法，现录于下，以供参考。

（1）陶弘景、苏颂：酒渍桃花，饮之能除百疾，益颜色，令面色红晕，悦泽如桃花。

（2）李时珍：陶苏二氏饮服桃花法，则因《本草》之言而谬用者也。桃花性走泄下降，利小肠甚快，用以治气实入病水饮肿满积滞，大小便闭塞者，则有功无害。若久服，既耗人阴血，损元气，岂能悦泽颜色乎！

【临床应用】

1. 大便秘结

桃花为末，温水送下5g，日1～2次。《本草纲目·卷29》

2. 面部雀斑

桃花、冬瓜子等份研末，蜜调敷之。《本草纲目·卷29》

3. 头癣

取三月三日未开的桃花阴干，与桑椹等份为末，猪脂调和涂之。《本草纲目·卷29》

4. 脚背湿疹

桃花、食盐等份和匀，醋调敷之。《本草纲目·肘后方》

其他

丁香，始载于《药性论》。别名有紫丁香、公丁香。味辛，性温，无毒。具有温中降逆，补肾助阳的功效。内服用于脾胃虚寒，呃逆呕吐，肾虚阳痿等；外用止痒。

山茶花，始载于《本草纲目》。别名有红茶花、茶花、宫粉花。味甘苦，性凉。具有凉血、止血、散瘀消肿的功效。内服凉血退斑，外用治疗烫火灼伤、乳头破裂等。

一枝黄花，始载于《植物名实图考》。别名众多，主要有金锁匙、黄花儿等。味辛苦，性凉。具有疏风清热，解毒消肿的功效。内服能治咽喉肿痛、小儿惊风、痈疽发背、疮肿等。外用能治皮肤瘙痒、甲癣、手足癣、蛇毒咬伤等。不过本品水煎至沸即服，不可久煎。久煎另人作呕。《广东中药》

八仙花，始载于《植物名实图考》。别名有粉团花、紫阳花。味微辛，性寒，有小毒。具有抗疟止痒的功效。外用水煎可治阴囊瘙痒和阴囊神经性皮炎。

三七花，始载于《云南中草药选》。味甘，性凉。具有清热平肝的作用。内服可防治急慢性咽喉炎。

山丹花，始载于《本草纲目》。别名为山豆子花。味甘，性凉，无毒。具有清热解毒的功效。外用取花蕊捣烂敷疗疮疖肿。

山姜花，始载于《日华子本草》。味辛，性温，无毒。具有调中下气，消食解酒毒。盐炒晒干为末，煎服可治胃寒诸症。

山慈菇花，始载于《本草纲目》。别名为金灯花。味甘微辛，性寒。具有消肿、散结、化痰、解毒的功效。内服能治血淋、阴茎涩痛等。

马蔺花，始载于《本草纲目》。别名有剧荔花、蠡草花等。味咸酸，微苦，性凉。具有清热解毒，止血利尿的功效。内服能治小便不通、痈疽疖肿、淋证等。外用能治鼻病、酒渣鼻。多服令人溏泻。

木棉花，始载于《生草药性备要》。别名有木棉、古贝、斑枝花、攀枝花等。味甘，性凉。具有清热利湿，解毒止血的功效。内服能治泄泻、痢疾、血崩、疮毒、恶疮等。

长春花，始载于《常用中草药手册》。别名有雁来红、三万花、四时春等。味微苦，性凉，有毒。具有镇静安神，平肝降压的功效。内服可治淋巴肉瘤、大疱性皮肤病等。其剂量为6~15g。长春花对各种癌肿，尤其是细胞癌及血液、肾与皮肤病均有效。然其毒在花，用量大会引起骨髓、神经系统、肠胃道的毒性反应，应严格控制剂量，勿长期连续用药，至关重要。切切。

凤仙花，始载于《救荒本草》。别名有金凤花、指甲花等。味甘微苦，性温。具有祛风活血，消肿止痛的功效。内服治腰胁疼痛、妇人闭经，下死胎，痈疽疔疮。外用治甲癣、手癣、蛇咬伤。

水团花，始载于《本草纲目拾遗》。别名有水杨梅、满山香等。味苦性平，有小毒。具有清热利湿，消肿定痛的功效。外治无名肿毒、湿疹、癣菌疹、疥疮等。

苍耳花，始载于《本草纲目》。味甘，性温，有毒。具有散风止痛的功效。内服治白癞顽痒。煎汤内服剂量建议10g以内。

芫花，始载于《神农本草经》，列为下品。别名有闷头花、老鼠花、闹鱼花等。味辛苦，性温有毒。具有逐水涤痰的功效。从皮肤科的角度，我主张外用，诸如治痈，治头癣、恶疮、毒风诸疾。

秃疮花，始载于《陕西中草药》。味苦涩，性凉。具有清热解毒，止痛杀虫的功效。本品外治有秃疮、妇女阴户肿、男子睾丸癣及顽癣等。

千日红，始载于《植物名实图考》。别名有千年红、吕宋菊、长生花等。味甘，性平。具有祛痰平喘，平肝明目的功效。内服适用于咳嗽痰浊，咽喉疼痛，能改善眼周色素沉着。

木槿花，始载于《日华子本草》。别名为白槿花。味甘苦，性凉。具有清热利湿，凉血的功效。内服适用于痢疾、痔疮出血，外用治疖肿、浅表真菌病，如脚癣、体癣等。

月季花，始载于《本草纲目》。别名有四季花、月月红。味甘，性温无毒。具有活血调经，散结消肿的功效。内服适用于月经不调、胸腹胀痛，同时还能外用治痈疽、肿毒、疔毒。

玉米须，始载于《本草纲目》。味甘，性平，无毒。具有利尿，消肿，降压的功效。内服能治湿热黄疸，消除尿蛋白。

代代花，始载于《药材资料汇编》。别名有玳玳花、枳壳花。味甘微苦，性平。具有疏肝、和胃、理气的功效。内服适用于胸闷气滞，不思饮食，恶心呕吐。我在临床中将本品加入益气扶脾方中，对腹型荨麻疹有改善的作用。

合欢花，始载于《神农本草经》。别名有夜合花、马樱花。味甘，性平。具有解郁安眠的作用。内服适用于抑郁不舒、夜眠不安，尤对女性失眠有改善的功效。

佛手花，始载于《随息居饮食谱》。别名为佛柑花。味辛、苦、酸，性温。具有调气散瘀的功效，内服适用于胃气滞疼痛。我在临床中，用以调理肝脾气机，对慢性荨麻疹有辅助作用。

谷精珠，始载于《开宝本草》。别名有天星草、佛顶珠。味辛、甘，性平。具有祛风散热，明目退翳的功效。内服用于风热目赤、风热头痛、肿胀羞明和眼痒。

辛夷花，始载于《神农本草经》。别名有望春花、木笔花、迎春花。味辛，性温。具有散风寒，通鼻窍的功效。内服适用于风寒头痛，也能治过敏性鼻炎所致的鼻痒。

松花粉，始载于《新修本草》。别名松花、松黄。味甘，性温。具有燥湿、收敛、止血的功效。外用是治疗湿疹、黄水疮、外伤出血的要品。

朱焦花，始载于《药性考》。别名有铁树花、红叶铁树花、朱竹花。味甘淡，性凉。具有清热止血散瘀的功效。内服适用于肺虚咳血、痔疮出血、跌打肿痛、尿血等。

毛蕊花，始载于《云南中草药》。别名有牛耳草、一炷香、虎尾鞭等。味辛、苦，性寒。具有清热解毒，散瘀止痛。内服适用于疮毒、跌打损伤、慢性阑尾炎等。

雪莲花，始载于《本草纲目拾遗》。别名有雪荷花、大木花、大拇花等。味甘、苦，性温（大苞雪莲花有毒）。具有补肾壮阳，调经止血，祛风湿，壮筋骨的功效。内服适用于阳痿、腰膝酸软、妇女崩带、月经不调、风湿性关节炎等。外用敷贴治外伤出血。《柑园小识》说：雪莲生西藏，藏中积雪不消，暮春初夏生于雪中，状如鸡冠花，花高尺许，雌雄相并而生，雌者花圆，雄者花尖，色深红。

紫雪花，始载于《毒药本草》。别名有紫花丹、红花丹等。味辛，性温，有小毒。具有破血、止痛的功效。内服适用于通调月经，外用可治阴囊湿疹。

茉莉花，始载于《本草纲目》。别名有奈花、茉莉。味辛甘，性温。具有散风热，避秽气的功效。内服常被加入茗汤中饮之，外用以蒸油取液为主，可在面脂、长发、润燥、香肤之类化妆品中用之。

茅香花，始载于《开宝本草》。味苦，性温，无毒。具有温中散寒，芳香肌肤的功效。内服适用于温胃止呕、心腹冷痛，外用作浴汤，令人身香。

金蝉花，始载于《图经本草》。别名有蝉花、虫花。味甘，性寒，无毒。具有清热祛风，镇惊明目的功效。内服适用于目赤肿痛、麻疹不透等。

芙蓉花，始载于《本草纲目》。别名为木芙蓉。味辛，性平。具有清热解毒，消肿排脓的功效。外用治疗痈疽疔毒、烧伤、烫伤、鱼口便毒。

豆蔻花，始载于《饮片新参》。别名有白蔻花、壳蔻花。味辛，性平。具有开胃理气的功效。内服适用于宽中止呕。阴虚内热者忌服。

金雀花，始载于《百草镜》。味甘，性微温。具有补肾壮阳的功效。内服适用于肾虚阳痿、白塞综合征等。

闹羊花，始载于《本草纲目》。别名有踯躅花、一杯倒、一杯醉、闷头花等。味辛，性温，有毒。具有祛风除湿止痛的功效。内服适用于风湿顽痹、恶毒顽痰，外用治皮肤顽癣、瘙痒。本品有毒，其毒在叶和花，不宜多服，久服。体虚者忌服。《本草新编》说：羊踯躅，必须外邪难于外越者，始可偶尔一用以出奇，但不可频用以炫异也……。只可用至三分，重伤者断不可越出一钱之外耳。

胡麻花，始载于《千金·食治》。别名有乌麻花。味甘，性平。具有补肝肾，润五脏的功效。内服可治脱发、润肠，外用酒泡治冻疮。

洋金花，始载于《药物图考》。别名有山茄花、曼陀罗花等。味辛，性温，有大毒。具有定喘祛风，麻醉止痛的功效。内服治哮喘、风湿痹痛、疮疡疼痛，并作麻醉药。本品内服宜慎，体弱者禁用。

桂花，始载于《本草纲目拾遗》。别名木樨花。味辛，性温。具有化痰散瘀的功效。内服能治痰饮喘咳、牙痛口臭、视物不明等。

粉团花，始载于《本草纲目拾遗》。别名有绣球、玉粉团等。味苦，性温，无毒。具有消湿破血的功效。外用煎洗治阴囊瘙痒。

紫梢花，始载于《本草图经》。别名有紫霄花等。味甘，性温，无毒。具有益阳涩精的功效。内服能治阳痿、遗精、阴囊湿疹等，外用煎洗治阴痒生疮等。

蒲黄，始载于《神农本草经》。别名有蒲花、蒲棒花粉、蒲草黄等。味甘，辛，性平无毒。具有凉血止血，活血化瘀的功效。内治经闭腹痛、游风肿痛、疮疖肿痛等、外用能治创伤湿疹、口疮、阴下湿痒等。《日华子本草》说：破血消肿生用，补血止血炒用。此外，孕妇忌服。

密蒙花，始载于《开宝本草》。别名有小锦花、蒙花等。味甘，性凉，无毒。具有祛风凉血，润肝明目的功效。内服能治目赤肿痛、风弦烂眼、多泪羞明等。

此外现代人喜用花茶作为养颜和减肥的饮料之一，不过我要提醒一点，花茶要按照体质的不同而有所选择：体质肥硕者，痰湿居多，选用红茶作基础，适当加入山楂、玫瑰花、茉莉花、代代花等；体质干瘦，肤色灰暗，多为阴虚火旺，选用绿茶为基础，酌加甘菊花、玫瑰花、金莲花之类较为妥当。

总之，花类药物还可以在接触性皮炎、药疹（如麻疹样药疹、猩红热样药疹）、红斑狼疮、皮肌炎等疾病中，作为消退红斑、瘀斑、丘疹的主要辅助药物来应用，常能获得意想不到的良好效果。

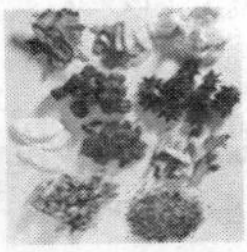

第六讲 藤类药用药心得

一、藤类药应用的回顾

藤类药始载于《神农本草经》，诸如天冬、木通等五种，开创了藤类药在临床应用的先河。《名医别录》略有增多，将藤类药归于蔓草类范围。然而记载藤类药品种最多的著作，首推明代《本草纲目》，该书正录藤类药23种，附录19种，合计达42种之多。主要品名有：都淋藤（马兜铃）、万岁藤（天门冬）、千金藤、夜交藤（首乌藤）、万年藤（木通）、钩藤（双钩藤、钩丁、倒挂钩）、黄藤（黄连藤、古山龙）、百花藤、赤泼藤（乌蔹莓）、石龙藤（络石藤、络石、白花藤、爬山虎）、扶芳藤、常春藤、忍冬藤（二花藤、金银花藤、金花藤、银花藤）、甘藤、含水藤、天仙藤（青木香藤）、紫金藤、石楠藤、青枫藤、百棱藤、省藤（红藤、大血藤）、紫藤等。嗣后，清代《本草纲目拾遗》进一步将藤类药列为专章，予以详尽论述，给后人广泛运用藤类药提供了宝贵的经验。

二、藤类药用药总则

综观古今医药文献的记载，常用于临床上的藤类药物有：鸡血藤（血枫藤、血藤）、通光藤（扁藤、奶藤）、安痛藤、丁公藤（包公藤）、鹿角藤、买麻藤、红皮藤、雷公藤（黄藤、黄根藤、断肠草、八步倒、水莽藤）、乳藤、蝙蝠藤、皆治藤、缠豆藤、麦裹藤、白毛藤、盒儿藤、蛇蒲藤、李头藤、龙须藤、臭藤、木龙藤、扶留藤、忍冬藤、钩藤、夜交藤、石楠藤、石龙藤、升藤、紫藤、青风藤、发痧藤（过山龙、夜牵牛、发痧药等）、黄藤（黄莲藤、大黄藤等）、粉背雷公藤（昆明山海棠、火把花、紫金藤、六方藤等）、毒鱼藤（醉鱼草、闹鱼花、痒见消）、丝瓜藤、娃儿藤（一见香、苦儿藤、白龙须）、杜仲藤、黄瓜藤、古钩藤（牛角藤、白浆藤等）、白藤、无爷藤（过天藤、雾水藤、金丝藤等）、浆包藤、鱼藤、烟火藤、苦皮藤、蜈蚣藤、千金藤、黑骨藤、岩爬藤等。

（一）藤类药用药心得

今人在继承古人经验的基础上，临床应用藤类药亦多创见。如北京名老中医赵炳南教授，从数十年的实践出发，将藤类药物用于治疗多种皮肤科疾病，如慢性湿疹、神经性皮炎、皮肤淀粉样变、结节性痒疹、血管性疾病等。上海皮肤病专家秦万章教授所创制的中药验方三藤糖浆（红藤、鸡血藤、雷公藤）治疗各型红斑狼疮302例，总有效率达到95.4%。同时，在观察治疗前后实验免疫指标中发现三藤糖浆对天然杀伤细胞（NK）活性有增强作用，对白细胞介素-2（IL-2）、纤维蛋白结合素（FN）β_2-微球蛋白、C1免疫抑制剂、cAMP/cGMP等有关免疫指标均有所改善。特别是近些年来，国内外皮肤科领域对雷公藤曾做过较为系统、深入的研究，其中最注目的是对自身免疫性疾病的治疗，研究成果引起了世界医药界的广泛重视。初步统计应用雷公藤治疗的皮肤病有：红斑狼疮、皮肌炎、混合性结缔组织病、白塞综合征、干燥综合征、多形红斑、环状红斑、隆起性红斑、变应性血管炎、结节性红斑、过敏性紫癜、银屑病、副银屑病、血栓性闭塞性脉管炎、麻风反应、毛囊炎、足癣、玫瑰糠疹、湿疹、自身敏感性皮炎、接触性皮炎、多形性日光性皮炎、荨麻疹、湿疹样皮炎、特发性红皮病、痒疹、冻疮、扁平苔藓、环状肉芽肿、夏季皮炎、疥疮样皮炎等。

由上可见，深入研究藤类药物，不仅给皮肤科疾病的中医药防治提供有效的新中药品种，而且还必将为治疗各种自身免疫性疾病提供新的有效的药物，为现代免疫学增添新的篇章。

（二）藤类药适应证

综观古今有关文献，按藤类药的适应证，大致上概括为抗老扶衰，安神益智，治疗诸毒痈疖、风热游丹、血痹斑疹、诸虫蛇咬、刀斧箭伤、恶疮疥癣、杨梅诸痒等。从皮肤科的角度，笔者通常对下列五大类皮肤病，均加用藤类药。

1. 结缔组织病

凡见关节痹痛麻木，选用独活寄生汤加石楠藤、络石藤、海风藤；指端苍白冰冷，乃至青紫，选用桂枝黄芪五物汤加红藤、鸡血藤、天仙藤；咳嗽痰少，偶有胸闷，选用百合固金汤加忍冬藤、都淋藤；小便塞滞或不通，选用通关散加万年藤、忍冬藤、红藤；倦怠或夜寐欠安，选用三子养阴汤加夜交藤、百毛藤等。

2. 皮肤血管疾病

结节不化，选用泽兰汤加紫金藤、红藤、天仙藤；肿胀疼痛选用四妙勇安汤加忍冬藤、红藤、鸡血藤；紫癜不退，实证选用犀角地黄汤，虚证选用归脾汤，不论虚实，皆加红藤、鸡血藤、忍冬藤等。

3. 神经障碍性皮肤病

剧烈瘙痒，部位在上，选用消风散加青风藤；部位在下，选用三妙丸加钩藤、忍冬藤、青风藤等。皮疹肥厚，状如苔藓，选用当归饮子加夜交藤、络石藤、钩藤、天仙藤等。

4. 荨麻疹类皮肤病

风团骤起，色红如云片，选用凉血消风散加百棱藤、红藤；痒重，夜间尤剧，选用逍遥散加钩藤、鸡血藤等。

5. 湿疹与皮炎

渗出明显，选用龙胆泻肝汤加红藤、青风藤、石楠藤；结痂或肥厚选用胃苓汤加钩藤、鸡血藤、络石藤；继发感染，选用五味消毒饮加忍冬藤、白花藤；痒剧，选用丹栀逍遥散加夜交藤、钩藤、红藤等。

总之，笔者深切体会到，藤类药除有“能循脉络，无微不到”的殊效外，在具体组方中还必须遵循《韩氏医通》所提出的“药有成性，以材相制，味相洽而后达”

的原则，因此，选用藤类药应处理好三个方面的关系：一是审证，多数疾病的病位在血脉、肤腠、关节；二是求因，常见的致病因素有风、热、寒、湿和气血失调；三是配伍，藤类药味甘、酸、苦，性偏温居多，处方的配合要有利于藤类药的功能发挥，诚如《得配本草》之“得一药而配数药，一药收数药之功；配数药而治数病，数病乃一药之效。以正为配，固偶而随；以反为配，亦克而生”显然是至关重要的。

【验案举例】

案1　红斑性狼疮　胡某，女，28岁。院外确诊为亚急性系统性红斑狼疮3年，泼尼松每日维持量为15mg。但其关节痹痛终无缓解。双膝关节肿胀酸痛，上下楼时更是步履艰难；自述心慌气短，倦怠乏力，夜间烦躁虚热，难以入睡；脉虚弱无力，舌质红少苔。证属肝肾阴亏，难以濡润百骸，致使经络痹阻。诊断：红斑性狼疮。治以甘寒柔润，活血通络之法。处方：干地黄、山茱萸、炒白芍、夜交藤、鸡血藤各12g，石楠藤、海风藤、络石藤各15g，太子参、天冬、丹参、桑寄生、独活、川牛膝各10g。另用全蝎3g（焙黄研末）用药汁送服。服方7剂，关节肿痛有所轻松。再拟上方又进15剂，关节痹痛基本控制。继守原方出入调治，3个月后，泼尼松每日5mg即可，现在行走自如。

［方药分析］在亚急性系统性红斑狼疮的证候群中，关节肌肉酸痛既是一个十分突出的临床症状，又是一个贯穿整个病程的重要指标。然而，在诊治的过程中，笔者不主张过多地应用搜风、祛湿、散寒的中药，因为这类药品以辛温居多，恐伤阴耗液，进而加重病情。本治疗处方选用太子参、天冬、干地黄、山茱萸、白芍等甘寒柔润之品，重在强肾固本，益气健脾，在此基础上加入藤类药物，其用意是药性平和，功专蠲痹通络，再适当加入全虫、丹参、独活、川牛膝、桑寄生等，既助藤类药物蠲痹之力，又能活血止痛，可谓一举两得。

点评：关节痹痛是红斑狼疮患者的突出病证。在治疗过程中，首先要分清标本，其次选准药方。结合本例而论，鉴于病程日久，阴津耗损，显而易见，故以地黄、白芍、枣皮、天冬等甘寒柔润之品，滋补肝肾之阴；辅以藤类药开郁蠲痹，共奏正虚得补，邪实被祛，可谓以尽其用。

案2　红斑肢痛症　杨某，女，42岁。红斑肢痛病5年，曾多次用过封闭疗法和国产苯噻啶等治疗，症状虽然一度减轻，但近年来，脚趾灼热刺痛日趋加重，遂要求中医治疗。检查双脚趾肤色紫红，轻度肿胀，扪之局部烘热烫手。自述站立胀痛、刺痛尤难忍耐；躺下刺痛略减，夜间仍剧，得凉则舒，得热痛甚。舌红少苔，脉细涩。证属阴虚血瘀，经隧不通。诊断：红斑性肢痛症。治宜育阴活血，通络止痛法。处方：玄参、知母、花粉、丹皮、麦冬各10g，红藤、桑枝、石斛、海风藤、白芍、生地各12g，忍冬藤、钩藤、石楠藤各15g，酒洗川牛膝6g。服本方5剂，痛减肿消，灼热也退。又服7剂，诸恙豁然而愈。

［方药分析］红斑肢痛病类似中医学之“血痹”，方用知母、花粉、生地、白芍、丹皮、玄参、石斛、麦冬之类，甘寒养阴，使阴液得复，郁热得伏；辅以藤类药物如忍冬藤、红藤、钩藤、石楠藤、海风藤等既活血通络，又可引药直达病所，使之络通瘀化，热痛顿除。

点评：红斑性肢痛症，在中医文献中记载颇多，先后出现的病名有“血痹”（《灵枢》）、“热厥”（《锦囊秘录》）、“妇人脚十趾油煎”（冯鲁瞻）、“湿热羁绊证”（赵炳南）、“热痛”（许履和）等。临床之时，应当分辨正与邪的因果关系，正虚为本，血瘀为标。前者指正气不足或者肝肾阴虚，后者指致病因子。具体所指之瘀表现为血管痉挛，症见紫绀、结节和疼痛等，因而在扶正之基础上可加入化瘀通络之品，如地龙、忍冬藤、活血藤、金头蜈蚣、路路通、丝瓜络、橘络等。此外，在止痛的中成药中，以犀黄丸止痛效果较为理想，亦是笔者常用的中成药之一。

三、要药汇解

鸡 血 藤

【药名浅释】

鸡血藤始载于《本草纲目拾遗》，也有文献称之最早见于《本草备要》。别名有血枫藤、血风藤、血藤。因其新鲜药材横切面有赤褐色液汁流出，状似鸡血而得名。

【药性分析】

鸡血藤味苦微甘，性温。具有行血补血，舒筋通络的功效。

据有关文献记载，本品主要为豆科植物密花豆（三叶鸡血藤）和香花岩豆藤（山鸡血藤）等的藤茎。前者产于广西，后者产于江西、福建、云南、四川等地。鸡血藤能壮筋骨，治疗风湿痹痛及手足麻木等症。鸡血藤熬胶后的药效较之鸡血藤汤剂不仅疗效高，而且应用范围更广。《滇志》对此有段综合性的记载：统治百病，能生血、活血、补血、破血，又能通七窍，走五脏，宽筋络。治妇人经水不调，四物汤加减，八珍汤加延胡索为引；劳伤气血、筋骨酸痛、转筋，用牛膝、杜仲、沉香、桂枝、佛手、木瓜、穿山甲、五加皮、砂仁、茴香为引；大肠下血，椿根皮煎汤送下；男子虚弱，八味加减为引。总之对老人气血虚弱，或者老年妇女更为得益。此外，还能主治手足麻木瘫痪，男子虚损不能生育、遗精白浊，胃寒痛，妇女经血不调，赤白带下，妇女干血痨及子宫虚冷不受胎等症。近代本品也常被用来治疗硬皮病（中医学之“皮痹”），取其养血活血，舒筋通络之功效。当代名老中医朱良春应用单味鸡血藤治疗银屑病静止期及消退期、脱发和小儿鱼鳞病等而获佳效，均取其养血润燥，活血祛瘀之作用。

不过，服此药时，忌食酸冷。

【临床应用】

1. 硬皮病

朱氏经验方：当归、赤芍、鸡血藤各100g，独活、桑寄生、川芎、伸筋草、红花、淫羊藿、地骨皮各50g。上药共研细末，炼蜜为丸。《朱仁康论皮肤科》

2. 掌蹠脓疱病

芩连地丁汤加减：黄芩、黄连各9～12g，地丁草、野菊花、豨莶草、苍耳子各12～15g，七叶一枝花20～30g，生黄芪12g，生甘草6～10g，当归10g，鸡血藤20～

30g，丹参12~15g。《朱仁康论皮肤科》

3. 慢性湿疹（脾湿血燥证）

健脾润肤汤加减：茯苓、苍术、白术、当归、丹参、赤白芍、陈皮各10g，生地黄、生苡仁、鸡血藤各15g，首乌藤30g。《中西医结合皮肤性病学·张志礼》

4. 皮肤瘙痒症（血虚风燥证）

张氏经验方：二地、二冬、二芍、防风、苦参各10g，鸡血藤、首乌藤、刺蒺藜各15g，黄芪12g。《中西医结合皮肤性病学·张志礼》

雷 公 藤

【药名浅释】

雷公藤古时称为“钩吻”，始载于《神农本草经》，列为下品。其别名有野葛、毒根、胡蔓草、火把花等。《本草纲目拾遗》才出现雷公藤之名。近代《中国药用植物志》对其性味功效主治有较详细记载，新出现的名称有断肠草、烂肠草、黄藤根、黄藤木、黄藤草、红药、南蛇根等。言其入口则钩人喉吻也。广人谓之胡蔓草，亦曰断肠草，入人畜腹内即粘肠上，半日则黑烂。又名烂肠草。滇人谓之火把花，因其花红而性热如火也。

【药性分析】

雷公藤味苦辛，性寒，有大毒。具有祛风除湿，通络止痛，消肿止痒，解毒杀虫的功效。

在《本草纲目拾遗》时期，本品是一味很少应用的中药，仅局限于截疟，治瘰疬、鱼口便毒、反胃呃逆、阴囊肿大、发背疔疮、乳痈、产后遍身浮肿、一切毒蛇伤等症。近代逐步发现该药是一味颇有发展前途的具有免疫抑制活性的中草药。综合文献报告，本品可用治疗的病种很多，包括类风湿关节炎、幼年型类风湿关节炎、强直性脊柱炎、风湿关节炎、原发性肾小球疾病（急性肾小球肾炎、慢性肾炎、肾病综合征、隐匿性肾炎、特发性IgA肾病）、继发性肾小球疾病（紫癜性肾炎、狼疮性肾炎）、重症肝炎和慢性活动性肝炎、呼吸系统疾病、妇科疾病、肿瘤、疼痛性疾病、甲状腺疾患、赖特综合征、红斑狼疮、皮肌炎、干燥综合征、白塞综合征、硬皮病、感染性皮肤病（带状疱疹、疥疮、皮肤真菌病）、麻风反应、皮肤血管炎（急性发热性中性粒细胞增多性皮病、多形性红斑、过敏性紫癜、结节性红斑、变应性血管炎、进行性紫癜性皮肤病、结节性血管炎、隆起性红斑）、皮炎、湿疹类疾病、夏季皮炎、神经性皮炎、银屑病、副银屑病、红皮病、高球蛋白血症性紫癜、天疱疮、多发性硬化、发热性中性粒细胞增多性皮病、脂膜炎等。

笔者认为在应用本品的过程中，要注意以下几点：①产地和品质，以福建建宁、泰宁两县，以及湖北的洪湖县疗效较好。②药用部位不同，毒性有差异，以嫩芽、叶、花、根皮毒性更大。③减轻毒性的方法：一是用文火煎2~3小时以上，能降低毒性；二是用岗梅同等剂量配伍，可以降低毒性，而又不影响疗效；三是在应用本品过程中，应当遵循“三小、二算、一慢的原则”，即初服者剂量要小，女性、儿童、老年人、体弱者剂量要小，增加剂量幅度要小；儿童和老年人用药要计算；增加剂量时，速度要慢。④用药过程中，应经常检查血、尿常规，肝、肾功能及心电图等，用于青年男性，须定期检查精液。⑤尽量使用一种雷公藤制剂，避免2种以上口服制剂同时服用，因为难以准确掌握用药剂量。⑥服药期间勿饮酒，以免增加药物毒性。⑦联合用药，减少毒性及不良反应，如与维生素B_6、葡醛内酯，或中药陈皮、鸡血藤、制首乌等同用。⑧本品哺乳期妇女勿用，避免通过乳汁使婴儿中毒。总之，本品是一味疗效确切但毒性及不良反应较大的中药，临床使用时，应当全面掌握本品的利与弊，做到合理使用，避免毒性及不良反应的发生。

【临床应用】

1. 急性发热性中性粒细胞增多性皮病

雷公藤总苷片，每日1～1.5mg/1000g。［中华皮肤科杂志，1982，(4)：199］

2. 神经性皮炎

雷公藤根（去皮）25g，一日量。水煎分2次服。［中华皮肤科杂志，1988，21(2)：94］

3. 玫瑰糠疹

雷公藤糖浆，每次10～20ml，每日3次（相当生药30～60g/d）。［中成药研究，1986，(8)：28］

4. 天疱疮

雷公藤糖浆（每ml含雷公藤去皮根茎1g），每服10～15ml；少数每日达60～80ml。［中西医结合杂志，1986，6(3)：149］

5. 脂膜炎

雷公藤8～15g，生甘草3g。水煎服，每日1剂。［湖南中医杂志，1986，(2)：44］

昆明山海棠

【药名浅释】

昆明山海棠始载于《滇南本草》。别名有粉背雷公藤、紫金皮、紫金藤、黄藤根、六方藤、掉毛草、火把花等。

【药性分析】

昆明山海棠味辛，性温，有毒。具有祛风除湿，活血通络，止痛消肿的功效。

明代《滇南本草》说：紫金皮味辛苦，性温，有毒。入肝、脾二经，行十二经络。治筋骨疼痛，风湿寒痹，麻木不仁，瘫痪痿软，湿气流痰，胀筋，止腰痛，并治妇人血寒腹痛，吃之良效。今人在综合现代药理研究的基础上，扩大了其主治范围，并视之为治疗各种皮肤病的要药。主治病症有红斑狼疮、白塞综合征、变应性亚败血症、银屑病、多形红斑、手足癣、血管炎、疱疹样皮炎、莱特尔综合征、结节性红斑、环状红斑、紫癜、慢性荨麻疹、瘰疬等。

然而，本品有一定的毒性，以茎叶为甚。据报道，牛羊等牲畜食之枝叶，可致体毛大量脱落，故称“掉毛草”。中毒反应通常在数小时至三、五天内出现。主要有神经系统的头痛、头晕、四肢发麻、烦躁不安、精神亢奋、幻觉，甚者出现阵发性强直性惊厥；消化系统症状有口唇食道和肠胃黏膜广泛散在性出现糜烂或坏死、恶心呕吐、剧烈腹痛、腹泻、大便带血、肝脾肿大。本品对心血管、呼吸系统和肾脏均有一定的毒性，用之宜慎。

【临床应用】

1. 红斑狼疮

昆明山海棠片：每片50mg，每日3次，每次2～3片。《徐宜厚皮科传心录》

2. 白塞综合征

火把花根（去皮木心）20g，水煎服。［临床皮肤科杂志，1982，(3)：129.］

3. 变应性败血症

火把花根30g，小火水煎3～4个小时，早晚饭后分服。每日1剂。［广西中医药，1988，11 (3)：28.］

4. 手足癣

火把花根100g，煎煮后稍冷，浸泡患处。10天为一疗程。《临床验方集锦》

钩　藤

【药名浅释】

钩藤始载于《名医别录》，列为下品。别名有双钩藤、金钩藤、钩丁、倒挂钩、钩耳、钓藤、吊藤等。本品色紫，状如葡萄藤而有钩，故名。

【药性分析】

钩藤味甘，性微寒。具有熄风止痉，清热平肝的功效。

钩藤古方多用皮，后世多用钩，取其力锐尔，其中藤细多钩者良。久煎无力，故宜后下。

钩藤为手少阴、足厥阴经要药，少阴主火，厥阴主风，风火相搏，则寒热惊痫，此药气味甘寒，直入二经，则风静火息而肝心宁，寒热惊痫自除。主治病症有：热瘫夜啼、斑疹、头旋烦热、妇人赤白带下、小儿寒热、诸肿惊痫、胎风客忤、瘛疭筋挛等。《本草求真》说：藤类象筋，故抽掣痛，由筋生者，必为之用。

鉴于本品有静风息火的功效，笔者常用之治疗三类皮肤病：一是瘙痒病，不论虚实新久，均可用之。二是血管病，初期血热居多，常在凉血、解毒方剂之中，加入本品，如配紫草可治斑疹；久病血瘀为主，在理气、散寒、化瘀方剂中，加入本品。三是关节肌肉疼痛，以疼痛为主时，在散寒止痛药中加入；若酸痛为重时，于扶正药中加之。

本品祛风甚速，有风证者必宜用之。然其亦能盗气，虚者勿投。

【临床应用】

1. 神经性皮炎（肝郁化火证）

张氏经验方：柴胡、栀子、龙胆草、丹皮、赤白芍、枳壳各10g，生地、钩藤、当归各15g，首乌藤30克。《中西医结合皮肤性病学》

2. 播散性神经性皮炎

四物润肤汤加减：当归、秦艽、羌活、独活、蝉蜕各6g，制首乌、干地黄、炒白芍、益母草、南北沙参、钩藤（后下）各12g，酸枣仁、百合、天麦冬、小麦、柏子仁各10g。《徐宜厚皮科传心录》

黄 藤

【药名浅释】

黄藤始载于《本草图经》。别名有黄连藤、藤黄连、土黄连、伸筋藤、大黄藤、山大王等。本品用干燥根茎部入药，其木质部呈黄色至棕黄色，故名。

【药性分析】

黄藤味甘苦，性寒，有小毒。具有清热解毒，祛风利尿，止痛的功效。

《本草纲目》说：黄藤生岭南，状若防已，俚人常服此藤，纵饮食有毒，亦自然不发。今人应用本品治疗的病症有菌痢、胃肠炎、呼吸道及泌尿道感染、结膜炎、烧伤、中耳炎、淋巴结核、霉菌性阴道炎、滴虫性阴道炎、痈疽、疮毒、咽喉肿痛、皮肤溃疡、刀伤、食物中毒、热郁便秘等。

由于本品含有大量生物碱类化学成分，一次口服剂量超过30g可致中毒，如胸闷、气促、心悸、头晕、呼吸困难、大汗淋漓等，外涂时可引起固定性药疹。因此临床上应该严格控制剂量，一般入汤剂不超过12g。对其中毒抢救首选药为皮质类固醇。

【临床应用】

1. 霉菌性阴道炎

黄藤生物碱注射液2ml，每日2次，肌肉注射。［中草药，1980，11（12）：558.］

2. 滴虫性阴道炎

黄藤30~60g，百部30~90g。煎水外洗或冲洗阴道。每日1次。《全国中草药汇编·上册》

鱼 藤

【药名浅释】

鱼藤始载于《福建民间草药》，别名有蒌藤、毒鱼藤等。因本品对鱼类及昆虫毒性很强，而对哺乳动物则只有轻微毒性，故名鱼藤。

【药性分析】

鱼藤味苦辛，性温，有毒。具有散瘀、止痛、杀虫的功效。

《中国药用植物图鉴》载：本品细末，可作杀虫剂，能杀死蚜虫、毛虫、狗虱、鸡虱及马蝇等。也可作治人体疥癣药。据现代文献报告，本品以外用为主，禁忌内服。治疗病症有癣症、湿疹、疥疮、风湿关节肿痛、跌打肿痛（皮肤未破，加酒炒热敷患处）。不过本品对皮肤黏膜刺激较强，可引起皮肤红肿渗出，黏膜处慎用。

【临床应用】

1. 疥疮

鱼藤15g（鲜品30g），加水500ml，浸泡2小时，捣烂过滤取汁加食醋100ml，瓶装备用。嘱患者洗澡后外涂。每日2~3次。[新中医，1978，(2)：5.]

2. 脚癣

取适量鱼藤，水煎泡脚。每日1次。《福建民间草药》

夜交藤

【药名浅释】

夜交藤始载于《本草逢原》。别名有棋藤、首乌藤、赤葛、九真藤。夜交藤即何首乌的藤茎，然其有雌雄两种。藤蔓与夜相交，含有阴阳交合之象，故名。夜交藤以皮色紫、内黄白、多细纹孔为良。

【药性分析】

夜交藤味甘微苦，性平。具有养心安神，祛风通络止痒的功效。

夜交藤的药效与何首乌有相似的一面；又有独特的一面。集中反映在能治劳损、失眠、多汗、血虚身痛、瘰疬、风疮疥癣、风湿痹痛、肌肤麻木等。《本草正义》对夜交藤的药效有一段总结性的论述：夜交藤，濒湖止称茎叶治风疮疥癣，作浴汤甚效，今以治夜少安寐，盖取其能引阳入阴耳。然不寐之源，亦非一端，苟不知从病源上作想而惟以此为普通用品，则亦无效。但止堪供佐使之助，因是调和阴阳者，故亦有益无害。

大凡皮肤病血虚难寐，酌加酸枣仁、柏子仁、白芍、龙齿等。取其养血安神；血虚肢体疼痛和麻木，可与鸡血藤、当归、络石藤等配合，将会收到养血通络止痛的效果。皮肤瘙痒配伍防风、苦参、地肤子以增强祛风止痒之力。

【临床应用】

1. 皮肤瘙痒

夜交藤、苍耳子各适量，水煎外洗。《安徽中草药》

2. 寒冷性荨麻疹

三花一子藤饮：红花、槐花、白菊花、地肤子各10g，夜交藤15g。（龙振华方）

3. 疥疮

夜交藤200g，加水1000ml浓煎，每日分2次外洗。10岁以下者，剂量减半。[北京中医杂志，1992，(3)：5.]

其他

丁公藤，始载于《常用中草药手册》。别名包公藤。具有祛风、除湿，消肿止痛的功效。适用于风湿痹痛、半身不遂、跌仆肿痛。

大血藤，始载于《植物名实图考》。别名红藤。具有清热解毒，活血祛风的功效。适用于肠痈腹痛、经闭痛经、风湿痹痛、跌仆肿痛。

古三藤，始载于《常用中草药手册》。别名黄藤、黄连藤。具有清热泻火，解毒的功效。适用于热盛心烦、肠炎、菌痢、疖肿、眼结膜炎等。

石楠藤，始载于《图经本草》。别名有楠藤、石南藤。具有祛风湿，壮腰膝，止痛，止咳的功效。适用于风湿痹痛、挫伤、痛经、风寒感冒、咳嗽气喘。

安痛藤，始载于《现代中药材鉴别手册》。具有拔脓消肿，散瘀止痛的功效。适用于跌打损伤、扭伤、风湿关节痛、痈肿疮疖、骨髓炎。孕妇禁用。

忍冬藤，始载于《名医别录》，列为上品。别名有二花藤、金银花藤、金花藤、银花藤。具有清热解毒，疏风通络的功效。适用于温病发热，热毒血痢，痈疽疮毒，风湿热痹，关节红肿热痛。

清风藤，始载于《图经本草》。具有祛风化湿，通络止痛的功效。适用于风湿痹痛、关节肿胀、麻痹瘙痒等症。

首乌藤，始载于《本经逢原》。别名夜交藤。具有养心安神，祛风通络的功效。适用于失眠多梦、风湿痹证、贫血、皮肤瘙痒等症。

络石藤，始载于《神农本草经》，列为上品。别名有络石、白花藤、爬山虎。具有祛风通络，凉血消肿的功效。适用于风湿热痹、筋脉拘挛、腰膝酸痛、痈肿、喉痹、跌打损伤。

海风藤，始载于《本草从新》。具有祛风湿，通经络，止痹痛的功效。适用于风寒湿痹、关节疼痛、筋脉拘挛。

通光藤，始载于《滇南本草》。别名有扁藤、奶浆藤。具有消炎祛痰，止咳平喘的功效。适用于肺炎、咽喉炎、乳汁不通等。

古羊藤，始载于《毒药本草》。别名有南苦参、老鸦嘴等。具有清热解毒，散瘀止痛的功效。适用于感冒、疟疾、淋浊、毒虫咬伤。

古钩藤，始载于《广西药植名录》。别名有白叶藤、牛角藤等。具有活血消肿，镇痛解毒的功效。适用于跌打损伤、痈疮、癣症等。

无爷藤，始载于《岭南采药录》。别名有无根藤、过天藤、蜈蚣藤等。具有清热利湿，凉血止血，解毒散瘀的功效。适用于感冒发烧、肺热咳嗽、尿血、痢疾、疥疮、湿疹、多发性疖肿等。

发痧藤，始载于《常用中草药手册》。别名有夜牵牛、过山龙，毒根斑鸠菊等。具有疏风解表，舒筋活络的功效。适用于感冒、疟疾、风湿痹痛、牙痛、跌打损伤。

娃儿藤，始载于《江西草药》。别名有一见香、老君须、苦儿藤等。具有祛风除湿，化痰止痛的功效。适用于小儿惊风、月经不调、哮喘痰咳、咽喉肿痛、毒蛇咬伤等。

藤黄，始载于《海药本草》。别名有海藤、玉黄、月黄。具有解毒，消肿，止血，杀虫的功效。适用于痈疽肿毒、癌肿、顽癣恶疮、损伤出血、烫火伤等。

三角风藤，始载于《本草纲目拾遗》。别名有常春藤叶、爬山虎、上树蜈蚣。具有祛风利湿，平肝解毒的功效。适用于风湿痹痛、头晕目眩、口眼歪斜、衄血、痈疽肿毒、狂犬咬伤、闭经、跌打损伤、外伤出血等。

百解藤，始载于《现代中药材鉴别手册》。别名有银锁匙、金线风等。具有清热解毒，祛风止痛的功效。适用于风热感冒、咽喉肿痛、风湿关节炎、疮疡肿毒、毒蛇咬伤、痢疾等。

白毛藤，始载于《神农本草经》。别名白英。具有清热解毒，祛风利湿的功效。适用于湿热黄疸、风湿痹痛、带下、水肿、淋病、疔疮等。

左转藤，始载于《证类本草》。别名有洗肝草、竹芫荽、海金沙草。具有清热利湿，通淋止痛的功效。适用于热淋、白浊、带下、小便灼痛、水肿、湿热黄疸。

轮环藤，始载于《现代中药材鉴别手册》。别名有良藤、滚天龙。具有清热解毒，理气止痛的功效。适用于湿热痢疾、脘腹胀痛、风湿痹痛。

鸡矢藤，始载于《质问本草》。别名鸡屎藤。具有祛风活血，消食化积，止痛消肿的功效。适用于风湿疼痛、腹泻、气虚浮肿等。

锡生藤，始载于《现代中药材鉴别手册》。别名亚呼奴。具有止痛，止血，生肌的功效。适用于外伤肿痛、创伤出血等。

南蛇藤，始载于《现代中药材鉴别手册》。别名菜药。具有祛风除湿，活血止痛的功效。适用于失眠、头痛、心烦不安、风湿痹痛、腰腿痛。本品可外用煎水取汁洗或捣烂敷患处。但因有毒，用之宜慎。

小血藤，始载于《现代中药材鉴别手册》。别名有血糊藤、铁箍散。具有通经活血，强筋壮骨的功效。适用于风湿痹痛、疮疖、月经不调、跌打损伤、筋骨关节疼痛。

第七讲

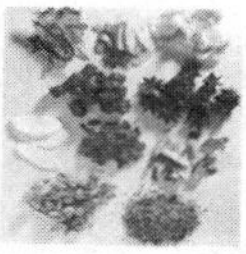

动物类药用药心得

一、动物药应用的回顾

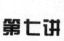

笔者在查阅部分代表性的中药专著中，发现应用动物类药所占比例较大。这是因为动物药是血肉之品、有情之物，性喜攻逐走窜、通经达络、搜剔疏利，无所不至；又与人类体质比较接近，容易吸收和利用，故其效用良好和可靠，常能发挥力挽沉疴之功，是草木之类的药物所不能比的。何谓动物药？国医大师朱良春先生曾有如下的阐述：“《大戴礼记》一书提到，禽为羽虫，兽为毛虫，龟为甲虫，鱼为鳞虫，人为裸虫。”由此说明，古代将“虫”字作为动物的总称，所以虫类药即为动物药的总称。

动物药的应用，素来为历代医家所青睐。《神农本草经》载药365种，其中动物药67种；《伤寒杂病论》用药93种，动物药有12种；《新修本草》收载动物药128种。动物药收集最全者，首推《本草纲目》，全书载药1892种，其中动物药461种。1976以来，全国和地方相继出版了一些动物药专著：《广西药用动物》（1976年）、《山东药用动物》（1979年）、《中国动物药》（1981年）、《中国动物药志·第一分册》（1979年）和第二分册（1983年）、《中国动物药志》（1979年）、《动物本草》（2001年）。

二、动物药应用总则

（一）应用部位

（1）干燥全体，如全蝎、蜈蚣、斑蝥、土鳖虫等。

（2）除去内脏的动物，如白花蛇、地龙、蛤蚧等。

（3）动物的一部分，如石决明、牡蛎、鳖甲、蛇蜕。

（4）动物的分泌物，如麝香、蟾酥等。

（5）动物的排泄物，如五灵脂、蚕沙、夜明沙。

（6）动物的生理或病理的产物，如熊胆、蝉蜕、牛黄、马宝。

（7）动物的加工类，如阿胶、鹿角胶、龟板胶等。

（二）主治功效

（1）攻坚破积：用于痰核、瘰疬、癥瘕积聚等症。

（2）活血祛瘀：用于周围血管病、硬皮病及微循环障碍之类疾病。

（3）熄风定惊：用于毒热扰脑之类的疾病，如红斑狼疮脑病等。

（4）宣风泄热：用于风热瘾疹等。

（5）搜风解毒：用于结节性红斑、硬红斑、痛风等。

（6）行气活血：用于带状疱疹后期。

（7）壮阳益肾：用于弥漫性系统性硬皮病、雷诺病等。

（8）消痈散肿：用于痈疽、恶疮、顽癣等。

（9）收敛生肌：用于溃疡和瘘管等。

（10）补益培本：用于慢性荨麻疹、老年性皮肤瘙痒病等。

（11）开窍慧脑：用于各种高热所致神智不清诸症。

（12）清热解毒：用于红皮病、急性皮肤病等。

（13）利尿通淋：用于淋病等。

（14）化痰散结：用于聚合性痤疮及多发性毛囊炎。

三、动物药分类应用

现按《本草纲目》的分类方法，即虫类、鳞类、介类、禽类、兽类、人类等，将常用动物药分述如下。

（一）虫类药用药心得

据《本草纲目》所载，虫类药有101种，并付虫药7种。在临床上，较为常用的有：蜂蜜、五倍子、桑螵蛸、蚕、九香虫、斑蝥、水蛭、蝉蜕、蜣螂、鼠妇、䗪虫、虻虫、蟾蜍、蜈蚣、蚯蚓、蜗牛等。

笔者认为在具体应用虫类药时，必须注意三点，一是对毒性较大的虫药，要严格炮制后再用，剂量宜轻不宜重；二是为了避免部分虫药特有的腥臭气味，用时最好焙干研细末，装入胶囊，尽量不要直接投入汤剂之中；三是外用时直接涂搽患处，但避免用在皮肤黏膜的破损区域。若出现红肿、水泡或灼热疼痛时应立即停用，并做出相应的处理。

【验案举例】

脓肿性穿透性头部毛囊周围炎　李某某，男性，38岁。1998年6月7日初诊。近一年来，在枕部和头部，发现多个炎性丘疹、结节和脓肿，常是此起彼伏，曾接受过抗菌素治疗，病情并未控制，遂来门诊求治。检查：枕部、头顶区域可见多个脓性结节，压之有少量稀薄脓液外溢。据述疼痛以晚上为重，患者形体肥硕，神疲乏力，面色少华，常因剧烈疼痛而影响睡眠。脉象虚细，重按无力。舌质淡红少苔。证属正气虚弱，毒结不化。诊断：脓肿性穿透性头部毛囊周围炎。治宜扶正托毒，化瘀散结。方用四妙汤加减：生黄芪12～15g，党参、茯苓、银花、浙贝母各12g，皂角刺、甲珠、蜂房、玄参、连翘、陈皮各10g，制乳没、羌活、白芷各6g。浓煎取汁，一日三次，饭后30分钟用药液200ml，送服犀黄丸一日2次，一次3g。外用如意金黄散，蜂蜜调成糊状外敷患处。一日1次。

二诊：五天后，疼痛有所减轻，夜间尚可安睡4～5小时，脓肿和结节也有缩小之势。但纳谷不香，上方加神曲12g，犀黄丸改为每日1次。外治法同上。

三诊：一周后复诊，脓肿和结节有所控制，脓液外溢基本控制。局部遗留硬结疤痕，继用原方内服。停犀黄丸。改用大黄䗪虫丸，一日2次，一次3g。随药汁送下。

两个月后复查，枕部和头部损害见好。仅在患处留下大小不一的秃发数处。

［方药分析］四妙汤由黄芪、当归、银花、甘草等四味组成，具有补虚托毒的功效，为治疗疮疡之常用于方剂。本病案用黄芪、党参、茯苓、银花扶正托毒；皂刺、甲珠、蜂房、连翘透脓散结，特别是蜂房，被乾隆时代宫廷御医黄宫绣称之为“清热、软坚、散结之要药”；玄参滋阴降火；浙贝散结解毒；陈皮、乳没理气化瘀止痛；羌活、白芷既引药直达病所，又搜风消肿。诸药功效的重点在清热解毒，散结止痛，同时，也十分重视扶正固本，寓意在防毒内陷之虑。

点评：本病治疗的关键有二：一是辨别正邪盛衰的程度，初期正盛邪弱，解毒散结多于扶正托毒；中期正邪相搏，解毒与扶正各半；后期正邪均衰，扶正托毒重于解毒散结，以善其后。二是适当加入中成药，扶助汤药之力。笔者的经验是解毒止痛首选犀黄丸，扶正散结选用大黄䗪虫丸。这样，不仅可以弥补汤剂药力的不足，而且可以减轻病人痛苦，缩短治疗时间。另外，还要告诫患者，在患病期间，剪短头发，便于外用药物药效的直接吸收。若糖尿病患者，更应重视原发病的治疗与控制，否则不利于机体的康复。诚如《万氏秘传外科心法》所说：此疾因五脏六腑蓄受湿热，故外伤皮肤而成也。”

（二）鳞类药用药心得

鳞类动物入药，以蛇为主，鱼类基本上是桌上的佳肴。专门论之药性的专著甚少，为此，仅选常用的守宫、蛤蚧、蛇蜕、白花蛇、乌梢蛇重点讨论。这类药物均有清热解毒，熄风止痒的功效，特别是对风毒顽痒，若用之恰当，效果卓著，并为临床所证实。不过，亦有部分患者服药后痒感不但不止，反而有加重的现象。因此，笔者在临床应用上述诸药时，往往要询问三点：一问平素吃鱼、虾、鸡之类食品皮肤有无过敏反应；二问以往是否用过鳞介类药或者虫药，反应如何；三是在初诊时，从小剂量开始，观察皮损和痒感在服药后是减轻还是加重。总之，尽量做到“药贵在精，药贵对症”，是十分要紧的。

常用的鳞类药有鲮鲤（穿山甲）、守宫、蛤蚧、蛇蜕、白花蛇、乌梢蛇、蝮蛇等。

【验案举例】

化脓性汗腺炎　余某，女性，31岁。2006年5月7日初诊。二周前右侧腋窝发现肿块，继而感觉隐约疼痛，检查：右侧腋窝可见一个形如鸽蛋大小的结块，表面光滑，肤色微红，触之中等硬度，轻度压痛，其他部位未见类似肿块，脉象弦数，舌质暗红，苔少。证属肝经血滞，脾经气凝，共结为肿块。诊断：化脓性汗腺炎。治宜疏肝理脾，化痰散结。方用香贝养荣汤加减：制香附、赤白芍、柴胡、青陈皮、浙贝母、僵蚕各10g，干地黄、党参、桔梗、川芎各6g，熟地、夏枯草、橘核各12g，天龙1条。

二诊：5天后复诊，腋窝肿块略有缩小，肤红也有减退。守原方再进10剂。

二周后检查，腋窝肿块消退8/10，肤红和压痛见好。改服小金丸，每日2次，每次0.6g。

二周后肿块消失而愈。

［方药分析］药用柴胡、赤芍、浙贝母、僵蚕、香附、青陈皮、川芎疏肝理气，化痰散结，偏于祛邪；党参、干地黄、白芍、熟地益气养血，重在扶正；橘核、天龙、夏枯草、桔梗既助浙贝母、僵蚕化痰散结之力，又善软坚散结解毒。在病势锐减之后，改用小金丸缓缓投之，以防死灰复燃。

点评：本病是一种大汗腺的慢性化脓性炎症，主要发生在腋窝和会阴处。中医学常依据病情的进展，分初期、中期和后期治疗。初期仅见肿块和轻微肤红，治用疏肝散结，方选香贝养荣汤；中期酿脓将溃、疼痛较重，治宜托里排脓，方用托里排脓汤；后期瘘管难敛，治宜排脓生肌，方用四妙汤加味。笔者对本病治疗的全过程中，从初期到后期均喜用天龙，又名壁虎、守宫。该药始载于《本草纲目》，具有祛风，散结，解毒的功效。对于疮疡、恶疮，效验很多，不过剂量宜小，恐防中毒之虑。

（三）介类药用药心得

李时珍认为唐宋《本草》错误地将介类混入虫鱼部，从他开始单列“介部”，凡46种，分为二类：一是龟鳖，二是蚌蛤。在临床之中，介类素为医家所重视，药用较为广泛。鉴于介类药以甲壳居多，为了充分发挥药效，通常采取三项措施：一是先煎，二是煅制，三是研细末，必要时水飞为佳。

临床常用介类药有龟甲、玳瑁、鳖甲、牡蛎、石决明、珍珠母、文蛤、温蛤、蛤蜊、紫贝、淡菜、田螺、海燕等。

【验案举例】

急性发热性嗜中性粒细胞增多性皮病　胡某某，女性，28岁。2005年6月12日初诊。半年前，在四肢和面颊发现多个斑丘疹，伴有发烧、关节肌肉酸痛。自疑为患有红斑狼疮，曾入院治疗。经过多种检查，排除红斑狼疮，确诊为急性发热性嗜中性粒细胞增多性皮病。给予皮质类固醇激素治疗。两周后体温正常，皮损减轻。十天前因为感冒而诱发，导致皮损加重，肌肉关节疼痛。检查：面颊左侧可见两块形如5分硬币大小的暗红色斑疹，边缘隆起，中央消退，状如环形。右颈部和手背也有数处类似损害，伴有发烧（T 38.7℃），关节肌肉酸痛，口干咽痛。脉象浮数，舌质红，苔薄黄。证属风热之邪，骤袭肺胃，郁而不宣，遂化为毒，毒热波及营血，导致血热扑肤。诊断：急性发热性嗜中性粒细胞增多性皮病。治宜清宣肺胃，解毒退斑。方用银翘散、犀角地黄汤合裁：银花、紫草、生地、秦艽、炒丹皮、玳瑁（先煎）、连翘、五加皮各10g，炒牛蒡子、防风、荆芥各6g，水牛角粉、绿豆衣各15g。

二诊：五天后复诊，体温正常，关节肌肉酸痛略有缓解，斑疹损害稍有减轻。步上方去防风、荆芥、牛蒡子，加金莲花6g，老鹳草、鬼箭羽各10g。

三诊：服上方一周后，头、关节、肌肉疼痛基本控制。但其斑疹消退缓慢，改用凉血化瘀、通络退斑法。方用凉血五花汤加减：五加皮、生地炭、银花炭各12g，金莲花、凌霄花、鸡冠花、炒槐花、炒丹皮、紫草、茜草各10g，豨莶草6g，另用西红花（绍兴酒浸泡）1.5g。另煎取汁，随药汁服下。

按方治疗三周后，斑疹损害基本消退，关节肌肉酸痛也明显控制。嘱其口服三七胶囊（田三七焙干研细末，过筛100目，装入0.5g胶囊中），一日3次，一次3粒，以善其后。

［方药分析］方用银翘散疏散风热以治其卫气，犀角地黄汤凉血解表退斑以治在营血，加玳瑁、紫草、绿豆衣助犀角地黄汤的清营凉血之功，秦艽、五加皮功专散风祛痹，以治关节肌肉酸痛。在其关节肌肉酸痛症状基本控制后，则改用凉血五花汤，重在凉血、活络、退斑。主次症状有别，则用药层次清楚，故而收到药至病退之效。

点评：本病是一种以发热、皮肤疼痛性斑块及结节、血液中嗜中性粒细胞增多为特征的少见皮肤病。病程缓慢，且可复发。中医学视其皮肤损害为其要点，将其纳入“丹”的范畴。凡“丹”皆与火毒关系密切，一般而论，火重于毒，病变迅速，伴有壮热，甚至神昏谵语。治宜泻火护心，若毒重于火则以皮肤红斑为主，伴有灼热刺痛，治宜解毒凉血。本案介于两者之间，因此诊治的重点，既要重视发热、肌肉关节酸痛等内症，又要突出皮肤斑疹的特征，宜用凉血解毒、通络退斑之方治之。随着病情的递减，其重点则转入血分郁热。故用三七胶囊以善其后。此外，西红花系贵重药材，用少量绍兴酒搅拌之，其药效更佳。

（四）禽类药用药心得

在世界卫生组织评出的健康食品中，最佳肉食均为禽类：鹅肉、鸡肉、鸭肉。李时珍说：“二足而羽曰禽。……羽类则阳中之阳，大抵多养阳，于是集其可供庖药及毒恶当知者，为禽部，凡七十七种。分为四类：曰水、曰原，曰林，曰山。”李氏之言，提供了五个信息：一是释名；二是禽类药大多养阳；三是既庖又药；四是毒与恶；五是四大分类。

在临床中，比较常用的禽类药有鸡、鹅、石燕、凤凰衣等。

【验案举例】

拔毛癖　黄某某，男性，12岁。2004年5月6日初诊。患者母亲代述，近两年来，发现患者不时地拔自己的头发，家长制止方才停止。检查：患者面色萎黄少华，形体削瘦，双目略有呆痴，时常躁动。头顶头发稀少，其发质焦枯。脉细数，舌质淡红，苔少。证属心脾两虚，神志不安，致使动作异常。诊断：拔毛癖。治宜健脾养心，安神益智。方用归脾汤加减：党参、黄芪、茯神、丹参、干地黄各12g，麦冬、枣仁、柏子仁、玄参各10g，远志、五味子、石菖蒲、炙甘草、广木香各6g。

二诊：十天后复诊，双目呆痴，躁动略有减轻，时常拔出头发的动作似有减少。步上方去丹参、玄参，加煅龙骨、煅牡蛎各15g，神曲10g。

两周后复查，食欲增进，异常动作明显减少。嘱服药丸调治之：党参、炙黄芪、干地黄、白术、神曲各100g，丹参、鸡内金、麦冬、枣仁、柏子仁各80g，广木香、远志、石菖蒲、五味子、琥珀各50g。研细末炼蜜为丸，如梧桐子大。一日3次，一次4.5g，温开水送下。

［方药分析］本案以归脾汤为基础方，意在健脾养心，心血足则神志宁。加入药

物有三个方面的考虑：①开窍醒脑，如石菖蒲、丹参。②化瘀消食，如鸡内金、神曲。《药鉴》说："神曲……消宿食，健脾胃，进饮食，下滞气，破癥结，逐积痰"。③安神益智，如琥珀、柏子仁、五味子等。综合各方面的药效，达到心态平和，减轻躁动等不良动作，配合适当的开导，收到良好的效果。

点评：拔毛癖又称抽搐性拔毛，系患者自己强迫性拔除毛发所致。这类患者，多由思虑不遂、性格怪僻，由心脾两虚所为。其治法既要扶脾、养心治本，又要宁神安志治标。选用归脾汤与天王补心丹两方合裁。在坚持药物治疗的同时，还要善于开导，解除紧张的心理状态，克服不良的陋习。

（五）兽类药用药心得

李时珍说："兽者，四足而毛之总称"，古代将马、牛、鸡、羊、犬、豕等可豢养者称之六畜；麋、鹿、狼、麇、兔、野豕称之六兽。这类动物既可供膳食，又可供药物使用，现分为五类：曰畜、曰兽、曰鼠、曰寓、曰怪。合计八十六种，现在临床应用较多的有豕、羊、阿胶、牛黄、黄明胶、狗宝、犀、鹿、麝、猬等。

【验案举例】

中毒性红斑　周某某，男性，31 岁。1998 年 9 月 8 日初诊。两天前，因食不洁食品，午后腹部感觉不适，随之发烧，继而皮肤发痒，周身皮肤发红，检查：T 39.6℃，全身皮肤呈现弥漫性红斑，略有肿胀，扪之灼热，两侧扁桃体Ⅱ°红肿。脉象浮数有力，舌质红苔少。证属饮食之毒，侵扰肺胃，毒溢营气。诊断：中毒性红斑。治宜凉血解毒，清营护心。方用消斑青黛饮加减：板蓝根、水牛角粉各 10g，生地 30g，炒丹皮、赤芍、知母、焦山栀各 6g，大青叶、玄参各 12g，羚羊角粉 0.6g（冲下）。

二诊：服药 2 天后，红斑和痒感减轻，体温下降，步上方加金莲花、挂金灯、鸭跖草各 6g，3 天后体温正常。皮损和痒感基本消退。仅有少量糠秕状鳞屑尚未脱尽。

[方药分析] 热邪骤入营分，可以本方为主增损，用水牛角清营解毒，凉血散瘀，清心安神；生地、丹皮、赤芍清营凉血，化瘀退斑；板蓝根、大青叶清肝火，知母清胃火，玄参清肾火，焦山栀清三焦之火；羚羊角粉平肝退热。在二诊中加金莲花、挂金灯、鸭跖草清肺、胃瘀热，共奏泄火解毒、凉血退斑之效。

点评：中毒性红斑又名毒性红斑，中医认为类似于"诸物中毒"。其中以食入陈旧腐败的食品如鱼、虾、蟹、海鲜、禽类和兽类居多。暴食这些食品之后，易导致脾胃受损，蕴生毒热，煎灼营血，毒热外扑于肤，症见皮肤焮红发痱。在治疗中，要分辨疹与斑，若以疹居多者，宜清宣肺胃；以斑为重者，宜清营凉血。与此同时，还需据症增损，如壮热不退加水牛角粉、羚羊角粉；咽喉疼痛加金莲花、鸭跖草、挂金灯；食少或呕吐加竹茹、藿香、姜半夏；眼睑浮肿加浮萍、蝉蜕、白茅根；红斑压之退色加紫草、黄芩；红斑压之不退色加红花、仙鹤草、大枣。

（六）人类药用心药得

李时珍说："《神农本草》，人物惟发一种，所以别人于物也。后世方伎之士，至于骨、肉、胆、血，咸称为药，甚哉不仁也。今于此部凡经人用者，皆不可遗。惟无害于义者，则详述之。其惨忍邪秽者则略之，仍辟断于各条之下。通计三十七种，不复分类。”李氏之言，给后人提出了三个问题：①人之物入药，历来甚少，如《神农本草经》1种，《名医别录》5种，《唐本草》1种，《本草拾遗》8种，《日华子本草》2种，《开宝本草》1种，《嘉祐本草》4种，《证类本草》1种，《本草蒙筌》1种，《本草纲目》13种。②将人之骨、肉、胆、血等入药，是不人道的，应予摒除。③人部之入药，必须遵循“无害于义”的原则，现今临床应用较多的有乱发、爪甲、人乳、人胞等。

【验案举例】

混合性结缔组织病 熊某某，女性，56岁。2004年3月10日初诊。近三四年来，常觉关节、肌肉酸痛，指端青紫冰冷，略有肿胀，食欲欠佳，院外检查RNP抗体阳性，滴度1∶380，ANA颗粒状1∶320，ENA（+）1∶420，RF因子阳性，补体C3 0.42，ds-DNA（-），ERN 38mm/h。综合上述，临床印象为混合性结缔组织病。检查：面色晄白少华，手指肿胀木硬，中度青紫冰冷，关节肌肉酸痛，行走艰难，进食略感堵塞，夜难入睡。脉象细弱，舌质淡红且胖嫩，苔薄白。证属脾肾阳虚。诊断：混合性结缔组织病。治宜温扶脾肾，温经通络。方用还少丹加减：熟地、山药、枸杞、山茱萸各12g，茯苓、巴戟天、黄芪、党参、桑寄生、鬼箭羽、姜半夏各10g，桂枝、竹茹、九香虫、山楂各6g。

二诊：一周后复诊，关节肌肉酸痛减轻，进食梗塞现象有所缓解。惟神疲乏力，夜寐欠安症状改善不够明显。步原方加服人参归脾丸，每日3次，每次6g，随药汁送下。

守方加减治疗6个月后，血液学检查：血沉下降到18mm/h，补体C3上升至0.86，其他6项均在正常范围，尚可参加全日工作。嘱其拟用下方做成药丸以巩固之：黄芪、党参、肉苁蓉、丹参、巴戟天、枣仁、柏子仁各80g，仙茅、姜半夏、橘皮、地龙、黄柏、五味子各50g，楮实子、淫羊藿、菟丝子、沙苑子、山茱萸、鸡血藤、紫河车、桑椹子、百合、天麦冬各100g，蛤蚧3对。共研细末，炼蜜为丸，如梧桐子大。每日3次，每次6g，温开水送下。

三个月后来我处检查，内症俱平而愈。

[方药分析] 方用肉苁蓉、巴戟天、仙茅、淫羊藿温补肾阳；熟地、枸杞子、天麦冬等滋补肾阴，阴阳并补，为之主药。桂枝、九香虫、楮实子助肾阳以散寒；桑椹子、鬼箭羽补肾壮阳；山药、黄芪、党参、山楂、橘皮、姜半夏健脾益气，治在中焦；菟丝子、沙苑子、五味子益肾固精，治在下焦；柏子仁、枣仁、百合安神益智；桑椹子、鸡血藤、紫河车益精生血；蛤蚧益肺抵御外邪；地龙、丹参通络除痹。诸药从不同的角度互补互利，达到脾肾双补、阴阳平衡，有利于机体的康复。

点评：混合性结缔组织病以中年女性居多，阴阳两虚的体质较为多见。在调治的全过程中，既有肝肾不足、冲任失调、阴虚内热的一面，又有脾气不健、寒湿内侵、阻于经络以致气滞血瘀的一面，因而在选方用药上，必须照顾先天与后天两者间的密切联系。我在临床中对这类疾病均以还少丹为基础方加减。如低热加青蒿、白薇、醋鳖甲；肝脏损伤加川楝子、郁金、白芍；膝关节酸痛加怀牛膝、千年健；夜寐欠安或者易于惊醒加琥珀、煅龙牡；大便秘结加瓜蒌仁、火麻仁、郁李仁。

四、要药汇解

蜂 蜜

【药名浅释】

蜂蜜曾以“石蜜”、“石饴”之名，始载于《神农本草经》。“蜂蜜”之名见于《本草纲目》，李时珍谓“蜜以密成，故谓之蜜”。别名有蜂糖、生蜜、炼蜜、石蜜、蜜糖等。

【药性分析】

蜂蜜味甘，性平。具有补中，润燥，止痛，解毒的功效。

蜂采无毒之花，酿之成蜜。其药效有五：清热也，补中也，解毒也，润燥也，止痛也。生用则性凉能清热；熟用则性温能补中；甘而平和，能解毒；柔而濡泽，能润燥；缓可去急，能止心腹肌肉疮疡疼痛；和可致中，能調和百药，而与甘草同功。古今很多中成药均取蜂蜜调和诸药之功。总之，凡气血、虚实、寒热、阴阳、内外，诸病罔不相宜。具体言之，蜂蜜主治的病症与药效有：安五脏，止痛解毒，强志轻身，明耳目，疗唇口疮、烫火伤、便秘，祛心烦、肌中疼痛、疗肿恶毒、瘾疹瘙痒、阴头生疮等。

本品得姜汁，可治初痢；配生地汁，治心腹刺痛；拌薤白，外治烫火伤。然而，在下列情况下，则不宜用：顽固不化者，呕家，酒家，中满蛊胀，湿热脚气均不宜用。

朱丹溪曾说：蜜喜入脾。西北高燥，故人食之有益；东南卑湿，多食则害生于脾也。此外，本品不可与生葱同食，亦不可与莴笋同食。以上数点应牢记。

【临床应用】

慢性盘状红斑狼疮

青蒿丸：青蒿500g，蜂蜜100～150ml。制成蜜丸如梧桐子大。每日服3次，每次18g。《中国中医秘方大全·庄国康》

露 蜂 房

【药名浅释】

露蜂房始载于《神农本草经》，列为中品。别名有蜂房、炒蜂房、蜂肠、大黄蜂巢、马蜂包、虎头蜂房、紫金沙等。因蜂房悬挂于树上得自然风露，故称露蜂房。入药以革蜂窝为甚，七里蜂毒最猛。

【药性分析】

露蜂房味甘，性平，有毒。具有攻毒，杀虫，祛风的功效。

李时珍说：“露蜂房，阳明药也，外科、齿科及他病用之，亦皆取其以毒攻毒，兼杀虫之功耳。”具体言之，痈疽、瘰疬、惊痫、痔瘘风毒、恶疮、风虫牙痛、疔肿诸毒，均可用之。本品实为清热、软坚、散结的要药。露蜂房入盐煅炭，治牙虫；配蛇蜕、血余炭，以黄酒送下，可消疔疮肿毒。

但痈疽溃后忌用，气血虚弱者慎用。

【临床应用】

1. 项后硬结性毛囊炎、脓肿性穿掘性头部毛囊周围炎、聚合性痤疮

蜂房野菊汤：野菊花、金银花、连翘、蒲公英、紫花地丁各10～12g，露蜂房、浙贝母、玄参、羌活、川芎、甘草各6g。《徐宜厚皮科传心录》

2. 血燥型银屑病

养血解毒汤加减：鸡血藤、生地、板蓝根、土茯苓各30g，当归、丹参、麦冬、天冬各10g，露蜂房15g。《中西医结合皮肤性病学》

3. 关节炎型银屑病

五味子汤加减：五味子、地龙、淫羊藿、桑枝、松针、皂角刺、蜂房、姜黄、桃仁各10g，制附片、乌蛇各8g，巴戟天、杜仲、黄芪、熟地黄、桑寄生、枣皮各15g，狗脊30g，全蝎6g。《徐宜厚皮科传心录》

4. 黑变病

张氏验方：乌梢蛇15g，蝉蜕、丹皮、赤芍各9g，蜂房6g，当归12g，土茯苓、薏苡仁、路路通各30g。另加大黄蛰虫丸，每日3次，每次3g。《古今专科专病医案·皮肤病·张锡君》

5. 多发性大动脉炎

颜氏验方：青葱、桂枝、附子、干姜、川牛膝、桃仁、蒲黄、鬼箭羽、蜂房、威灵仙、土鳖虫、甘草（原书无剂量）。《跟名师学临床系列丛书·颜德馨》

五　倍　子（附：百药煎）

【药名浅释】

五倍子始载于《开宝本草》。别名有花倍（角倍）、独角倍（肚倍）、文蛤、百虫仓、木附子。本品实乃倍蚜科昆虫角倍蚜或倍蛋蚜在其寄主盐肤木等树上所结的虫瘿，内藏多个幼虫，故称“百虫仓”。有因其形状似海中文蛤，故也称“文蛤”。

【药性分析】

五倍子味酸涩，性寒。具有敛肺降火，涩肠固精，敛汗止血的功效。

本品的药用范围，分内治与外治，内治病症有痰结咳嗽、吐衄、泄痢、痔疮、消渴、盗汗；外治病症有风湿癣疮、鼻疳疮、金疮、眼赤烂疮、风湿疮疡、阴囊湿疮、脱肛等。至于配伍方面，本品得乌梅可用治赤痢不止；合五味子治疗久咳不愈；和腊茶叶末外涂治阴囊湿疮；配白矾末，加油调和，可外搽治炼眉疮癣。但因其收敛固涩作用较强，凡风寒外触或肺火实盛之暴咳，以及新起之痢疾、泄泻者则忌用。

附：百药煎　为用五倍子和茶叶经发酵成的块状物。具有清肺化痰、定嗽解热、生津止咳的功效。可用于口舌糜烂、风湿诸疮，染乌须发。

【临床应用】

1. 石棉状糠疹

豆根去屑洗方：山豆根、蚕沙、五倍子各15g，皂角、透骨草、桑白皮、巨胜子各12g，桂皮、松针、炒牛蒡子各10g。煎汤外洗。《徐宜厚皮科传心录》

2. 生殖器疣、肛周疣

鸭跖草方：鸭跖草、蚕沙、石榴皮、五倍子各15g，乌梅、枯矾、威灵仙各12g，细辛10g。上药加水1500ml，浓煎取汁约600ml，待温，浸泡患处15～20分钟，拭干即可。《徐宜厚皮科传心录》

3. 癣菌疹

黄精五倍洗方：黄精、藿香各12g，五倍子、蚕沙、明矾、吴茱萸各10g。煎水浸泡或湿敷患处，每日2次，每次10～15分钟。《徐宜厚皮科传心录》

九香虫

【药名浅释】

九香虫始载于《本草纲目》。别名有黑兜虫、打屁虫、屁版虫、酒香虫、炒九香虫，因其干燥虫体气味如茴香而得名。李时珍说："至冬伏于石下，至惊蛰后即飞出，不可用也。"

【药性分析】

九香虫味咸，性温。具有行气止痛，温肾助阳的功效。

张石顽说："九香虫治膈脘滞气，脾肾亏损，壮元阳。"本品能气血双宣，平肝止痛。凡见肝胃气痛，用多效验。《本草新编》说：九香虫，虫中之至佳者。入丸散中，以扶衰弱者最宜，但不宜入汤剂，以其性滑，恐动大便耳。九香虫亦兴阳之物，然非人参、白术、巴戟天、肉苁蓉、破故纸之类。亦未见其大效也。

阴虚有火，阳事易举及无气滞者勿用。

【临床应用】

带状疱疹（神经痛）

金铃散加味：金铃子、柴胡、九香虫（研末另包冲下）、甘草各6g，柴胡、当归、炒白芍、延胡索各10g，青皮、地龙各3g。（经验方）

水蛭

【药名浅释】

水蛭始载于《神农本草经》，列为下品。别名较多，有蚑（与"蜞"同）、蚂蝗、马蝗、马蛭、制水蛭、活水蛭、蛭蝚、蜞、黄蜞、肉钻子等。蚑有数种，以水中马蚑得啮人，腹中有血者，干之为佳。山蚑及诸小虫者，皆不可用。

【药性分析】

水蛭味咸苦，性平，有毒。具有破血，逐瘀，通络的功效。

本品力主逐恶血、瘀血，破血瘕，除积聚，对妇人恶血、瘀血经闭、血瘕积聚、血蓄膀胱均可用之。此外，痈疽肿毒、折伤跌仆、瘀血不散，亦可用之。

张仲景以水蛭、虻虫，每兼而用之，专主攻坚破瘀。对此，《本草疏证》解释说：虻虫、水蛭，一飞一潜，皆吮血也。在上之热随经而入，飞者抵之；在下之血为热所瘀，潜者当之，此二味所以并用之，故而未及所以不用此之故……虻虫之性飞扬，故治血结瘀下而病在上者；水蛭之性下趋，故治血结于上欲下达而不能者，其逐瘀破积，两者相同，而一为搜剔之剂，一为滑利之品。

张锡纯说："凡破血之药，多伤气分，惟水蛭味咸，专入血分，于气分丝毫无损，且服后腹不觉痛，并不觉开破，而瘀血默消于无形，真良药也。"

笔者在学习先贤经验的基础上，为了避免水蛭腥味，将烘干之水蛭研末装入0.3~0.5g的胶囊中，一日3次，一次3粒，随汤药送下，或用温开水送下。主治皮肤病症有雷诺病，硬皮病指端硬化，聚合性痤疮的囊肿、结节，结节性痒疹，结节性红斑，慢性丹毒以及颈部淋巴结核等。

【临床应用】

1. 颈部淋巴结核

朱氏经验方：未溃者，用水蛭、冰片各等份，研细末，加入适量凡士林外敷，每日换1次，1~3周多数可以消失。已溃者，可用水蛭研末，加少许冰片外掺于疮面，并用纱布覆盖，每日换1次。《朱良春用药经验集》

2. 血栓闭塞性脉管炎（阴寒证）

通脉药酒：丹参、银花、当归各100g，赤芍、川芎、牛膝各50g，甲珠、水蛭、附子各25g，白酒3000ml，浸泡7天后服用。夏天每次10~15ml，冬天25~50ml，每日2次。《中国当代名医验方大全·吴景芬》

3. 白发

乌发丸：当归须、生黄芪、地骨皮、生熟地、菟丝子各100g，地龙、䗪虫、水蛭、石菖蒲、远志、天麻、羌活、川芎、甲珠各30g，茯苓200g，牛膝、白芍、肉苁蓉、僵蚕、鹿角霜各60g。研细末，水泛为丸，每日3次，每次5g。另饭后以茯苓、当归各10g，肉苁蓉、合欢皮各6g，煎水作汤送服。《临证验方治疗疑难病·雍履平》

䗪　虫

【药名浅释】

䗪虫始载于《神农本草经》，列为中品。又称土鳖虫、地鳖、地鳖虫，因其形扁如鳖，故称土鳖。别名还有土虫、土元虫、臭虫母、地乌龟、盖子虫、节节虫、蚂蚁虎等。陶弘景说："形扁如鳖，有甲不能飞，小有臭气。"

【药性分析】

䗪虫味咸，性寒。具有破血，逐瘀，续筋接骨的功效。

血者"灌溉百骸，周流经络"，血若凝滞则经络不通，阴阳之用互乖，而寒热洗洗生焉。咸寒能入血软坚，故主心腹血积、癥瘕血闭诸症。血活而营卫通畅，寒热自除，经脉调匀。又为治疟母的必用之药。䗪虫伍乳香、没药、自然铜等治疗骨折损伤。

如无瘀血停留者，不宜用。

【临床应用】

1. 硬皮病

黄氏验方：黄芪30g，白术、丹参、三棱、莪术各18g，淫羊藿、仙茅、土鳖虫、制川乌各12g，全蝎6g，蜈蚣3条。《奇难杂症·黄振鸣》

2. 红斑狼疮

倍芪虫蛇方：生黄芪60～90g，鸡血藤、生地、淫羊藿24～30g，板蓝根、紫草、甘草各30g，玄参15g，生蒲黄、全虫、䗪虫、乌梢蛇、琥珀、鸡内金各9g，桑寄生24g。《中国中医秘方大全·王渭川》

虻　虫

【药名浅释】

虻虫曾以“蜚虻”之名始载于《神农本草经》，列为中品。古时“蜚”同“飞”，“蜚虻”即“飞虻”之意。“虻虫”之名始见于陶弘景所著之《本草经集注》，别名有牛虻、牛蚊子、牛苍蝇、瞎蠓等。

【药性分析】

虻虫味苦，性微寒，有毒。具有破血逐瘀的功效。

虻虫食血而治血，故治一切血结诸病，如血蓄而见身黄脉结、腹痛如狂、坚癥积块、疟母、仆损瘀血等症。本品常配丹皮，治跌仆瘀血。总之，虻虫为方，所治一曰破积血；二曰下血；三曰蓄血；四曰有久瘀血；五曰瘀血；六曰妇人经血不利；七曰瘀血在里；八曰如狂；九曰喜忘，皆为血证之谛。

虻虫、水蛭、䗪虫均有较强的破血逐瘀之效，其中，虻虫性刚而猛，服后可立致泻痢，药过即止；水蛭性阴而缓，服后虽不即泻，但其毒性在体内持续较久，效比虻虫为佳；䗪虫性较和缓，故常用于体腹瘀血诸症。

不过，鉴于本品通利血脉、九窍之力，极能坠胎，非蓄血证、瘀血未甚者、肝血枯竭者均不宜用。气血虚甚，形体瘦损者忌用。

【临床应用】

1. 深部栓塞性静脉炎

逐血破瘀汤：水蛭、虻虫、䗪虫各6～12g，地龙、黑丑、透骨草、水红花子、盘龙参、紫草各10～15g，路路通15～30g。寒凉重者加紫油肉桂3～6g。《赵炳南临床经验集》

2. 肿毒

虻虫、松香各等份，研末。置膏油中贴之。《现代实用中药》

蜈　蚣

【药名浅释】

蜈蚣始载于《神农本草经》，列为下品。别名有蒺藜、蝍蛆、鱼虫、吴公、天龙、焙蜈蚣，因其节节有足，又称百足虫、百脚。蜈蚣以头足赤者为良。

【药性分析】

蜈蚣味辛，性温，有毒。具有熄风止痉，攻毒散结，通络止痛的功效。

蜈蚣走窜之力最速，内而脏腑，外而经络，凡气血凝聚之处，皆能治；性有微毒，而能解毒，凡一切疮疡诸毒，皆能消之。归纳其主治的病症有小儿惊痫、抽风、脐风口噤、丹毒、秃疮、痔漏、鸡眼、恶肉、瘰疬、便毒、蛇伤。

李时珍说：“赤足蜈蚣，能伏蛇，为上药，白芷次之。”用时，宜带头、足，去之则力减。若过剂出现中毒现象，可用蚯蚓、桑白皮解之。

【临床应用】

1. 慢性湿疹

搜风除湿汤：全虫6～12g，蜈蚣3～5条，海风藤、川槿皮、黄柏、白术、炒枳壳各10～15g，苡仁、白鲜皮、威灵仙各15～30g。《赵炳南临床经验集》

2. 结节性痒疹

柏氏验方：全虫3g，僵蚕、蜈蚣、红花、地肤子、黄柏、三棱、当归、乌蛇各10g，丹参15g，土茯苓、生牡蛎各30g，甘草5g。《古今专科专病医案·皮肤病·柏志芳》

3. 皮肌炎

蜈蚣方：蜈蚣、全虫各等份，研末，每日2～3次，每次1.5g。《中国中医秘方大全·严亦宽》

地 龙

【药名浅释】

地龙曾以“白颈蚯蚓”名始载于《神农本草经》，列为下品；“地龙”之名，见于《图经本草》。别名有蚯蚓、曲鳝、土鳝、土龙、蚓蝼、鲜地龙、酒地龙、炒地龙。白颈者乃老蚯蚓也。李时珍谓：“蚓之行者，引而后申，其塿如丘，故名蚯蚓”。

【药性分析】

地龙味咸，性寒。具有清热定惊，平肝熄风，通经活络，平喘利尿的功效。

地龙性寒，沉也，阴也，主治病症有伤寒瘧疟、黄疸消渴、二便不通、历节风痛、癫狂喉痹、风热赤眼、亭耳鼻息、秃疮瘰疬、阴囊热肿、脱肛、肾脏风注、蛇伤肿痛、蜘蛛伤毒等症。其中，有两项特效，值得一提：一是“脚风药必须此物为使”（《本草图经》）。二是“治肾脏风下病，不可阙也”（《本草衍义》）。至于配伍方面，用面粉炒黄，研末吞服，治痴癫；配枯矾，搽齿血；加乳香末，治惊风。

蜈蚣属火，名曰天龙；蚯蚓属水，名曰地龙。皆治蛊毒、蛇虫毒者，天地相交，则水火相继，故禀性虽有不同，而主治乃不相殊（《本草崇原》）。

若中蚯蚓毒，惟以盐水浸洗或饮一杯盐水即可解之。

【临床应用】

1. 蜘蛛咬

地龙液：青葱叶1根，地龙1只，将地龙放入葱中，紧捏两头，震动摇晃，化水后外涂患处。《太平圣惠方·卷57》

2. 甲沟炎

地龙膏：干地龙，不拘多少，研细末，猪脂调膏外敷。《圣济总录·卷137》

3. 口腔黏膜白色念珠菌病

白糖地龙液：活地龙10～15条，白糖50g。搅拌至地龙融化成黄色黏液，瓶装备用。漱口后棉签沾药液途搽患处，每日3～4次。《中国中医秘方大全·何国兴》

全蝎

【药名浅释】

蝎始载于《开宝本草》。别名有蛜祁（音“伊祁”）、主簿虫、杜白、全蝎、焙全蝎、虿尾虫。许慎说：“蝎，虿尾虫也，长尾为虿，短尾为蝎。开元初有主簿以竹筒盛过江，至今有之，故俗称主簿虫。”《尔雅》说：“杜白，蝎也。今人用药有全用者，谓之全蝎；有用尾者，谓之蝎梢，其力尤紧。”

【药性分析】

全蝎味辛，性平，有毒。具有祛风止痉，通络止痛，攻毒散结的功效。

蝎禀火金之气以生，入肝经，一切风木之病，蝎乃治风要药。归纳其主治与药效有六：一是半身不遂，口眼歪斜，手足抽掣；二是风毒瘾疹；三是耳聋疝气；四是痎疟惊痫；五是妇人带下阴脱；六是小儿风搐。

张锡纯说：“蝎，其性虽毒，转善解毒，消除一切疮疡，为蜈蚣之佐药，其力相得益彰也。”

不过，带下非风、非热不可用；一切内虚似风等证切忌；慢痹惊风禁用。

【临床应用】

1. 慢性湿疹

全虫方：猪牙皂角、苦参各6g，皂刺12g，刺蒺藜、炒槐花各15～30g，白鲜皮、黄柏各15g，威灵仙12～30g。《赵炳南临床经验集》

2. 荨麻疹

全虫1枚洗净，放入鸡蛋中蒸熟，弃蝎食蛋，一日2次。［浙江中医杂志，1987，（8）：370.］

3. 丹毒

生全蝎30g，炮山甲45g。研细末，每日1次，每次7.5g。［中医杂志，1963，（7）：1.］

蝉　蜕

【药名浅释】

蝉蜕始载于《名医别录》，在梁代之前，《神农本草经》载有“蚱蝉”，列为中品。王充《论衡》说：蛴螬化腹蛸，腹蛸拆背出而为蝉……。蝉者，变化相禅也。药用蚱蝉羽化后的蝉壳，故名蝉蜕。古人用身，后人用蜕。其别名众多，腹蛸、蝉壳、枯蝉、金牛儿等。

【药性分析】

蝉蜕味甘，性寒。具有疏散风热，利咽、透疹、止痒，退翳明目，祛风止痉的功效。

蝉蜕专入肝经，兼入皮肤。主治范围有惊痫、夜啼、破伤风、痘疹作痒、失音、疔疮肿毒、翳膜侵睛、皮肤瘾疹，通乳汁，杀疳虫，下胎胞等。总之，古人有“治皮肤疮疡风热，当用蝉蜕；治脏腑经络，当用蝉身”之说，各从其类，仅供参考。

《医学衷中参西录》说：蝉蜕有以皮达皮之力，故又为治瘾疹要药。与蛇蜕并用善治周身癞癣瘙痒。

不过多服泄元气，痘证、虚寒证不得服。

【临床应用】

1. 过敏性、紫癜性肾炎

紫癜肾复汤：紫草、蝉蜕、甘草各15g，土茯苓、益母草各30g，白花蛇舌草25g，白茅根、茜草根、防己各20g。《国家级名医秘验方·刘大同》

2. 皮肤瘙痒

蝉蜕、蛇蜕、当归、川芎、赤芍、夜交藤（原书无剂量）。《中医临床家·查玉明》

3. 荨麻疹

祛风定喘丸：蝉蜕45g，蔓荆子15g。研细末。炼蜜为丸，每日服3次，每次6g（幼儿酌减），急性发作期服量可增至9～12g。《国医大师·朱良春》

4. 过敏性紫癜

金蝉脱衣汤：桂枝18g，薏仁、银花、连翘、茵陈各9g，防风3g，郁金、苍术、赤苓各4.5g，蝉蜕2.4g，猪苓6g，红枣3枚。《中医临床家·董廷瑶》

守　宫

【药名浅释】

守宫以“壁虎”之名见于《唐本草》，“守宫”始载于《尔雅》，因其常居在屋壁处，故名守宫，亦叫壁宫。又因其善于捕捉蝎、蚊、蝇等小动物，故得虎名，别名还有天龙、壁宫、壁虎、蝎虎、蝘蜓等。

【药性分析】

守宫味咸，性寒，有小毒。具有祛风，定惊，散结的功效。

本品善捕蝎、蝇，是治风要药，对于瘰疬、结核、风痛、中风瘫痪、小儿疳痢尤多卓效。且入血分，善于攻散气血凝结，解毒治风之力殊强，对恶疽肿瘤更为应手。《得配本草》说：守宫咸寒有小毒，入手少阴经血分。治中风、惊痫、疬风、瘰疬。并谓本品炒研，柏叶汤送下，用治风癞。据现代文献报告，本药可治的病种有淋巴结核、癌肿、雷诺病、瘘管、诸蜂蜇伤、血栓闭塞性脉管炎、皮肤浅表溃疡等。

本品为攻邪消散之物，若无瘀凝坚核，不可轻施。

【临床应用】

1. 雷诺病

守宫、丹参各等份，焙干，研细末装入胶囊。日服3次，每次10丸。［黑龙江中医药，1987，(1)：35.］

2. 血栓闭塞性脉管炎

取活守宫尾部一块稍大于溃疡面的带皮守宫肌肉，敷贴患处，有利于创面的愈合。［四川中医，1986，(4)：47.］

3. 窦道瘘管

外用守宫粉或守宫尾治疗各种窦道、瘘管。《毒药本草》

蛤蚧

【药名浅释】

蛤蚧始载于《开宝本草》。别名有大壁虎、蛤蟹、仙蟾、蚧蛇、石牙等。因其叫声似“蛤蚧”之读音而名，又因其头部似蛙和蟾而叫仙蟾。蛤蚧虽为一味中药，若细分，则雄者为蛤，雌者为蚧。蛤蚧生于西粤者佳，夜间自鸣声至八九声者为最胜。

【药性分析】

蛤蚧味咸，性平。具有补肺气，助肾阳，定喘咳，益精血的功效。

蛤蚧专入命门，兼入肺，治虚损痿弱、消渴喘咳、肺痈、肺痿、吐沫，下石淋、通月经。《本草纲目》说：蛤蚧补肺气，定喘止咳，功同人参；益阴血，助精扶羸，功同羊肉。总之，气虚血竭者宜之。本品配人参、醋、糯米，治虚寒咳喘，伍人参、熟地，治阳痿。

《本草新编》说：至神功用，全在于尾，尾损则无用也。毒在眼，药用时必须去之。

不过，风寒外袭或阴虚火旺，二者禁用。

【临床应用】

1. 慢性荨麻疹

蛤蚧胶囊：蛤蚧若干（去眼），连体带尾焙干，研细末，装入胶囊中，每日服3次，一次3粒。(经验方)

2. 特应性皮炎（调理期）

参蛤胶囊：党参、山药、炒白术、黄芪各30g，蛤蚧2对，蝉蜕、蛇蜕各6g。依法炮制，研末装入胶囊，每日服3次，每次2~3粒。(经验方)

蛇蜕

【药名浅释】

蛇蜕始载于《神农本草经》，列为下品。别名有龙衣、蛇皮、蛇壳、龙退、蛇符等。“蜕”和“退”同音，为退脱之义。

【药性分析】

蛇蜕味咸、甘，性平。具有祛风，定惊，解毒的功效。

蛇蜕的药效有四：一是祛风除翳，本品配花粉、羊肝治目翳；二是治惊痫、喉舌诸疾；三是杀虫，疗恶疮、癣疥；四是治皮肤诸疾，包括白癜风、疠疡、天疱疮、小儿惊风、小儿面疮、小儿月蚀、疗肿鱼脐、陷甲入肉等。但肝脾虚者不宜用。

【临床应用】

1. 经前瘾疹

四物汤合清骨滋肾汤加减：地骨皮、当归、白芍、生地、玄参、麦冬、沙参、石斛、白术、黄芪、炒杜仲、益母草各10g，蛇蜕、五味子、防风各6g。《徐宜厚皮科传心录》

2. 顽固性脓皮病、梅毒、下疳

大败毒膏：大黄、黄柏、赤芍各300g，蒲公英600g，陈皮240g，木鳖子、银花、制乳香、甘草、当归各60g，花粉、白芷各180g，蛇蜕15g，干蟾10个，蜈蚣20条，全虫9g，芒硝300g。依法熬成膏剂，每次15g，每日服2次。（北京鸿术堂秘方）

3. 寻常性天疱疮

周氏验方：白鲜皮20g，苦参、黄柏、地肤子各15g，银花、蒲公英各25g，生大黄5g，薏仁30g，赤芍、甘草各10g，蜈蚣2条（研末服），蛇蜕10g（研末服）。《古今专科专病医案·皮肤病·周鸣岐》

4. 湿疹

蒲氏验方：归尾、川芎各4.5g，赤芍、丹皮、黄柏、苦参各6g，干地黄、何首乌、白蒺藜各10g，胡麻仁15g，蝉蜕、蛇蜕、红花各3g。《蒲辅周医案》

5. 黄褐斑

清胃凉营汤：生石膏15g，知母、白薇、升麻、生地、赤芍各9g，丹参、益母草各12g，蝉蜕6g，蛇蜕3g。《国家级名医秘验方·高咏江》

白 花 蛇

【药名浅释】

白花蛇始载于《开宝本草》，由于其背上有白色花纹而得名；“蕲蛇”之名则见于《本草纲目》，因蕲州所产之白花蛇为李时珍（故里为蕲州）所推崇，故叫蕲蛇。别名有蕲蛇肉、百步蛇、五步跳、棋盘蛇、尖吻蝮等。

【药性分析】

白花蛇味甘、咸，性温，有小毒。具有透骨搜风，截惊定抽的功效。

白花蛇性善窜、善蜕，内走脏腑，外达皮肤，无处不到。主治诸风诸痹、一切疠疡等疾。明代医家缪仲醇说：“疠风、疥癣、顽痹等症，诚为要药。”清初名医张石顽说：“能治一切风病……为大风、白癜风、风痹惊抽、癞疾恶疮要药。”特别是不少医家认为本品可治暴风瘙痒、浮风瘾疹、大风疥癞等。

笔者在先贤论述的启发下，凡见顽固性瘙痒，包括慢性湿疹、银屑病、神经性皮炎、白癜风等症均可用之。然要注意两点：一是用量宜轻不宜重，通常在1.5~3g，最好装入胶囊，保证药效的充分发挥；二是适当配伍，以湿邪为主时，配苍术、黄柏；瘙痒初期配生地、丹皮；瘙痒日久，配制首乌、干地黄。前者注意凉血，后者重视养阴。

阴虚血少、内热生风，非其所宜。

【临床应用】

1. 系统性红斑狼疮

王氏验方：水牛角15g，生地、紫草、西瓜翠衣各60g，丹皮、白花蛇、玄参、川贝母、土鳖虫、炒蒲黄、知母各9g，生牛蒡、板蓝根各24g，蜈蚣2条。《红斑狼疮的中医治疗·王渭川》

2. 系统性硬皮病

三地二甲汤：熟地、淫羊藿、黄芪、牡蛎各30g，桂枝、桃仁、红花、土鳖虫各9g，当归、防风、地龙、炒白芥子各10g，独活12g，山甲珠、鳖甲各15g，白花蛇1条。《古今专科专病医案·皮肤病·张国伦》

3. 寻常性狼疮

灭毒丹：白花蛇4寸（酥），金头蜈蚣2条（煅），全虫4个（酒浸渍后去头足），蜂房1个，雄黄、黄丹各3g，辰砂、槐花米、雨前细茶、孩儿茶各1.5g，麝香1g。共研细末，以黄米饭为丸，如绿豆大，朱砂为衣，每日服2次，成人体壮者，每次5~10粒，体弱者酌减。《赵炳南临床经验集》

乌蛇

【药名浅释】

乌蛇见于《药性论》，因其皮色黑如漆而得名。“乌梢蛇”始载于《开宝本草》。别名有剑脊乌梢、黑花蛇、青蛇、乌风蛇、酒乌蛇。

【药性分析】

乌蛇味甘，性平。具有祛风，通络，止痉的功效。

乌蛇之用，专主祛风，以理皮肉之证为主。肺主皮毛，脾主肌肉。因而治疗的范围包括热毒风湿、诸风瘾疹、疥癣、皮肤不仁、顽痹诸风、眉髭脱落、涡疮、痒疥等。

历代对本品的毒性有三种看法：一是有小毒（《药性论》《得配本草》）；二是无毒（《开宝本草》《本草蒙筌》）；三是无毒而力浅（《本草分经》），并认为蛇体的大小与药力的强弱有密切关系。体重7钱~1两者为上；10两~1镒者为中；大者力减。

乌梢蛇的功效主治和白花蛇大同而小异。《得配本草》谓白花蛇主肺脏之风，为白癜风的专药；乌梢蛇主肾脏之风，为紫云风之专药。

【临床应用】

1. 皮肌炎

张氏验方：乌蛇、赤芍、紫草各9g，蝉蜕、丹皮各6g，薏仁、土茯苓、白花蛇舌草、半枝莲、排风藤、猪秧秧各30g。《当代名医临床精华·奇证专辑·张锡君》

2. 白癜风

顾氏验方：当归尾、川芎、丹皮、桂枝、乌梢蛇、白鲜皮、地肤子、豨莶草各9g，赤芍15g。《外科经验选·顾伯华》

3. 扁平苔癣

乌蛇祛风汤：乌蛇、荆芥、防风、羌活、白芷、黄芩、银花、连翘各10g，蝉蜕、黄连、甘草各6g。《皮肤病中医诊疗学》

4. 慢性荨麻疹

张氏验方：当归、生地、蒺藜各20g，川芎、白芍、蝉蜕、荆芥、防风各15g，生首乌、黄芩25g，乌梢蛇、全虫各5g，甘草10g。《张琪临床经验辑要》

玳 瑁

【药名浅释】

玳瑁始载于《开宝本草》。别名有瑇瑁片、明玳瑁。因其功专解毒，乃毒物之所娼嫉者，故名。

【药性分析】

玳瑁味甘咸，性寒。具有清热解毒，化痰定惊的功效。

玳瑁气味咸寒，清热解毒之功近于犀角；镇心安神之功，相当珍珠。然其古方不用，至宋时至宝丹使用。其主治的范围包括消痈毒，破癥结，止惊痫，解痘毒，镇心神，解岭南百药毒。

入药生用，但虚寒而陷者勿用。

【临床应用】

1. 口周湿疹

赵氏验方：生玳瑁6g，龙胆草、生枳壳、杭菊花各10g，生白术、生薏仁、车前草各15g，黄连4.5g，滑石30g。《赵炳南临床经验集》

2. 新生儿剥脱性皮炎

张氏验方：生玳瑁、银花、连翘、生地、丹皮、焦山栀各3g，马齿苋、车前草、六一散各6g。《张志礼皮肤病医案选萃》

3. 天疱疮

生白青黄汤：白茅根、生石膏、大青叶各30g，生玳瑁（或犀角粉）0.5g，地丁、莲子心、生栀子各10g，生地炭、花粉各15g，黄连、生甘草各5g。《中国中医秘方大全·张志礼》

牡蛎

【药名浅释】

牡蛎始载于《神农本草经》，列为上品，因其品种纯雄无雌，故得“牡”名，又因其体型常比其它蚌蛤粗大，故以“蛎”、“蠔”为名。别名有左壳、蚝壳、海蛎子壳、煅牡蛎。

【药性分析】

牡蛎味咸，性微寒。具有重镇安神，潜阳补阴，软坚散结，收敛固涩的功效。

牡蛎得海气结成，其味咸平，气微寒无毒。气薄味厚，阴也，降也。专入肾，兼入肝。入肾能软坚、化痰、散结、收涩固精，常用于瘰疬结核、血瘕、遗精、崩带、咳嗽、盗汗、遗尿、滑泄、燥渴、温疟、赤痢等症；入肝能平惊恚、怒气、鼠瘘、女子崩带、一切疮肿、阴汗等。

张锡纯说：“专取其收涩，可以煅用；若用以滋阴，用以敛火，或取其收敛，兼取其开道，均不可煅……宜存性，不可过煅，若入汤剂，仍以不煅为佳。今用者，概煅之，殊非所宜。”

凡虚而有寒者忌之；肾虚无火，精寒自出者非宜。

【临床应用】

1. 红汗症

姚氏验方：生地、赤芍、丹皮、仙鹤草、紫草、牡蛎、糯稻根、黄芩、白术、甘草、红枣（原书无剂量）。《古今专科专病医案·皮肤病·姚朝晖》

2. 脂膜炎

张氏验方：生地、谷芽各12g，丹皮、赤白芍、地骨皮、炒黄柏、炒知母、连翘、牛膝各9g，银花藤、生牡蛎、白花蛇舌草各30g，八月扎、茯苓皮各15g，甘草3g，佛手片6g。《国医大师·张镜人》

3. 肉芽肿性唇炎

颜氏验方：生黄芪、生牡蛎、生薏仁、玄参、水红花子各30g，生地、穿山甲、夏枯草各10g，赤芍、当归、白术各9g，茯苓各15g。《跟名师学临床丛书·颜德馨》

4. 瘢痕疙瘩

平消瘢痕疙瘩汤：白花蛇舌草、牡蛎各30g，夏枯草、浙贝母、玄参、威灵仙、花粉、半枝莲各20g，三棱、桃仁、红花、赤芍、谷芽各10g，甘草5g。《国家级名医秘验方·尹莲芳》

珍珠

【药名浅释】

珍珠曾以“真珠”名见于《雷公炮炙论》；“珍珠”始载于《开宝本草》。别名有蚌珠、蠙珠、濂珠、珍珠粉。珍珠出南海，光白甚好，不甚光莹，不堪入药。李时珍说：“凡入药，不用首饰及见尸气者。”

【药性分析】

珍珠味甘咸，性寒。具有镇心定惊，明目退翳，解毒生肌的功效。

珍珠的主治及药效有解热燥湿，化痰消积，止白浊带下、痢疾，除湿止嗽，明目；外搽阴疮、湿疮、痱痒；点目，去肤翳障膜；涂面，可除面斑，令人润泽好颜色；涂手足，去皮肤逆胪；止泄。部分医家认为本品还能治疗妇人劳损、痔漏下血，压丹石药毒等。陈远公说："珍珠生肌最良，疮毒中必用之，然内毒未尽，遽用珍珠以生肌，转难收口。查之，慎之。"

笔者在临床中，在外用方面强调本品必须水飞制作，否则外撒在创面上不仅有疼痛的感觉，而且影响肌肉生长的速度。

【临床应用】

1. 皲裂症

龙象软膏：煅龙骨60g，象皮40g，珍珠粉8g，血竭、儿茶、乳香、没药各6g，凡士林200g。依法制成软膏。《中医外科特色制剂·艾儒棣》

2. 口腔溃疡

珠黄散：珍珠粉9g，牛黄3g。《疮疡外用本草》

3. 女阴溃疡

月白珍珠散：煅蚌壳6g，珍珠粉、青黛、飞中白、制炉甘石各1.5g，冰片1g。（苏州方）

石决明

【药名浅释】

石决明始载于《名医别录》，列为上品。别名有千里光、九孔螺、关海块、鲍鱼壳、九孔石决明、煅石决明、盐石决明。《本草纲目》说：决明、千里光，以功名也；九孔螺，以形名也。

【药性分析】

石决明味咸，性寒。具有平肝潜阳，清肝明目的功效。

石决明以七孔、九孔者佳，宜生研作粉用之，不可煅用。专入肝，为眼科要药，研细水飞，主点外障翳。此外能治疗骨蒸劳热，通五淋，解酒酸，治疮疽，烦躁不寐等症。本品配龙骨，止泄精；得谷精草，治目翳；得菊花、枸杞子，治头痛目暗。

总之，病虚而多热者宜之，虚而有寒者忌之。肾虚无火、精寒自出者非所宜。

【临床应用】

1. 扁平疣

上海方：灵磁石、代赭石、紫贝齿各30g，生石决明12g，生白芍6g，紫草6～30g。《皮肤病中医诊疗学》

2. 狼疮性肾炎（肝阳上扰证）

建瓴汤加减：生赭石、珍珠母各30g，生石决明、干地黄、夏枯草、钩藤各15g，生白芍、首乌藤各12g，枣仁10g，琥珀6g。《皮肤病中医治疗学》

海蛤

【药名浅释】

海蛤始载于《神农本草经》，列为上品；“蛤壳”之名，见于《本草原始》。李时珍曰：“海蛤者，海中诸蛤烂壳之总称，不专指一也。”别名有蛤蜊壳、海蛤壳、蛤壳、煅蛤壳。海蛤细如巨胜子，光净莹滑者好，其粗如半杏者为豘耳蛤，不堪入药。

【药性分析】

海蛤味苦咸，性寒。具有清热化痰，软坚散结，制酸止痛，利水消肿的功效。海蛤入肾经血分，软坚痰，消宿血，清热利水，能治疗项下瘿瘤、咳逆上气、妇人崩中带下、胃胁胀急、阴痿等。蛤蜊肉能润五脏，止消渴、妇人血块、热痰、湿痰、老年顽痰等。

【临床应用】

1. 银屑病

青蛤粉：青黛120g，煅蛤粉、煅石膏各300g，黄柏、轻粉各150g。研细末过100目筛，用麻油、茶水各半调成糊状，外涂患处。早晚各1次。对轻粉过敏者，禁用。《中医外科特色制剂·艾儒棣》

2. 神经性皮炎

黑油膏：煅石膏、枯矾、轻粉、煅龙骨各30g，五倍子、寒水石各60g，蛤粉、冰片各6g，薄荷脑4.5g。研细末，用凡士林按25%的浓度调成软膏，薄涂，每日1～2次。《单苍桂外科经验集》

3. 湿疹

五白散：白薇、白蔹、白及、白鲜皮、青黛、苍术、黄柏、大黄、紫草、生地榆各30g，煅石膏、煅龙骨、煅牡蛎、煅白矾、煅蛤粉各60g，冰片15g。《中医外科特色制剂·艾儒棣》

海燕

【药名浅释】

海燕始载于《本草纲目》，李时珍说：“海燕出东海。大二寸，状扁面圆，背上青黑，腹下白脆，似海螵蛸，有纹如蕈茵。”

【药性分析】

海燕味咸，性温。具有滋阴壮阳，祛风湿的功效。

海燕现代用之甚少，论述亦寡，笔者从滋阴壮阳的性味之中，将本品广泛用于脾肾阳衰之证，常能收到较好的效果。适用的病症包括硬皮病、雷诺病、肢端青紫症、网状青斑、阴囊瘙痒，同时也能用于治疗阳痿、风湿腰腿痛、胃脘痛等。每日用量3～6g为妥。

【临床应用】

1. 黑变病（脾肾阳衰证）

二仙逍遥汤：仙茅、柴胡、当归、桃仁、红花、山楂、海燕各6g，淫羊藿、熟地、炒白术、炒白芍、仙鹤草各10g，菟丝子、覆盆子、茯神、谷麦芽各15g，大枣5枚。（经验方）

2. 指端动脉痉挛症

海燕通阳活血汤：海燕3～6g，制附块、干姜、甲珠、甘草各6g，鸡血藤、路路通、丹参、黄芪各12g，青陈皮各10g。（经验方）

鸡内金

【药名浅释】

鸡内金之名曾以“鸡肶胵里黄皮”始载于《神农本草经》，列为下品；“鸡内金”之名，首见于《本草蒙筌》，乃鸡肫内之黄皮，别名有鸡肫皮、鸡胃皮、鸡内筋、焦鸡内金、醋鸡内金。

【药性分析】

鸡内金味甘，性平。具有运脾消食，固精止遗的功效。

鸡内金的药效有八：一是止泄精；二是主崩血、崩中、带下；三是止肠风泄痢；四是治一切口疮疳积；五是疗男子痃癖，女子癥瘕；六是消酒积；七是通调月经；八是去疣目。

张锡纯以鸡内金为主，调治女子干血劳证：以白术与鸡内金并用，作为消化瘀滞的要药；以鸡内金与山药熟地、枸杞同用，治脾肾两虚；月信不至时，轻者配桃仁、红花，重者配䗪虫、水蛭；不论脏腑何处有积，皆可用鸡内金消之。并云：“鸡内金生用，为通月信最要紧之药。而多用又恐消损气分，故多用山药以培之。”另外，本品配枯矾，外敷治疗牙疳、口疮。

【临床应用】

1. 鹅口疮

鸡内金烧为末，母乳调服1.5g。《本草纲目·卷48》

2. 阴头疳疮

鸡内金瓦焙，研细末，先用米泔水洗疮，再搽之。《本草纲目·卷48》

3. 小儿疣目

鸡肫黄皮搽之。《本草纲目·卷48》

五灵脂

【药名浅释】

五灵脂始载于《开宝本草》，为寒号虫（即鼯鼠）之屎，李时珍说：“寒号虫，其屎名五灵脂，谓状如凝脂，而受五行之灵气也。”故而得名，别名有寒雀粪、寒号虫粪、醋五灵脂、酒五灵脂。凡用以糖心润泽者为真。

【药性分析】

五灵脂味咸甘，性温。具有活血止痛，化瘀止血，消积解毒的功效。

五灵脂气味俱厚，阴中之阴，入血分，能治血病。散血、活血而止诸痛，治惊痫，除疟痢，消积化痰，解药毒及蛇、蝎、蜈蚣伤等。总之，五灵脂引经有功，不能生血，此物入肝最速，凡女子血闭，尤以血气刺痛甚效。

本品配半夏，治痰血凝结；配蒲黄，治心腹疼痛；配胡桃、柏子仁，治咳嗽肺胀；配木香、乌药，调治周身刺痛。

在临床应用中，尚需注意以下五点：一生用散血，炒用止血；二女子血崩、经水过多，宜半炒，半生；三是蛇毒所伤，宜酒调服；四是虽行血止血有功，但不能生血；五是此物气味俱厚，腥膻难当，甚则呕吐。笔者对此解决的办法有二：一是加竹茹、法夏和胃降逆；二是用川楝子代之。仅供参考。

血不足者，服之大损真气，当避之。

【临床应用】

1. 瘢痕疙瘩

五灵脂丸：五灵脂1500g。研细末炼蜜为丸，每丸重3g，每日2次，每次服半丸~1丸半；温开水送下。体虚及肠胃功能障碍者减量。或慎服。《赵炳南临床经验集》

2. 蛇、蝎、蜈蚣咬伤

五灵脂散：五灵脂（炒令烟尽）为末。每服3g。《妇人大全良方·卷1》

豕

【药名浅释】

豕始载于《神农本草经》，列为下品。别名有猪、豚、豭（音“加”）、豮（音“坟”）、彘（音“之”）等。豕字象毛足而有尾形，水畜而性趋下、喜秽。

【药性分析】

＜豕脂＞　味甘，性微寒。具有润肤生肌的功效。

在临床上用之较多的为脂膏，李时珍说：“凡凝者，为肪为脂。释者为膏为油，腊月炼净收用。”脂膏的主治与药效分内治与外治两个方面，内服可解肝毒，利肠胃，通小便，除五疸，生毛发，利血脉，散风热等；外用治恶疮、手足皲裂，悦皮肤，主诸疮等。此外，熬膏药解斑蝥、芫青、硫黄、野葛等毒。笔者常用腊月猪板油作为基质，配入适当中药，煎熬制膏备用。

【临床应用】

1. 麻风性溃疡

陈石灰150g，枯矾、柳树皮炭、血余炭、黄芪、龟板炭各60g，熟松香、大枫子仁各960g，象皮90g，蜂蜡、白芷粉、甘草粉各30g，当归粉180g，麻油720g，猪油1200g。上药研细末，麻油煎沸后，改文火，将药粉放入锅中搅拌成药膏。《中国中医秘方大全·建东医院》

2. 手足皲裂

红皲膏：血竭10g，猪脂150g。猪脂融化后静置80℃时加入血竭粉，同一方向搅拌至冷凝成膏。患处温水浸泡3～5分钟后，外涂。每日2～3次。（经验方）

3. 疥癣

白膏子：硫黄60g，砒霜4.5g，腊月猪脂240g。面目、男女外阴部、乳房处禁用。《医方类聚·卷169》

羚羊角

【药名浅释】

羚羊角始载于《神农本草经》，列为中品。别名有麢羊、九尾羊、羚羊角粉等。麢则独栖，悬角木上以远害，可谓灵也。

【药性分析】

羚羊角味咸，性寒。具有平肝熄风，清肝明目，散血解毒的功效。

羚羊角明目，除蛊毒、惊梦、毒伏骨间、中风痉挛，一切热毒风攻注、山瘴、噎塞、瘰疬恶疮、肿毒、溪毒等。李时珍说："羊，火畜也。而羚羊则属木，故其角入厥阴肝经甚捷，同气相求也。"羚羊角能解在于肌肤的伤寒寒热；能散伏于骨肉之温风注毒；还能安心气，除惊梦、狂越。在皮肤病方面，可用于疮肿瘰疬；用鸡子白调羚羊角粉涂治赤丹、蛇咬、恶疮肿毒等。诚如张锡纯所说："性近于平，不过微凉，最能清火热，兼能解热中之大毒。既善清里，又善透表，能引脏腑间之热毒，达于肌肤而外出，疹之未出或已出而速回者，皆可以此表之，为托表透疹之妙药"。

羚羊角与犀角既有共同之处，又有不同之点。古人谓：诸角皆能入肝，散血解毒。犀角为之首推，故痘疮之血热毒盛时，为之必用；若痘疮之毒并在气分，正面稠密，不能起发者，须羚羊角以分解其势，使恶血流于他处，此非犀角之所能。

实证可用，不宜于虚证。过用、久用则更有伐生之气。

【临床应用】

1. 关节炎型红皮病银屑病

张氏验方：羚羊角粉0.6g（冲下），生地、白茅根、忍冬藤、板蓝根、大青叶、白花蛇舌草、鸡血藤各30g，丹皮、赤芍、紫草、重楼、丹参、天仙藤各15g。《张志礼皮肤病医案选萃》

2. 红皮病型银屑病

徐氏验方：羚羊角（锉细后下）3g，钩藤、珍珠母、生龙骨、生牡蛎、生地、生薏仁各15g，赤芍、白芍、茯苓、龟板、首乌各12g，当归、丹皮各10g，砂仁6g（后下）。《古今专科专病医案·皮肤病·徐宜厚》

阿胶

【药名浅释】

阿胶始载于《神农本草经》，列为中品。别名有傅致胶、覆盆胶、驴皮胶、东阿胶、阿胶珠、蛤粉炒阿胶。因山东东阿所产之驴皮胶质量最为上乘，故名阿胶。

【药性分析】

阿胶味甘，性平。具有补血止血，滋阴润肺的功效。

阿胶主治的范围广泛，大抵为补血、补液，为肺、大肠的要药，具体有劳极如疟、四肢酸痛、女子下血、血淋、尿血、肠风下痢、水气浮肿、胎前产后诸疾等。《本草拾遗》说：凡胶俱能疗风，止泻，补虚。驴皮胶主风为最。临床应用功效有四：保肺益金之气，止嗽蠲咳之脓，安妊娠之胎，治痿强骨之力。

肺家要用，需与桑白皮同剂，这是因为阿胶是敛肺之药，桑白皮是泻肺之药，以此监彼，但取阿胶之能，而泻阿胶之敛。

痢家要用，当与枳壳、槟榔配伍为用，此又变通之妙用也。

得滑石，利前阴；佐黄连，治血痢；配生地，治大衄吐血。

总之，本品为补血圣药，不论何经，悉具所任。

笔者在临床中，常将本品应用于慢性荨麻疹（寒冷性荨麻疹、人工性荨麻疹）、过敏性紫癜等。这是源于先贤所说，“驴皮胶主风为最”。经过临床验证确有效果。

活血，酒蒸；止血，蒲黄炒；止嗽，蛤粉炒等炮制方法也必须引起重视。

肺气下陷，食积呕吐，脾胃虚弱三者禁用。

【临床应用】

1. 黄褐斑

菟丝祛斑汤：菟丝子、女贞子、生地、熟地各15g，旱莲草、白芍、当归各10g，何首乌12g，枸杞子、阿胶各9g。（朱鸿铭方）

2. 尿血

六味阿胶饮：熟地、山药、枣皮、泽泻、茯苓、阿胶、童便（原书无剂量）。《类证治裁》

牛 黄

【药名浅释】

牛黄始载于《神农本草经》，列为上品。因取之于黄牛胆囊的棕黄色结石，故叫牛黄，别名有丑宝、西牛黄、犀黄、胆黄。古人谓牛黄有四种：一是牛有黄者，必多吼唤喝，拍而得者，名生黄；二是杀死在角中得者，名角中黄；三是牛病死后心中剥得者名心黄；四是肝胆中得者，名肝黄。大抵皆不及生黄为胜。

【药性分析】

牛黄味苦甘，性凉。具有清心凉肝，熄风止痉，豁痰开窍，清心解毒的功效。

《本草经疏》说：牛为土畜，其性甘平，惟食百草，其精华凝结为黄，犹人身之有内丹也。故能解百毒而消痰热，散心火而疗惊痫，为世神药，诸药莫及也。

牛黄专入心、肝，能清心退热，化痰镇惊，通关窍，开结滞，治小儿惊痫、热痰口噤，大人癫狂痰壅、中风发痉、天行疫疾，安魂定魄，清神志不宁，聪耳目壅闭，疗痘疮紫色、痰盛躁狂。

得丹皮、菖蒲，利耳目；得天竺黄，发声音；得犀角，治诸惊；得竹沥，治口噤热。

古人谓：牛黄，治小儿百病之圣药，盖小儿禀纯阳之气，其病皆胎毒痰热所生，肝、心二经所发……惟伤乳作泻，脾胃虚寒者不当用。

笔者在临床中，凡见高热不退，如中毒性红斑、继发性红皮病、重症多形红斑、胎热型婴儿湿疹，均用本品。在具体应用时，尚需注意三点：①成人剂量一日2次，一次0.2g，用药汁送下；②中病即止，恐其伤脾；③适当配伍，冬、春两季加党参；夏、秋两季加太子参，以减轻凉性之害；④胎热型婴儿湿疹，嘱其母给婴儿每日0.1g，分2次送下。一周服2次。可获效果。

【临床应用】

1. 胎毒疖肿

牛黄解毒丸：牛黄9g，甘草、银花各30g，蚤休15g。研末，炼蜜为丸。量按小儿大小服用。《保婴撮要·卷11》

2. 皮肤瘙痒

牛黄散：牛黄、犀角、杏仁、防风、细辛、天竺黄、茯神、白鲜皮、川大黄、羌活、黄芩、麦门冬、僵蚕、槟榔、羚羊角、甘草各15g，麝香7.5g。研细末为散，每次服3g，荆芥汤送下。《太平圣惠方·卷6》

3. 疮毒

牛黄蟾酥丸：牛黄3g，蟾酥6g，麝香0.6g，朱砂、雄黄、乳香各4.5g。依法做成丸如黍米大，每次服7丸，葱头热酒送下。出冷汗为度。《疮疡经验全书·卷13》

水 牛 角（牛角鳃）

【药名浅释】

水牛角始载于《名医别录》，牛有数种，《神农本草经》不言黄牛、乌牛、水牛，但言牛尔。南方人以水牛为牛，北方人以黄牛、乌牛为牛；前者体大、色青苍、大腹锐头，后者形小，色有黄、黑、赤、白、驳、杂数种。

牛角鳃又名角胎，即角尖中坚骨也。牛角之有鳃，如鱼之鳃故名。胎者，言在角内也。

【药性分析】

水牛角味咸，性寒。具有清热，凉血，解毒的功效。陈藏器说："水牛、黄沙牛者可用，余皆不及"。

牛角鳃、水牛角、黄沙牛角，三者名称不同，主治范围也略有区别。牛角鳃主治内血证居多，如女人带下血、大便便血、血崩、血瘀、血痛等；水牛角主治时气寒热、热毒风及壮热，治淋破血、赤秃发落、烦闷刺痛；沙牛角主治喉痹、肿塞欲死，烧灰酒服1钱，咽下即瘥。

近代名医章次公先生经验：咯血，用牛角鳃同生血余、龙骨吞服，取其生用兼有潜润之效；鼻出血、胃出血均煅炭，配以仙鹤草、藕节加强固胃止血之功；妇女月经前期及漏下，均以生品入煎，取其兼有化瘀之力；妇人血崩，则用煅炭，取其止血之力宏；胎漏用牛角鳃补肝肾以安胎；产后恶漏不尽，则用煅炭。

现在将犀角列入禁用药材范围，常用水牛角代替之，建议其剂量为犀角的10倍较为妥当。

【临床应用】

1. 类银屑病（热毒型）

地玄芩连方：生地30g，玄参、黄芩、知母、丹皮各9g，水牛角15g，胡黄连、竹叶、甘草各6g，山栀12g。（顾伯华方）

2. 白塞病

水牛角方：水牛角3g。每日2次吞服。（黄正吉方）

3. 过敏性紫癜

朱氏验方：水牛角、墨旱莲、炙水牛鳃、仙鹤草各30g，丹皮、紫草、小蓟各15g，赤芍10g，女贞子、生地各12g，甘草6g。《国医大师·朱良春》

4. 动脉周围炎

夏氏验方：鲜生地、水牛角、蒲公英、赤小豆各30g，丹皮、桃仁、牛膝各12g，赤芍、泽兰各9g，王不留行15g。《中医外科心得·夏少农》

麝香

【药名浅释】

麝香始载于《神农本草经》，列为上品，麝之香气远射，故谓之麝。别名有当门子、麝脐香、寸香、元寸、寸干、元寸香。

【药性分析】

麝香味辛，性温。具有开窍醒脑，活血散结，止痛消肿，催产下胎的功效。

《神农本草经读》说：麝喜食柏叶、香草及蛇虫，其香在脐，为诸香之冠。香者，天地之正气也，故能避恶而解毒；香能通达经络，故能逐心窍凝痰而治惊痫，祛募原邪气以治温疟。

古人认为本品内透骨窍脏腑，外彻皮肉及筋，是一种开诸窍、通经络、透肌骨的名贵中药，其主治病症包括积聚癥瘕、心腹暴痛、脏腑虫积、痔漏肿痛、面黑斑疹、目中翳膜、鼻塞不知香臭、妇人难产，解蛇虫毒、蛊毒、瘴毒、沙虱毒等。

李东垣说："麝香入脾治肉，牛黄入肝治筋，冰片入肾治骨。凡用麝香用当门子尤妙。其真伪辨别的方法：将药品置于炭火上，有油滚而成焦黑炭者，肉类，即香之本体；若燃火而化白灰者，木类，伪品。"

麝香为辛香之剂，必耗损真元，用之不当，反引邪入髓，莫可救药。诚宜谨之。孕妇不宜佩戴，劳怯之人亦忌之。

【临床应用】

1. 白癜风

新通窍活血汤：川芎、赤芍、红花、老葱白、防风各9g，桃仁12g，桔梗15g，麝香0.1g，浮萍、黄酒各30g，红枣7枚。《中国中医秘方大全·薛希仁》

2. 恶疮

麝香散：麝香1.5g，丁香、木香、紫檀香各7.5g，乳香、没药各15g。上药研末为散，用蛋白和匀，蒸熟晒干，再研细末，分6次内服。茶清送下。《圣济总录·卷132》

刺猬皮

【药名浅释】

刺猬皮原名“猬皮”，始载于《神农本草经》，列为中品；“刺猬皮”之名见于《本草原始》。猬古书也写作“蝟”，《本草衍义》说：蝟皮治胃逆，开胃气有功，其字从虫从胃。别名有仙人衣、毛刺猬鼠等。

【药性分析】

刺猬皮味苦，性平。具有收敛止血，固精缩尿的功效。

猬形同鼠，毛刺若针，乃禀金水所生之兽，故能益肠解毒、清热平肝，主治血热为病、噎嗝反胃、目中翳障、大肠湿热、五痔、下血赤白、阴蚀肿痛、腰痛疝积等，皆由下焦湿热流结所致。

《本草逢原》说：肉治反胃，胃脘痛最捷；其皮除肿翳障。可供参考。

【临床应用】

1. 肛周脓肿

麝香猬皮丸：鸡冠花112g，牛角鳃、贯仲、槐花、油发灰、白芷、当归、枳壳、玄参、诃子、黄连、黄芪、防风各7g，鳖甲3g，麝香1.5g，刺猬皮1个，猪蹄5个。诸药为末，与麝香和丸，如梧桐子大。每服30～40丸。《普济方·卷297》

2. 荨麻疹（胃肠型）

刺猬四君汤：刺猬皮、砂仁、陈皮各6g，党参、防风、茯苓皮、炒白术、黄芪各10g，莲子心3g。（经验方）

血余炭

【药名浅释】

血余炭曾以“乱发”之名始载于《神农本草经》，列为中品。“血余炭”之名见于《本草蒙筌》，别名有血余、乱发、人退、人发炭、发炭。

【药性分析】

血余炭味苦，性平。具有活血散瘀，补阴利尿的功效。

张锡纯说：“血余者，发也，不煅则其质不化，故必煅为炭，然后入药。”

毛发的生长与变化，既与经络有关，又与气血的盛衰有关。头上毛发，属足少阴、阳明；耳前曰鬓，属手、足少阳；目上曰眉，属手、足阳明；唇上曰髭，属手阳明；颏下曰须，属足少阴、阳明；两颊曰髯，属足少阳。其经气血盛，则美而长；气多血少，则美而短；气少血多，则少而恶；气血俱少则其处不生；气血俱热则黄而赤；气血俱衰，则白而落。

发者“血之余”，专入肝、心，兼入肾。能治血病。其性化瘀血、生新血，有似三七，故善治吐血、衄血、血痢、血淋、鼻血等。以火炮制，其色甚黑，大能壮肾，其气甚雄，大能补肺，在阴可以培形体、壮筋骨、托痈痘；在阳可以益神志、辟寒邪、温气海。张景岳赞云：“精气中最要之药，较之河车、鹿角胶阴凝重著之辈，相去远矣。凡补阴药中，自人参、熟地之外，首有以此为亚。”本品配鸡冠花、柏叶末，治便血；得茅根汁，治诸血；合莲房、棕榈炭，止诸窍出血。

简介血余炭的制法：将壮年剃下之发，碱水洗净，再用清水淘去碱味，晒干用铁锅炮制发质皆化为膏，凉冷，轧碎，过箩，其发质未尽化者，再用炮制。

总之，本品补阴甚捷。凡口吐血、鼻衄血、血晕、血闷、血痢、血淋服之即止；燕口疮、豌豆疮、伤风、惊热、惊痫得此易痊。通关格五癃，利小便水道。

不过，胃虚用之，多有吐泄之弊。

【临床应用】

1. 脐部湿疹

血余炭研极细末，外掺患处，每日1次。《疮疡外用本草》

2. 肛周脓肿

血余散：血余烧灰15g，鸡冠花根、侧柏叶各30g。研末，临睡前温酒调服6g。《普济方·卷38》

3. 下肢溃疡，久不收口

血余膏：血余、猪毛、羊毛、鸡毛、鹅毛各120g，猪板油、桐油、白蜡各60g，麻油600g，冰片、麝香各3g。依法熬膏，外敷患处。《疡科纲要·卷下》

人　乳

【药名浅释】

人乳始载于《名医别录》，别名有奶汁、乳汁、仙人酒。乳者化之信，故字从孚，从化也。方家隐其名，谓之仙人酒、生人血、白朱砂，种种名色。盖乳乃阴血所化，生于脾胃，摄于冲任。凡入药并取首生男儿、无病妇人之乳，色白而稠者为佳；黄赤清色、气腥秽者不可用。

【药性分析】

人乳味甘咸，性平。具有滋润五脏，悦颜泽肤的功效。

韩飞霞说：“服人乳，大能养心气、补脑髓、止消渴、治风火证，养老尤宜。”

具体言之，能疗目赤痛多泪，去目中胬肉，能解牛马肉毒，能治臁胫生疮、百虫入耳，能治瘦悴，悦皮肤，润毛发等。

陈士铎说：“人乳补精血、益元阳，肌瘦皮黄、毛发焦枯者速觅，筋挛骨痿、肠胃秘涩者当求……气虚则血虚，故乳汁清，儿食之必有黄瘦之忧；气旺则血旺，故乳汁浓，儿食之必有肥白之喜。”

虚寒滑泄胃弱者禁用。

【临床应用】

1. 乳疳

人乳膏：人乳汁和面敷之。《备急千金要方·卷22》

2. 下肢溃疡

人乳汁、桐油等份和匀，外涂。《本草纲目·卷52》

3. 百虫入耳

人乳滴之。《本草纲目·卷52》

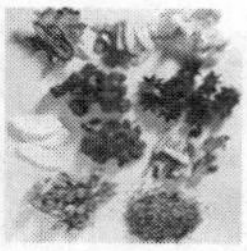

第八讲
美容中药用药心得

一、美容的概念

什么是美学？用蔡元培的话说：“美学观念者，基于快与不快之感”。凡是美的东西，按照康德的观点，包括有四：一是超脱；二是普遍；三是有则；四是必然。

（一）形体美的标准

古今中外的艺术家对人的形体美提出了若干标准，这些标准对于美容来说是至关重要的。

1. 中国标准

（1）眼<杏眼>《相理》：天得日月以为光，日月为万物之灵；人凭眼目以为光，眼为万物之灵。刘孝绰《咏眼》云“含娇曼已合，离愁动还开；欲知密中意，浮光逐笑回。”

（2）眉<柳眉>别名娥眉、黛眉、秀眉、细眉、翠眉、浅眉、新月眉。如白居易写杨贵妃：“芙蓉如面柳如眉，回眸一笑百媚生”。又如《天机枕》：“眉挑不胜情，似语更销魂”。有人说，女人眉语，撩人心魂。

（3）唇<樱唇>女性嘴唇是性感的象征，唇薄—冷漠；唇厚—较性感，属爱神型。中国古代点唇名目甚多，主要有石榴娇、小红春、大洪椿、嫩吴香、半边娇、万金红、内家园等。

（4）鼻<粉鼻>一位人体美学家说：“美丽端正的鼻子，绝不会生在一张丑陋的脸上；鼻子美的人，其脸蛋也美。”更有人认为，“美丽的鼻子价值连城”。

（5）齿<贝齿>《汉书》有“目如悬珠，齿若编贝”，又名“皓齿”。《庄子》曰：“唇如激丹，齿如齐贝”。贝齿洁白可爱，像初出浴的绵羊一对对排列得整整齐齐。

（6）舌<香舌>古人比舌如丁香：“小”、“嫩”、“尖”、“香”。故诗云：“丁香笑吐娇无垠”，“美人一舔一销魂”。

（7）腮<桃腮>诗云：“人面桃花相映红”。有人说：“吻面颊比吻额头或吻眼皮，更能震动女性的心扉”。对酒窝的描绘起源于吴国的孙和，别名称之星靥、浅靥、双靥、娇靥、微靥等。

（8）耳<美耳>女人的耳朵愈丰满愈美。

（9）颈<粉颈>“蝤蛴领畔冰肌露”。

（10）乳<酥乳>又名玉峰、留情岭。从外形讲，分圆锥型、圆盘型和半球型三种。乳房具有软绵的触感美，柔和而丰满的线条美，挺秀、结实而有弹性的轮廓视觉美，洋溢着肉香、乳花香，放射着迷人、诱人的魅力。所以有诗人云之“少女胸前之花”。

（11）背美人的背最富有诱惑力，它洁白如粉妆玉琢，丰硕得好像无骨，令人只觉得一片和谐，如一片云，一枝花，一个乳白色的梦。诗人云：“为君坐拥更情亲”。

（12）腰<柳腰>美人的腰有两种形态，一是纤细，楚楚动人；一是肥嫩，浓艳丰硕。女人的腰肢是性感和美感的综合体。古人谓：“杨妃樱，赵妃柳。”

（13）脐<美脐>脐以大而没陷为美，脐大为健康之相；“脐容李子，富贵可卜”。诗云：“一点春藏小麝脐。”

（14）腹<美腹>美腹应微微带圆形，有三条垂直的平行纹路，一居正中，其余两条各置两旁，以一只手阔度相隔，渐隐于脐部。诗云：“柔滑无骨丰多姿。”

（15）臀<丰臀>臀之美在于丰满、圆滑、细腻、白皙而富有弹力，是集视觉美、触觉美之大成。美臀应从三点观察：一是内部筋肉是否有弹性；二是肌肤是否光滑圆腻；三是是否脂肪丰厚，外观曲线美。有人赞曰：“丰艳的臀部，打动了全世界男人的心，使男人为之神魂颠倒，赞叹不已。”

（16）肩<香肩>女人洁白圆润的肩部，裸露出来，如露出水面的荷花瓣，予人以清新的美感。

（17）臂<玉臂>女人臂宜洁白、细嫩，如莲藕。

（18）手<纤手>女人一双细腻、白净、纤柔的手，使男人只想用手去把握，用眼睛去拥抱，用嘴唇去亲吻。《诗经》咏女人手“手如柔荑”。荑是茅芽，又软、又嫩、又白，形容玉手的柔软细腻。李渔《闲情偶寄》论女人手时说“手嫩者必聪，指尖者多慧；臂丰而腕厚者，必享珠围翠绕之荣。”有人说：“理智较高的人，常有美丽的手。”手分三种：理智的手、肉感的手、神经质的手。

（19）腿<纤腿>女人的腿丰盈柔滑，洁白如玉，纤毫不生，如白璧无瑕，似凝脂吹弹得破。有人说：“微露深藏总有情”。

（20）肤<雪肤>肤美的要素有四：一是艳色，二是香味，三是润滑，四是弹性。

2. 法国标准

法国艺术大师普南登提出美人标准 30 条。

（1）一定要白嫩的地方有三：皮肤、双手、牙齿。

（2）一定要漆黑的地方有三：眸子、睫毛、双眉。

（3）一定要鲜红的地方有三：嘴唇、脸颊、指甲。

（4）一定要修长的地方有三：身材、头发、四肢。

（5）一定要短小的地方有三：牙齿、耳朵、脚部。

（6）一定要广阔的地方有三：胸部、额头、眉间。

（7）一定要狭小的地方有三：嘴巴、腰肢、脚踝。

（8）一定要丰满的地方有三：大腿、臀部、手臂。

（9）一定要细小的地方有三：颈项、鼻子、手指。

（10）一定要小巧的地方有三：乳头、鼻孔、脑袋。

计算方法：头脑占16条，四肢占6条，按每条细目3.3分算，达70分以上的人可谓达标。

3. 阿拉伯标准

评论美人以“四”为主。

（1）四件黑的东西：头发、眉毛、睫毛、瞳孔。

（2）四件白的东西：皮肤、眼白、牙齿、腿。

（3）四件红的东西：舌头、嘴唇、牙龈、面颊。

（4）四件圆的东西：头、颈、前臂、足踝。

（5）四件长的东西：背、指、后臂、腿。

（6）四件阔的东西：额、眼、腰、臀。

（7）四件狭的东西：眉、鼻、唇、指。

（8）四件有肉的东西：面颊、大腿、背、小腿。

（9）四件小肉的东西：耳、胸、手、脚。

（二）魅力与风度

魅力，指吸引人的力量，分内在与外在。内在魅力包括思想、品德、情操和气质的美。外在魅力包括人体美和服饰美。

当代女性的魅力应追求内在美与外在美的统一，心灵美与形体美的统一，给人一种强大活力与韵味的感染力。具体讲在日常生活与待人接物中应该做到四点：

（1）充满自信的仪态：对自己的能力、学识和所好、进行的工作充满。自信，所谓“自信则人信之”，要认识自己的长处，发挥自己的长处，让对方知道你一定会成功。

（2）轻松的微笑：面容是内心的镜子，会心的微笑能增进友情和了解。

（3）良好的形象：优雅的仪态，良好的风度，风趣、幽默的谈吐，常能在人面前展示充实而有文化素养的良好形象。

（4）广博的知识：知识是取得成功的要诀之一，要善于从交谈中去真诚地请教和交流信息，只有具备渊博的知识和良好的教养时，方能显得聪明而富有才华，才能表现出非凡的气质和优雅的风度，透射出真正的内在美，永远保持特有的魅力和风度。

总之，美是自然的流露，绝不是装模作样，更不是追求夸张和奇特。

二、中医美容的概念

李时珍在其《本草纲目》一书中，对美容中药内服与外用提供了许多经验，迄今为止，仍为中医美容家所重视，其要点归纳如下：

面部：影响美容的疾患包括黑干、雀斑、面疮、面肿、面赤、黑子、面疱、面上黄水疮、面上恶疮、面粗丑等。

鼻部：影响美容的疾患有酒渣疮、鼻下赤匿等。

唇部：影响美容的疾患有唇裂、口吻疮、唇肿、唇风等。

须发：影响美容的疾病有发落、发白、眉脱等。

此外，还有狐臭、疣、痣、白癜风等，均分别列出了内服的中药与剂型，详细内容，请读者参阅该书第四卷。

众所周知，一个女子娇艳的容颜，优美的体型，是一种宝贵的自然禀赋，然而在芸芸众生中，这毕竟是少数，因此，一种专门研究或探讨美化肤表的学问，也就应运而生。美容包括生活美容和医学美容两大类，在医学美容中又分手术与非手术两大分支，前者多为外科矫形，后者主要指药物与非药物，我要叙述的重点是美容中药的心得，内容包括药物美容和饮食美容，至于针灸美容，则不在此处论述。

人体是由若干脏器和组织、器官所组成。中医认为：人体以五脏为中心，通过经络系统，把六腑、五脏、五官、九窍、四肢百骸等全身组织器官形成有机的整体，并通过精、气、血、津液的作用，来完成机体统一的机能活动。

五脏之心、肝、脾、肺、肾，是人体最重要的器官，其气血的盛衰和功能的正常与否可以从头面、五官、体表皮毛等外在的容貌上反映出来。也就是说，五脏功能正常，通过经络系统的作用，把阳气、阴血、津液源源不断地输送和散布到外表器官，滋润皮肤，荣养毛发，抗衡外邪的侵袭，从而表现为面色红润光泽，目光炯炯有神，头发浓密光亮，皮肤细腻滑嫩，富有弹性，这就是健美的标志。反之，气血不足或失调，也必然要反映到外在容貌上，引起面容憔悴，皱纹满布，面色萎黄或苍白，毛发干枯脱落，皮肤苍老灰暗，弹性减弱，严重影响美容。

（一）脏腑与美容的关系

1. 脏腑的概念

脏腑是内脏的总称，分为五脏、六腑、奇恒之腑三类。

（1）五脏：心、肝、脾、肺、肾。

（2）六腑：胆、胃、大肠、小肠、膀胱、三焦。

（3）奇恒之腑：脑、髓、骨、脉、胆、女子胞（子宫）。

2. 脏腑功能与美容的关系

（1）心（小肠）：主血脉，推动血液在脉管中运行。心气旺盛，则血脉充盈、面色红润、富有光泽；心气不足，则心血亏少、面色枯槁、黯淡少华；心血丢失，则面色如纸、心脉瘀滞、面色灰暗。

（2）肺（大肠）：主气属卫，宣发卫气，输精皮毛。皮肤、汗腺、毫毛等组织，依赖于卫气和津液的温养和润泽，成为抵御外邪侵袭的屏障。卫气敷布于肌肤则皮肤柔和、润泽；否则皮毛憔悴枯槁、面色㿠白等。

（3）脾（胃）：主运化，把饮食（水谷）转为精微，并输送至全身，故其功能为运化水谷及运化水液。运化水谷功能良好，则化生气血，容光焕发；反之，则面色萎黄，或色如尘垢、枯暗不华，毛发稀疏、肌肤干燥、形体消瘦等。运化水液不利，则水湿停留，湿、痰、饮等病理产物造成肥胖、痤疮、酒渣鼻等。

此外，皱皮的发生既有运化水谷精微缺乏的一面，又有运化水液不足的一面。

（4）肝（胆）：主藏血、主疏泄，前者推动和调节血与津液的运行，后者调畅全身气机。气机疏泄，则推动血液运行，面色红润；失其疏泄，则气机郁结，血瘀经络，从而造成面色青黑或者黄褐斑。情志舒畅，则气血调顺，青春常驻。情志郁闷，久则过早出现皱纹或早衰，同时面色不华、灰暗。

（5）肾（膀胱）：主藏精，精是构成人体基本物质。肾气充足，则气血充盛，容颜不衰；肾气不足，则本色上泛，导致面部黑变病的发生（黄褐斑、雀斑）。

此外，发的生长，全赖于精与血，故“肾其华在发”。头发的生长与脱落，润泽与枯槁，不仅依赖于肾之精气，而且还依赖于血液的濡养。头发枯萎、早脱早白的原因，一是肾中精气不足，二是血虚所致。

（二）经络与美容的关系

1. 经络的概念

经，经脉，有路径的含义，沟通表里，是经络系统的主干；络，经脉别出的分支，有网络的含义。络脉较经脉细小，纵横交错，遍布全身。

经络内属脏腑，外连于四肢、筋骨、皮肤，沟通内外。将组织器官连成一个有机的整体，起到运行气血、联络脏腑组织的作用。

（1）经脉：包括十二经脉、奇经八脉（任、督、冲、带、阳跷、阴跷、阴维、阳维）、十二经别（十二经脉有各自的经别，以补正经未循行的器官与形体的不足）。

（2）络脉：包括十五别络（又名十五络脉、十五络，即十二经脉的别络、任、督和脾之大络）、浮络和孙络。

（3）连属部分：包括十二经筋（司关节痹痛拘挛）和十二皮部（十二经脉及其络脉循行在体表的相应区域）。

2. 经络与美容的关系

（1）足太阳膀胱经：能改善肥胖体质，调整性激素水平。

（2）足少阴肾经：能改善消瘦体质，调整精神、神经的功能。对消除眼袋、雀斑、黄褐斑有一定的帮助。

（3）足厥阴肝经：能消除肥胖，改善肤色的灰暗。

（4）手太阳小肠经：能改善消瘦体质，增进皮肤的润泽度。

（5）足阳明胃经：能促进乳腺发育，具有不同程度的丰乳隆胸的作用。

（6）手少阳三焦经：能控制皮脂腺的分泌，对防治痤疮、酒渣鼻有一定的帮助。

（7）手少阴心经：能消除疲劳，防止面色㿠白少华。

（8）足太阴脾经：能减肥消肿，改善皮肤粗糙，减少毛发稀少或脱落。

手三阳经止于头；足三阳经起于头。头者，诸阳之会，其气血皆上于面及其空窍。手太阳小肠经，手阳明大肠经，手少阳三焦经，足少阳胆经，皆会合于头面侧部。足阳明胃经、足少阴心经、足太阳膀胱经、足厥阴肝经、督脉、任脉，皆会合于头面正中部。

（三）气血、津液与美容的关系

气血、津液是脏腑、经络等组织器官进行生理活动的物质基础。

1. 气与美容的关系

气由先天精气、后天谷气、自然清气三者结合而成。其生理作用有：

（1）推动作用：血的生成与运行，津液的生成、输布、排泄等均靠气的推动而运行。若气的推动作用降低，则会出现面色无华、皱纹、皮肤憔悴、毛发干枯等。

（2）温煦作用：气是人体热量的来源，“血得温而行，得寒则凝”。温煦作用降低，则会在耳、手等处出现冻疮，肢端则会青紫冰冷等。

（3）防御作用：人体中的卫气有抗御外邪的功能。一旦气虚，这种卫外功能减弱，皮肤口鼻将会出现一系列的证候群。

（4）气化作用：精、气、血、津液各自的新陈代谢及其相互转化，均依赖于气化作用而完成。若这种气化作用减弱，则会出现水湿泛溢，表现在外的有形体浮肿等；血液气化失常，则会出现皮肤苍白，或者干燥焦枯，状如肌肤甲错。

2. 血与美容的关系

血是构成人体和维护生命活动的基本物质之一，循在脉中，内至脏腑，外达皮肉筋骨，起着非常重要的营养作用。在气血充足时，表现为面色红晕，皮肤毛发润泽有华；血液不足时，表现为面色萎黄，皮肤干燥脱屑，毛发枯槁少华。

3. 津液与美容的关系

津液是人体一切正常水液的通称，包括胃液、肠液、泪液、唾液等。津液来源于水谷精微，通过胃对饮食的游溢精气和小肠的分清泌浊，上输于脾而生成。津液的输布和排泄，主要通过脾的转运、肺的宣降和肾的蒸腾气化，并通过三焦的渠道而输布全身。这种津液散布体表，表现为皮肤润泽、毛发光亮、肌肉丰满；输注于孔窍，表现为眼亮有神、口唇湿润。津液不足，则会出现皮肤干燥，形体瘦削，毛发稀少。津液分布障碍，则会出现形体胖硕，或者形体浮肿。

4. 七情内伤与美容的关系

七情指喜、怒、忧、思、悲、恐、惊七种情志的剧烈变化，称之为七情内伤，首先影响相应的脏腑，使之气血阴阳失调，然后通过经络反映于体表的组织器官，从而引发多种美容方面的疾患。如：思虑过度，损伤心脾，进而出现早衰面容，皮毛焦枯；精神抑郁，或者烦躁易怒，常易导致肝失调达或疏泄，在面部则会发生色素沉着之类的疾病。

5. 饮食与美容的关系

饮食不节，指饮食失常，或偏食。前者因摄食不足，导致气血生化之源缺乏，则会出现皮肤干燥无华；若暴饮暴食，超过脾胃的消化功能，则会造成湿浊内停，形成肥胖。后者偏食煎炸之品，易生燥热，若油腻过重，易生湿热，常能导致痤疮的发生与加重。

三、美容中药用药总则

中药美容的内容，分别记载于妇人篇、诸窍篇、头面篇、香身篇、口齿篇、颐身篇、养老篇、卻谷篇、服食篇等。按给药的途径，分内服、外用两大类；按剂型分粉剂、液剂、膏剂、糊剂、膜剂、乳剂、酒剂、熏剂、汤剂和丸剂等；按作用部位分为颜面美容剂；须发美容剂；五官美容剂；除臭香身剂；护毛嫩肤剂；按用药的目的分保健与治疗两大类；按具体功用分为悦颜祛皱类、润肤白面类、祛斑洁面类、灭瘢除疣类、平痤除皱类；生发浓眉类；乌须黑发类；香发润发类；去屑止痒类，丹唇艳口类，香口避秽类，洁齿白牙类，牢牙固齿类，香身除臭类，增肥令白类，减肥轻身类等。

（一）美容中药分类

1. 悦颜除皱类

（1）功效：悦泽容颜，除去皱纹。

（2）作用机理：内服补益气血，调理脏腑；外用疏通经络，营养肌肤。

（3）常用外用药：玉屑、桃仁、红花、胡粉、防风、白芷、辛夷花、玉竹、当归、毕豆、细辛、白附子、木兰皮、杏仁、白术、香附、白醋、土瓜根、冬瓜仁、珍珠、茯苓、川芎、麝香、僵蚕、白蔹、甘松、猪蹄、猪脂、羊髓等。

（4）常用内服药：枸杞、地黄、首乌、苁蓉、菟丝子、胡桃仁、鹿茸、鹿角胶、牛膝、故纸。

2. 润肤白面类

（1）功效：柔润皮肤，白皙颜面。

（2）作用机理：温通活血，祛风散寒，香泽润肤，白皙皮肤。

（3）常用润肤药：杏仁、桃仁、川芎、白芷、防风、橘红、蜀椒、辛夷、瓜蒌仁、冬瓜仁、楮桃仁、丁香、沉香、天冬、赤小豆、皂角、藁本、细辛、麝香、牛髓、羊髓、牛脑、羊脑、鹅脂、黄豆、白蜡、蔓青油、鹿髓。

（4）常用白面药：茯苓、白术、白鲜皮、白芷、白蔹、白附子、僵蚕、白檀香、鸡蛋白、鹰屎白、冬瓜仁、土瓜根、白蒺藜、白胶香、白米、鹅脂、白石脂、白豆面。

3. 祛斑洁面类

（1）功效：祛除多种色斑，使面部洁净光润。

（2）作用机理：内服以理气活血，疏肝清热，宣肺补肾为主；外用祛风活血，清热解毒，祛斑莹肤。

（3）常用外用药：辛夷、防风、白芷、细辛、乌头、僵蚕、白附子、藁本、益母草、当归、川芎、芍药、玉竹、桃仁、桃花、藿香、广木香、黑丑、沉香、白檀香、紫檀香、丁香、麝香、零陵香、杏仁、木兰皮、白及、白矾、硫黄、白石脂、白蔹、冬瓜仁、珍珠母、商陆、乌梅、补骨脂等。

（4）常用内服药：川芎、当归、生地、丹参、红花、黄芩、犀角、丹皮、香附、柴胡、赤芍、浮萍、郁金、白蒺藜、白芷、连翘、桑白皮等。

4. 灭瘢除疣类

（1）功效：消灭疤痕，除去疣目。

（2）作用机理：清热解毒，理气化瘀，祛风软坚，祛腐生肌，涂泽膏润。

（3）常用灭瘢药：鹰屎白、鸡屎白、瓜蒌、白附子、白芷、珊瑚、细辛、川芎、丹参、当归、半夏、斑蝥、胡粉、麝香、白蔹、牡蛎、茯苓、杏仁、白芍、黄矾、僵蚕、玉屑、生姜汁、五倍子、皂角、赤石脂、猪脂。

（4）常用祛疣药：硫黄、雄黄、鸦胆子、杏仁、胆南星、白檀香、麝香、艾叶、桑柴灰、硼砂、大黄、芫花、马齿苋、蜂房、白芷、紫草。

5. 平痤除皶类

（1）功效：治疗痤疮、酒渣鼻。

（2）作用机理：宣肺清热，凉血活血，祛风除湿。

（3）常用外用药：菟丝子、白蔹、白石脂、白术、玉竹、白芷、防风、白附子、川芎、细辛、杏仁、栀子仁、益母草、僵蚕、硫黄、雄黄、木兰皮、黄连、赤小豆、独活、麝香、牛黄、乳香、轻粉、珍珠、铅粉、苦参、大枫子、白蒺藜、皂角、夜明砂等。

（4）常用内服药：黄芩、枇杷叶、桑白皮、连翘、黄连、黄柏、冬葵子、大黄、山栀、丹皮、赤芍、生地、丹参、红花、川芎、贝母、白芷、甘草、白蒺藜等。

6. 生发浓眉类

（1）功效：治疗须、发、眉脱落而使其生长茂密。

（2）作用机理：滋补肾精，养血活血，祛风润燥，健脾祛湿。

（3）常用外用药：蔓荆子、白附子、甘松香、藁本、白芷、泽兰、桑白皮、桑寄生、细辛、杏仁、川芎、防风、蜀椒、侧柏叶、松叶、藿香、川断、青葙子、零陵香、桑叶、甘菊、芜青子、红花、生姜皮等。

（4）常用内服药：侧柏叶、当归、桑椹子、菟丝子、白芍、地黄、川芎、羌活、制首乌、黄芪、天麻、冬虫夏草、木瓜、女贞子、补骨脂、怀牛膝、枸杞子等。

7. 乌须黑发类

（1）功效：使须发黄白转变为乌黑发亮的药物。

（2）作用机理：内服多为滋养肾精、补益气血；外用则以护发、荣发、染发为主。

（3）常用外用药：石榴皮、硫黄、白蜜、白檀香、白芷、白及、甘松、山奈、零陵香、白蔹、白丑、青黛、玫瑰花、蒲公英、生姜、侧柏叶、圣杨柳、乌梅、胡桃油、胡桃皮、黑桑椹、木金叶、滑石。

（4）绿矾、铅丹、芭蕉叶、卤砂、红铜粉等。

常用内服药：黑芝麻、白芷、旋覆花、秦艽、桂心、川断、白附子、复盆子、生熟地、侧柏叶、天冬、怀牛膝、旱莲草、杏仁、菟丝子、柏子仁、远志、茯神、人参、肉苁蓉、鹿茸、枣皮、巴戟天、制首乌、山药、补骨脂、枸杞子，甘菊花、血余炭、当归、黄精等。

8. 润发香发类

（1）功效：使毛发润泽芳香。

（2）作用机理：内服滋补肝肾、补血填精、荣养发髭；外用则疏风清热、除垢洁发、芳香润泽为主。

（3）常用外用药：广木香、白芷、零陵香、甘松香、泽兰、茅香、细辛、藁本、川芎、地骨皮、乌麻油、石榴花（皮）、牛膝、白檀香、沉香、胡桃、生姜、麝香、侧柏叶、首乌、桑椹子、秦椒、藿香、荷叶、紫玫瑰花、密蒙花、杏仁、白芍、甘油、当归、胡麻叶、香附、辛夷花、山奈等。

（4）常用内服药：肉桂、白芷、旱莲草、菊花、巨胜子、怀牛膝、地黄、旋覆花、秦椒、桑椹子、当归等。

9. 去屑止痒类

（1）功效：祛头皮白屑垢腻，洁发止痒。

（2）作用机理：祛风止痒，清热燥湿，凉血润燥，除垢洁发。

（3）常用药物：乌头、细辛、藁本、防风、白芷、泽兰、辛夷、甘菊花、独活、蜀椒、藿香、荆芥、王不留行、地骨皮、滑石、川芎、羌活、皂荚、蔓荆子、薄荷、侧柏叶、威灵仙、茅香、零陵香、甘松、杏仁、木香、沉香、茵芋等。

10. 丹唇艳口类

（1）功效：能使唇口红艳娇美。

（2）作用机理：外用以行气活血、丹唇艳口、芳香避秽为主；内服以补养气血、滋脾润唇为多。

（3）常用药物：紫草、沉香、丁香、麝香、檀香、苏合香、熏陆香、零陵香、白胶香、藿香、甘松香、泽兰、朱砂、生地、天冬、麦冬、黄芪、白术、乌麻油、蜡等。

11. 洁齿白牙类

（1）功效：使牙齿洁白莹净。

（2）作用机理：祛风清热，芳香避秽，洁齿涤垢。

（3）常用药物：川芎、白芷、细辛、藁本、薄荷、升麻、寒水石、生石膏、生地、地骨皮、冰片、麝香、零陵香、藿香、沉香、白檀香、丁香、白石英、紫贝齿、夜明砂、皂荚、青盐、白蔹、白矾、朱砂、白蒺藜等。

12. 香口避秽类

（1）功效：除去口中秽浊，香气怡人。

（2）作用机理：清泻肺胃，芳香化浊，清热导滞。

（3）常用药物：藿香、白芷、细辛、黄连、黄芩、石斛、草蔻、肉蔻、木香、川芎、丁香、麦冬、桑白皮、地骨皮、麝香、乳香、槟榔等。但下列药物宜煎水含漱，若是内有湿热，或阴虚有热者不宜，孕妇禁用。这类药物有：香薷、寒水石、焦山栀、大黄、桂心、蜀椒、甘松香、零陵香、香附等。

13. 牢牙固齿类

（1）功效：能使牙齿坚牢、齿龈紧固，并能防止齿落齿动。

（2）作用机理：补肾固齿，祛风清热，养血活血。

（3）常用药物：生地、独活、柳枝、地骨皮、细辛、防风、青盐、蔓荆子、白矾、苍耳子、白芷、川芎、蜂房、青矾、绿矾、马牙硝、羊胫骨、皂角、诃子、当归、升麻、羌活、骨碎补、杜仲、香附等。

14. 香身除臭类

（1）功效：除去体臭，令全身肌肤芳香洁净。

（2）作用机理：芳香逐秽，祛风除湿，止汗除臭，调和气血。

（3）常用药物：藿香、白芷、川芎、细辛、豆蔻、木香、甘松香、檀香、丁香、沉香、茯苓、麝香、藁本、零陵香、香附、白附子、白术、白蔹、冰片、薄荷、苏合香、熏陆香、茅香、辛夷、附子、白矾等。（说明：外用药大多有毒性，孕妇忌用。）

15. 增肥令白类

（1）功效：使干瘦肤黑的人丰满白皙。

（2）作用机理：调补脏腑气血阴阳。但慎用大温大补之品。

（3）常用药物：大豆黄卷、人参、干姜、桂心、白术、五味子、肉苁蓉、茯苓、黄芪、枣皮、麦冬、山药、远志、柏子仁、川芎、桃仁、白蜜、杏仁、羊脂、当归、白石英、大枣、芍药、附子、鸡子、白羊肉、猪脂等。

16. 减肥轻身类

（1）功效：消肥减胖，使身体轻盈。

（2）作用机理：健脾化湿，祛痰利水，通腑逐瘀。

（3）常用药物：桃花、荷叶、黄芪、白术、川芎、泽泻、山楂、丹参、茵陈、生大黄、黑白二丑、草决明、首乌、薏仁、茯苓、玫瑰花、茉莉花、代代花等。

（二）药膳美容分类

饮食疗养又称药膳，是将特定的中药与饮食配合，烹调而成，具有营养人体的功效，古时称为“食医”。《千金方》《千金翼方》分立“食治”专篇与“养老食疗”专节，并指出：“食能排邪而安脏腑，悦神爽志以资气血，若能用食平疴，释情遣疾者可谓良医。”食疗专著有《食疗本草》（孟铣），《食疗心鉴》（昝殷）。后世先后出版过的主要专著还有《饮膳正要》《寿亲养老新书》《食鉴本草》《随息居饮食谱》《饮食辨录》等，并提出：“人若能知其食性，调而用之，则倍胜于药也。”

我根据临床的需要，有时在诊治之余，告知部分患者一些食疗的方法，特别是我在香港工作期间，病人的这种需求显得十分迫切，为此，我将分为七个方面陈述如下：

1. 滋阴类

主治：肢体羸瘦，面容憔悴，虚烦不寐，皮肤干燥瘙痒，皱纹多且深，爪甲枯脆等。

常用中药：黄精、干地黄、桑椹子、女贞子、枸杞子、天冬、麦冬、耳环石斛、玉竹、柏子仁、枣仁、百合等。

常用食物：甲鱼、乌龟、乌鸡、鲍鱼、燕窝、银耳、海参等。

注意事项：凡脾胃虚弱、痰湿内阻、腹满便溏或者正在感冒期者，均不宜用。

2. 壮阳类

主治：面色㿠白少华，畏寒肢冷，神疲乏力，男子阳痿，女子性冷淡。

常用中药：姜、肉苁蓉、淡大云、巴戟天、菟丝子、花椒、鹿茸（含鹿角片、鹿角胶等）。

常用食物：动物肾、牛鞭、羊肉、狗肉、鹿肉、獐子肉、虾、泥鳅等。

注意事项：阴虚内热、痈疽疮毒者均不宜用。以冬季食之为佳。

3. 益气类

主治：气短乏力，食少纳差，内脏下垂，或者脱肛。

常用中药：人参（或党参、太子参、北条参）、黄芪、山药、冬虫夏草、大枣、紫河车等。

常用食物：鸡、鱼、猪肉、兔肉等。

注意事项：实证、热证、外感病证者均不宜。

4. 补血类

主治：心悸、失眠、倦怠无力，面色㿠白无华，爪甲、口唇苍白等。

常用中药：当归、熟地、黄芪、阿胶、白芍、鸡血藤、枸杞子、紫河车、龟胶等。

常用食物：羊肉、牛肉、鸡、鹅、鸭等。

注意事项：实热证、痰湿中满、外感发热者均不宜。

5. 补肺类

主治：气短声低，面色㿠白，皱纹较多，皮肤干燥不润泽。

常用中药：沙参、百合、银杏、冬虫夏草、梨、麦冬、天冬、川贝母、杏仁、银耳等。

常用食物：猪肺、鸭、鸡、龟、瘦肉等。

注意事项：脾胃虚弱、痰湿内阻、便溏等不宜。

6. 扶脾类

主治：容颜憔悴，皮肤粗糙或者糙如锉刀等。

常用中药：山药、莲子、红枣、白扁豆、白术、茯苓等。

常用食物：燕窝、牛奶、蛋类、兔肉、鸡肉、冰糖等。

注意事项：实邪未尽者不宜。

7. 补肾类

主治：腰膝酸软，头昏耳鸣，头发早白、早秃或者焦枯，男子有阳痿、遗精，女子月经不调或性欲淡漠。

常用中药：桑椹子、枸杞子、覆盆子、芡实、巨胜子、楮实子、制首乌等。

常用食物：鸡、牛肉、狗肉、胡桃肉、蜂蜜、动物肾。

注意事项：脾虚便溏者不宜食用。

【验案举例】

案1　黑变病　徐某某，女性，38岁。2006年7月9日初诊。自述一年来，始觉面部连及颈项皮肤变黑，日渐加重，同时经常烦躁不安，夜寐欠宁。检查：颜面、前额、两颊、颈项等处皮肤颜色深黑，腹部肌肤亦然。伴有神疲乏力、心烦，入冬后畏寒尤为明显，喜用热水袋之类取暖。脉沉细、舌质淡红、苔少。证属脾肾虚弱，血弱不华，肾色外露。诊断：黑变病。治宜疏肝益肾，方用二仙汤、逍遥散合裁：仙茅、柴胡、当归、桃仁、红花、山楂各6g，淫羊藿、熟地、炒白术、炒白芍、仙鹤草各10g，菟丝子、覆盆子、茯神各10g，谷麦芽各15g，大枣5枚。

二诊：5天后，自觉神疲乏力略有好转，守上方加海燕、雄蚕蛾各6g。

半月后复查：肤色见淡、畏寒等症明显改善，嘱步上方增损改为药丸调治：醋柴胡、当归、红花、桃仁、雄蚕蛾、海燕、仙茅各50g，丹参、仙鹤草、淫羊藿、炒白术、炒白芍、熟地、茯神各100g，百合、天麦冬各100g，枣仁、柏子仁各80g，菟丝子、覆盆子、淮小麦、青蒿、山药各120g。研细末，炼蜜为丸，如梧桐子大，一日3次，一次6g。

三月后复诊，肤色减淡很多，前额、面颊渐趋正常，神疲乏力、畏寒等症基本见愈，嘱其守原方再配一料。

六个月后复查，肤色恢复正常。

［方药分析］本案以二仙汤为基础，温阳益肾，不热不燥，不寒不凉。凡脾肾阳虚之证，用之多效；逍遥散重在舒肝解郁，养血健脾。赵养可说："余以一方治木郁，而诸郁皆愈，逍遥散是也。"前者治肾，后者调肝，酌加药物分为四类：一是活血通络，如山楂、红花、桃仁、仙鹤草；二是扶正补肾，如菟丝子、覆盆子、海燕、雄蚕蛾；三是健脾悦色，如山药、大枣、麦芽；四是宁心安神，如百合、枣仁、柏子仁等。诸药和奏，肾得补、肝得舒、脾得扶、心得宁，使血弱不华之兆，得到改善，面部肤色则可明亮润悦。

点评：黑变病是一种以外露部位弥漫性色素沉着为特征的皮肤病，我认为脾肾阳虚是本病辨证施治的核心，用方以二仙汤、逍遥散为主方，随证加减。鉴于患者阳虚为其主要特征，方中用了两味比较少见的中药，一是雄蚕蛾，该药始见于《名医别录》，李时珍说："蚕蛾性淫，出茧即媾，至于枯槁乃已。故强阴益精用之。"二是海燕，始载于《本草纲目》，具有滋阴壮阳之效。在临床中，凡见肾阳虚怯、本色外露之类的色素沉着病，两药小剂量同用，不仅能温阳散寒，而且还能和颜悦色，有利于机体的改善。

案2　面色㿠白少华　王某某，女性，21岁。2001年12月6日初诊。患者面色㿠白少华数年，同时伴有畏寒肢冷，容易感冒，曾做过血液学检查，并无贫血诊断依据。检查：颜面肤色㿠白，口唇四白淡红不润，形体略瘦，肢冷但无青紫现象，月经按时而至，但量少色淡。脉细弱，舌质淡红，苔薄白。证属脾肾阳虚，治宜扶脾温肾，选用当归羊肉补血汤之意调之。诚如古人所说："人若能知其食性，调而用之，倍胜于药"。

嘱其购鲜羊腿肉100g，桑椹子30g，当归10g。酌加姜片、葱、精盐、绍兴酒、香菜少许，依法煲汤。临睡前，饮汤150～200ml，第二天清晨食羊肉，一周2次。

三周后复诊：告知肢端转温，面部略有温暖之意，颜面肤色和口唇四白稍有红润，嘱其坚持每周1次。

三月后再诊：颜面肤色白中透红，水色与气色均有明显改善。恢复了少女应有的娇艳容颜。

［方药分析］脾肾阳虚，通常出现气血俱损诸证，方用当归养血调营，桑椹子补血滋阴，既助当归养血之力，又制当归甘辛之燥，两者同用，相得益彰。羊肉大补气血，共奏温中补虚、散寒通络之效。

点评：脾肾阳虚，其主症有面部肤色苍白，但其兼证则有肢冷畏寒、神疲乏力、腰背酸痛、或大便稀溏、小便少或不禁。脉象沉细居多，舌质淡白且胖，苔白滑。既可用药膳食疗，又可用中药调之。其治则为温肾悦色。方选滋补强壮丸加减：人参、天麦冬、五味子、上肉桂、制附块、雄蚕蛾各6g，生熟地、白芍、制首乌、山茱萸、山药、枸杞子各12g，炒杜仲10g。

三、要药汇解

白蔹

【药名浅释】

白蔹始载于《神农本草经》，列为下品。别名有猫儿卵、见肿消、山地瓜、白草、白根、兔核等。白蔹服方少用，惟敛疮方多用之，故名白蔹。兔核、猫儿卵皆象形也。

【药性分析】

白蔹味苦、辛，性温。具有清热解毒，敛疮生肌的功效。

白蔹专入肝、脾，取根捣烂，敷痈毒、面上疮疱、刀箭伤、烫火毒等。配地肤子可治淋浊失精；配白及可治金疮失血；配赤小豆可治面上疱疮；配甘草可解狼毒之毒。总之，“为疗肿痈疽家要药，乃确论也”（《本草经疏》）。

主治妇人阴中肿痛，带下赤白，小儿温虐惊痫，肠风痔漏，解狼毒等。

不过，痈疽已溃，则不宜用；胃气弱者，非其所宜。

【临床应用】

1. 面鼻酒渣

白蔹、白石脂、杏仁各25g。研末，鸡蛋清调涂。《本草纲目·卷18》

2. 冻耳成疮

白蔹、黄柏各等份，研末生油调搽。《本草纲目·卷18》

3. 诸疮不敛

白蔹、赤蔹、黄柏各10g，炒研轻粉3g，用葱白浆水洗净敷之。《本草纲目·卷18》

乌梅

【药名浅释】

乌梅始载于《神农本草经》，列为中品。别名有梅实、熏梅、酸梅、乌梅炭。

【药性分析】

乌梅味酸，性平。具有敛肺涩肠，生津安蛔的功效。

梅有生梅、乌梅、白梅三种，功用大致相似，乌梅较良，用之较多。

梅得木气之全，其味最酸。热伤气，邪客胸中则气上逆而烦满，心为之不安，乌梅味酸，能敛浮热，能吸气归之，故主下气，除热烦满及安心；下痢是大肠虚脱，好唾口干，是虚火上炎，津液不足，酸能敛虚火，化津液，固肠脱；腰体痛，偏枯不能，这是因为湿气侵入经络，则筋脉瘛疭，或疼痛不仁，肝主筋，酸入肝而养筋，肝得所养，则骨正筋舒，关节通利而前症俱除。

此外，还主治虚劳骨蒸、肺痈痿、咳嗽喘急、痈疽疮毒、便血尿血、崩淋带下、遗精梦泄、杀虫伏蛔，解虫、鱼、马汗、硫黄毒等。

取乌梅肉烧存性，研细末，外敷金疮、恶疮、胬肉、黑痣等。

在具体配伍上，略述一二：配黄连治赤白肠痈；配茶叶、干姜治休息痢；配麦冬治产后痢渴；入补脾药，止久泄虚脱。

梅实过酸，不宜多食。多食伤胃，克伐生气，生气者，阳气也。诸证初起切忌。齿痛及病有发散者亦忌之。

【临床应用】

1. 鱼鳞病

张氏验方：生地12g，丹皮、赤芍、荆芥、防风、黄菊花、紫草、苦参各9g，鲜茅根、大青叶、板蓝根各30g，乌梅6g，生甘草4.5g。外用龙衣9g，煎汤搽洗全身。《古今专科专病医案·皮肤病·张羹梅》

2. 过敏性紫癜

张氏验方：黄芪、赤芍、旱莲草、丹参各12g，生白术、防风、丹皮、乌梅、苦参各9g，生甘草6g，紫草、生地各15g。《张伯臾医案》

3. 干燥综合征

左归饮合玉女煎加减：生石膏、花粉各20g，生地、麦冬、枣皮、枸杞子、知母、南沙参、北沙参各15g，乌梅12g，丹皮、玄参各10g。《张景岳医方精要》

丁 香

【药名浅释】

丁香始载于《药性论》。别名有子丁香、公丁香、鸡舌香、雌丁香。鸡舌香与丁香同种，花实丛生，其中心最大者为鸡舌，乃是母丁香也。

【药性分析】

丁香味辛，性温。具有温中止痛，降逆，补肾助阳的功效。

丁香有雌雄之分，雄丁香如钉子长，雌丁香似枣核大。其实治病不分彼此。善治口舌溃疡，治噫呃气逆、反胃呕吐、心腹冷痛，暖腰膝壮阳，疗奶头缝裂，杀疳匿，解酒毒，乌黑髭须。

一切火热证，忌之。非属虚寒，概勿施之。

【临床应用】

1. 唇舌生疮

鸡舌香研末，绵裹含之。《本草纲目·卷34》

2. 乳头破裂

丁香末敷之。《本草纲目·卷34》

3. 香衣辟汗

丁香50g，川椒60粒。绢袋盛佩。《本草纲目·卷34》

檀 香

【药名浅释】

檀香始载于《名医别录》，列为下品。别名有白檀香、黄檀香、真檀。檀者，善木也，故字从“亶”，皮实而色黄者为黄檀，皮洁而色白者为白檀，皮腐而色紫者为紫檀。其木并坚重清香，而白檀尤良。

【药性分析】

檀香味辛，性温。具有理气调中，散寒止痛的功效。

李时珍说：“白檀性温，气分药也，故能理胃气而调脾肺，利胸膈；紫檀性寒，血分药也，故能和营气而消肿毒，治金疮”。由此可见，本品专入肺、肾，通行阳明经，能散风热，避秽恶邪气，消肿毒，煎服可散冷，止心腹疼痛，和胃气，开噎呃，止呕吐，进饮食。

面部黑子，可于每夜以热水洗拭，磨汁涂之。醋磨，敷恶疮止痛；水磨，敷外肾（睾丸）治腰肾痛，据说甚良。

痈溃、阴虚俱禁用。

【临床应用】

1. 面生黑子

白檀香磨汁涂之。《本草纲目·卷34》

2. 恶毒风毒

紫檀香磨汁涂之。《本草纲目·卷34》

冬虫夏草

【药名浅释】

冬虫夏草始载于《本草从新》。别名有夏草冬虫、虫草、冬虫草。冬虫夏草，四川嘉定府所产者最佳，云南等地所产次之。冬在土中，身活如老蚕，有毛能动，至夏则毛出土上，连身俱化为草。

【药性分析】

冬虫夏草味甘，性平。具有补肾固本，助阳起痿，补肺实卫，止血化痰的功效。

本品感阴阳二气而生，夏至一阴生，故静而为草；冬至一阳生，故冬日为虫。入药能益诸虚，理百损，以其得阴阳之气全也。

在临床中，通常用于补肺益肾，补精髓，止血化痰，治劳咳与膈证等。能达到秘精益气，专补命门之效。

藏红花同藏，则虫不蛀。以酒浸之，可治腰膝间痛楚；与雄鸭同煮食，宜老人；配人参等可入肾兴阳。

《本草正义》曾对冬虫夏草有一段值得借鉴的论述：冬虫草，始见于吴氏《本草从新》，称其甘平，保肺、益肾、补精髓，止血化痰，已劳咳。近人恒喜用之，皆治阴虚劳怯，咳嗽失血之症，皆用吴氏说也，然确未见其果有功效。《四川通志》明谓之温暖，其说甚是，又称其补精益髓，则盛言其功效耳，不尽可凭也。

【临床应用】

1. 斑秃

冬虫夏草酊：冬虫夏草 60g，75% 酒精 300ml。先将冬虫草浸入 75% 二甲基亚枫

50ml 中，24 小时后再加入 300ml 酒精，夏天浸泡 3 ~ 5 天，冬天浸泡 5 ~ 7 天。过滤取汁外搽。（经验方）

2. 贫血阳痿

冬虫草 15 ~ 30g，炖肉或炖鸡服。《云南中草药》

桃　仁（桃叶、茎、白皮）

【药名浅释】

桃仁始载于《神农本草经》，列为下品。别名有煨桃仁、炒桃仁。李时珍说："桃性早花，易植而子繁，故字从木、兆。十亿曰兆，言其多也。双仁有毒，不可食。"

【药性分析】

桃仁味苦甘，性平。具有活血祛瘀，润肠通便的功效。

本品苦重于甘，阴中阳也，治大便血结、血秘、血燥、流血、血痛、蓄血、血瘕、血瘀，通调大便，破血不可无。此外，还能祛血中之坚，通月经，疗跌仆损伤。总之，有的医家称桃仁为"血瘀、血闭之专药"，有的医家称赞桃仁为蓄血必用之药。

从皮肤科领域而论，桃仁还能主治产后阴肿、妇人阴痒、小儿烂疮、嫩面皮肤及小儿聤耳、风火牙痛等。《本草思辨录》对桃仁的临床应用提出了简明扼要的外证指标：用桃仁治外候有三：一表证未罢，一少腹有故，一身中甲错。若三者一件不见，必无用桃仁之事。

不过，行血连皮尖生用；润燥去皮尖炒用；双仁者有毒，不可食；无瘀慎用，血不足者禁用。

＜桃叶＞　味苦，性平。主治妇人阴疮、鼻内生疮、足上涡疮、身面癣疮以及诸虫入耳，均可用之。

＜茎及白皮＞　味苦，性平。无毒。主治热病口疮，卒得恶疮、瘰疬、心痛、下部匿疮、小儿湿癣、白秃，解蛊毒，辟疫疠，杀诸虫等。

【临床应用】

1. 脂溢性脱发

生发煎：桃仁、当归须各 10g，红花 8g，赤芍、川芎各 9g，生姜 2 片，红枣 7 枚，老葱 5 根。《中医临床家·孟澍江》

2. 多汗症（瘀血内阻证）

章氏验方：生地、当归、牛膝、赤芍各 10g，川芎、生甘草、桔梗各 8g，桃仁、红花、柴胡各 6g，黄芪 15g。《章真如临床经验辑要》

3. 唇干裂痛

桃仁捣和猪脂敷。《本草纲目·卷 29》

4. 银屑病（血瘀型）

活血化瘀汤加减：三棱、莪术、桃仁、红花、陈皮各 10g，鸡血藤、鬼箭羽各 30g，丹参、赤芍、白花蛇舌草各 15g。《中西医结合皮肤性病学》

蛇床子

【药名浅释】

蛇床子始载于《神农本草经》，列为上品。别名有野胡萝卜子、蛇粟、蛇米虺床等。蛇虺喜卧于下食其子，故有蛇床、蛇粟诸名。

【药性分析】

蛇床子味辛、苦，性温。具有温肾壮阳，燥湿杀虫的功效。

《本草纲目》说：蛇床乃右肾命门，少阳三焦气分之药，神农列为上品，不独补助男子，而又有益妇人，此人舍此而求补药于远域，岂非贱眼耳乎？宗李氏之说，本品主治病症有阴痿湿痒、阳痿腰痛，大兴阳事、女人阴中肿痛，善暖子宫，去大风身痒、恶疮疥癣，去阴汗，止带浊，逐寒疝、漱齿痛、仆损瘀血，驻颜轻身，令人有子等。

此外，配乌梅，外洗，治阴脱、阴痛，寒气散也；配黄连、轻粉，外吹，治耳风湿疮；配菟丝子主治阳痿；配白矾，外洗，治妇人阴痒。

内服方宜去皮微炒；外用煎汤外洗，宜生用。

肾家有火，下部有热，勿服；阴虚火动者非宜。

【临床应用】

1. 外阴白斑

朱氏验方：蛇床子、何首乌、补骨脂各30g，菟丝子、黑芝麻、地肤子各20g，当归、僵蚕、川牛膝各15g。水煎服，每日2次，第3次煎汁熏洗20分钟。《国医大师·朱良春》

2. 慢性荨麻疹

老氏验方：乌梅丸加地肤子、蛇床子各20g。《古今专科专病医案·皮肤病·老昌辉》

3. 滴虫性阴道炎

三黄散：大黄、黄柏、蛇床子、苦参、黄精、地肤子、白鲜皮、枯矾、五倍子各等份，研粗末，每次取15～30g，水煎取汁，待温外洗。《皮肤病中医诊疗学》

菟丝子

【药名浅释】

菟丝子始载于《神农本草经》，列为上品。别名有菟累、菟丘、菟缕、吐丝子、菟丝饼等。菟丝初生之根，其形似兔故名。

【药性分析】

菟丝子味甘，性温。具有补阳益阴，固精缩尿，明目止泻的功效。

本品入心、肝、肾三经，益气强阴、补髓填精、止膝疼痛、安心定魄，能断梦遗、坚强筋骨、肥健肌肤，且善明目，补五劳七伤，祛面皯，解热毒痱疹，散痒塌痘疮等。

配玄参，补肾阴而不燥；配熟地，补营气而不热；配麦冬，治赤浊；配肉豆蔻，暖胃进食。

《本草思辨录》说：菟丝延草木则根断，子中脂膏最足，故补肾精而主升。面为阳明之脉，而菟丝甘辛而温，能由阳明经上入于面，以施其华泽之功，面酐焉得不去。总之，久服令人光泽，老变为少，古人称本品是“梦遗之神药”，这是因为凡人入房事易泄，是心神先怯，心神怯则相神旺，阳易举亦易倒。菟丝子既安心神，又补心包，君火与相火同补，既助阳旺，又不损阴。故强阳不倒，也不致有阴虚火动之失，从而收到阳坚而不泄的效果。因此，《本草求真》说：温而不燥，补而不滞，得天地综合之气。

米泔水，淘洗，酒浸四、五日，蒸旺四、五次，研作饼，焙干用。淡盐水炒，补肾气；黄精汁煮，暖脾胃；酒拌炒，暖肌肉；酒米拌炒，治泄泻。

本品有六禁，不可不知：孕妇，其性滑；血崩，温能行血；阳强、便秘、肾脏有火、阴虚火动。

【临床应用】

1. 外阴白斑

五子衍宗丸加减：覆盆子、菟丝子各12g，枸杞子、车前子、五味子、当归、益母草、蒲黄、五灵脂各10g，柴胡4.5g，木香3g。《刘奉五妇科经验》

2. 白发

乌发丸：当归须、生黄芪、地骨皮、生熟地、菟丝子各100g，地龙、䗪虫、水蛭、石菖蒲、远志、天麻、羌活、川芎、穿山甲各30g，茯苓200g，川牛膝、白芍、肉苁蓉、僵蚕、鹿角霜各60g。研细末，水泛为丸如绿豆大。每日3次，每次5g。《临证验方治疗疑难病·雍履平》

3. 婴儿湿疹

菟丝子炒研，油调敷之。《本草纲目·卷18》

4. 冬季皮肤瘙痒症

首乌润肤汤：制首乌、干地黄、山药、黄柏、五味子各12g，菟丝子、沙苑子、煅龙牡各15g，百合、款冬花各10g。《徐宜厚皮科传心录》

白 果

【药名浅释】

白果始载于《本草纲目》。别名有银杏、鸭脚子。原生江南，叶似鸭掌，因名鸭脚。宋初始入贡，改呼银杏，因其形似小杏而核色白也。今名白果。

【药性分析】

白果味甘、苦、涩，性平。具有敛肺平喘，收涩止带的功效。

银杏自宋初始著名，而修本草者不收。近时方药亦时用之。其气薄味厚，性涩而收，色白属金，故能入肺经，益肺气，定喘咳，缩小便，然食多则收敛太过，令人气壅、颅胀昏顿。

本品熟食能温肺益气，定喘咳、缩小便、止白浊；生食降痰、杀虫、解酒；捣浆外涂鼻面手足，能祛渣疱、黑斑、皲皴及疥癣、疳匿、阴虱等。若发生中毒现象，古人提供两种解毒的方法：一是用鹅翎蘸香油探吐，方可得生；二是急用白鲞头熬汤，灌之可解。

本品少用则益于任、督；多用则损于心包。

【临床应用】

1. 手足皲裂

生白果捣烂涂之。《本草纲目·卷30》

2. 阴虱作痒

生白果仁捣烂，频搽之。《本草纲目·卷30》

当归

【药名浅释】

当归始载于《神农本草经》，列为中品。别名有乾归、山蕲、白蕲、秦归、云归、西归、全当归、当归尾、酒当归。古人娶妻为嗣续也，当归调血为妇人要药，有思夫之意，故有当归之名。

【药性分析】

当归味甘、辛，性温。具有补血、活血，调经止痛，润肠通便的功效。

本品气味俱厚，凡血受病及诸病夜甚者，必须用之。为生血、活血之主药。

《药鉴》对其配伍颇为精要：配白术、白芍、生地，滋阴补肾；配川芎治血虚头痛；配白芍、木香、川芎，生肝血以养心血；配诸血药，再入苡仁、牛膝，治血不荣筋；配诸血药，再入人参、川乌、乌药、苡仁，治一身筋寒湿毒；配黄芪、人参能补血；配牵牛、大黄能破血；从桂附则热；从硝黄则寒；入和血药则和；入敛血药则敛；入凉血药则凉；入行血药则行；入败血药则血败；入生血药则血生。各有所归也，故名当归。

总之，当归主一切风、一切血，补一切劳；去瘀血、养新血，诸恶疮疡，金疮，女人诸疾等均可用之。诚如张锡纯所说："其力能升、能降，内润脏腑，外达肌表。润肺之燥，而主治咳逆上气；缓肝之急，可治妇人腹中疼痛；能补益脾血，使人肌肤华泽，生新化瘀；能治周身痹痞、肢体疼痛、疮疡肿痛；活血兼能止血，可治吐血、衄血、二便下血等。"

当归头止血上行；当归尾破血下行；当归身活血，酒洗；吐血，醋炒；脾虚，糙米或土炒；治痰，姜汁炒；止血、活血，童便炒；恐散气，芍药汁炒。

尽管本品在临床中运用十分广泛，但有六禁，必须牢记：大便滑泄，自汗，肺虚，肝火盛，吐血初止，脾虚不食。

【临床应用】

1. 唇下脓肿

芎归内托散：川芎、当归、陈皮、茯苓、花粉、桔梗、银花、黄芪各3g，甘草1.5g。《外科正宗·卷4》

2. 丹毒

归连汤：升麻、黄连、大黄、川芎、羚羊角、红花、当归尾、甘草各60g，黄芩、银花各90g。《诚书·卷15》

3. 舌疳

归芍异功汤：人参、白术、陈皮、白芍、灯心草、当归身各3g，茯苓6g，炙甘草1.5g。《医宗金鉴·卷66》

4. 皮肤瘙痒症

当归饮子：当归、白芍、川芎、生地、白蒺藜、荆芥穗、防风各30g，何首乌、黄芪、炙甘草各15g。上药为末，每次用12g，加水150ml。生姜5片，煎至120ml，去渣温服。《严氏济生方·卷6》

5. 特应性皮炎（血燥证）

滋阴养血汤加减：当归、炒白芍、柴胡、黄芩各6g，熟地、地骨皮、益母草各15g，炒知母、泽泻、防风、制首乌、甘草各10g。《皮肤病中医诊疗学》

6. 荨麻疹（冲任不调证）

二仙汤加减：仙茅、当归、川芎各6g，淫羊藿、生熟地、菟丝子、枸杞子、女贞子、旱莲草各12g，炒丹皮、益母草、延胡索各10g。（经验方）

羊

【药名浅释】

羊始载于《神农本草经》，列为中品。羊字象头角足尾之形，孔子曰：牛羊之字，以形似也。

【药性分析】

羊肉味甘，性温。具有助元阳，补精血的功效。

羊在畜为火。羊生于淮南者为吴羊；生于秦晋者为绵羊；生于广南者为乳羊。

羊肉入肝、胃二经，补血、壮阳、虚劳寒冷，开胃健力，补肾益溺，益精血、肾虚耳聋、盗汗、五劳七伤。李东垣说："人参补气，羊肉补形，凡食羊肉者皆补血虚，盖阳生而阴长也。"

不过孕妇食之，令子多热；凡痈疽疮疡、消渴吐血等症，咸不宜服。此外，以铜器煮食之，令男子损阳，女子暴下。仅供参考。

【临床应用】

1. 妇人无乳

羊肉、獐肉适量，煲汤服之。《本草纲目·卷50》

2. 小儿嗜土

羊肉洗净，炒炙食，或煮汤亦可。《本草纲目·卷50》

燕 窝

【药名浅释】

燕窝始载于《本草逢源》。别名有燕根、燕菜、燕蔬菜。

燕窝由金丝燕或同属多种近缘燕类用唾液与少量羽绒混合凝结所筑成的巢窝。以二、四、八月采者为佳，也有十二月采收者。主要品种有：一是白燕，色白洁净，偶带绒毛；二是毛燕，色较暗，呈灰黑色，带少量毛绒；三是血燕，带少量赤褐色血丝。以白燕质优。将燕窝加工可以做成燕球或散燕。

【药性分析】

燕窝味甘，性淡。具有化痰养阴的功效。

《本草从新》说：大补肺阴，化痰止嗽，补而能清，为调理虚损痨瘵之圣药。一切病之由于肺虚不能清肃下行者，用此皆可治之。黄宫绣也称赞说："入肺生气，入肾滋水，入胃补中，俾其补而不致燥，润不致滞，而为药中至平至美之味。"

不过，肺胃虚寒，并有痰湿者禁用。

【临床应用】

1. 老年痰喘

秋梨1个，去心，燕窝3g。先用开水泡，再入冰糖煮熟。每日早晨服下，勿间断。《文堂集验方》

2. 翻胃久吐

服人乳，多吃燕窝。《本草纲目拾遗》

鹜

【药名浅释】

鹜始载于《名医别录》，列为上品。别名有鸭、舒凫、家凫、鹜肉等。鸭有家鸭与野鸭之分，在家鸭之中，何种为优，历代医家看法不一，陶弘景说："黄雌鸭为补最胜"。孟铣说："白鸭肉最良"。李时珍说："以白而乌骨，药食更佳"。

【药性分析】

鸭肉味甘，性冷。具有益阴利水的功效。

鸭肉入肺、肾两脏，滋阴利水、养金止嗽、退热滋阴，专能解石毒、金银砒葛之毒。李时珍说："鸭，水禽也，治水利小便，宜用青头雄鸭……治虚劳热毒，宜用乌骨白鸭"。黄宫绣对本品的药效，曾有如下的评介："阴虚者，食之不见燥；阳虚者，食之不见冷。岂非性之平者乎。但雌者为温，雄者为冷，不可不辨。"

不过嫩者有毒，老者无毒，黑鸭肉有毒，凡冷痢、脚气不可食，肠风下血不可食。

【临床应用】

1. 虚热咳嗽

白凤膏：黑嘴白鸭1只，取血入温酒饮之，然后去毛、内脏加大枣肉、参苓平胃散用炭火慢炖，食鸭及枣。（葛可久方）

2. 大腹水病

青头雄鸭1只，煮汁饮之。《本草纲目·卷47》

鸡（鸡卵、鸡卵白、鸡卵黄、鸡卵壳、凤凰衣）

【药名浅释】

鸡始载于《神农本草经》，列为上品。别名有烛夜。鸡者“稽”也，能稽时也。

【药性分析】

鸡的种类很多，摘其要者，简述如下：

丹雄鸡肉，味甘，性微温。主治女子崩中，补虚温中，能愈久伤乏疮。

白雄鸡肉，味酸，性微温。安五脏，祛丹毒，能治伤中消渴。

乌雄鸡，味甘，性微温。补中止痛，补虚羸，安胎。治肾虚耳聋。生捣烂敷竹木刺入肉。

乌雌鸡肉，味甘，性温平。治风寒湿痹，安胎。治痈疽排脓，补心血，益色助气。

黄子鸡肉，味甘、酸、咸，性平。补益五脏。疗五劳，益气力，补丈夫阳气。填髓补精，助阳气，止泄精。

乌骨鸡肉，味甘性平，补虚劳羸弱，益产妇，一切虚损诸病，遗精白浊。

<鸡卵> 味甘，性平。具有清热毒，消痈肿的功效。外治能除火灼疮、男子阴囊湿痒、妇人阴疮，醋浸敷瘢疵、蛇头疔、神经性皮炎。

<鸡卵白> 味甘，微寒。治一切热毒、肿丹、腮痛、目热赤痛、痈疽、鼻疮、烧灼疮等。

<鸡卵黄> 味甘，性微温。治火灼疮。李时珍说：“气味俱厚，阴中之阴，故能补形。昔人谓其与阿胶同功”。

<鸡蛋壳> 具有燥湿、敛疮、止血的功效。主治外肾痈疮、香瓣疮、耳疳出脓、外伤出血等。

<凤凰衣> 具有生肌敛疮的功效。主治下疳腐烂、口疮喉癣、小儿头生诸疮等。

【临床应用】

1. 多形红斑

多食鸡、鱼、葱、韭自愈。《本草纲目·卷48》

2. 燥癣作痒

取雄鸡冠血频频涂之。《本草纲目·卷48》

3. 蜈蚣咬伤

鸡冠血涂之。《本草纲目·卷48》

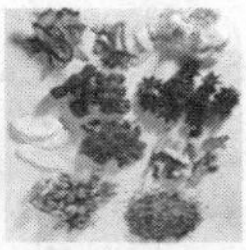

第九讲 外治中药用药心得

一、外治法的重要地位

在皮肤科的治疗中，外治法占十分重要的地位，它是治疗许多皮肤病不可缺少的措施。

从《五十二病方》的发现以来，就知古代已用药浴治疗灸伤；用葱熨治疗冻疮；用艾叶和柳蕈（药名）蒸熏治疗朐痒（肛门虫病）等。《素问》保存的十三方里就有“豕膏”（徐注：猪脂熬膏）；晋朝《肘后备急方》记载有密陀僧防腐，雄黄、艾叶消毒等；晋朝《刘娟子鬼遗方》有治久病、疥癣、诸恶疮毒之五黄膏（雌黄、雄黄、黄连、黄芩、黄柏），治白秃疮之五味子膏（五味子、雄黄、雌黄、蛇床子等）；宋朝《太平圣惠方》收录外治皮肤病的药方达一百余首；明朝《外科正宗》不仅外治法多，而且外用药亦多，并且开始出现了诸如清凉膏之类的油与水相混合的乳剂。晚清吴尚先生在总结前人经验的基础上，撰写了一部外治法的专著——《理瀹骈文》，该书所载外治法包括了古代使用的各种方法。近代名医张觉人先生在其遗著《红蓼山馆医籍》一书中，对外治提出了许多值得借鉴的宝贵经验。

二、外用药用药总则

（一）用引经药

凡治疮疡必须按经加用引经药方能凑效。如头脑部加藁本；上肢加桂枝；胸前加桔梗；腰部加杜仲；下肢加牛膝；耳内加石菖蒲；耳后加柴胡、夏枯草；鼻孔加辛夷、桔梗；唇口加山栀、白果；颈背侧加羌活；乳房加蒲公英；眼部加独活等。

（二）治毒分部位

上身之毒宜用当归、川芎，不宜多用白术，恐其燥肾闭气；下身之毒则用当归，不用川芎。足部湿热毒，不宜贴硬膏，贴之则热气闭塞，横窜四旁。

（三）溃烂辨创面

疮面黑润无血色者，是用凉药过多，宜用广陈皮、佛手、细辛、菖蒲、官桂、白芷等熏洗之。溃烂之毒，不宜皂刺，恐其翻口。

表皮溃烂，有桐油水者（徐注：血浆渗出），为湿气较重，或者气血太虚，酌用参、芪、鹿茸之类补之。

凡皮肤溃烂，皆不用银花水洗，洗则变烂。内服中药用荆芥者必须炒黑成炭，取其和腠理之血；凡攻毒时，不论阴阳诸证，在内服药中，均可加入甲珠、皂刺。

（四）细制敷围药

凡制敷围药，必须研之极细；在敷药时，药液需温，则药力方强；或者在敷药中，保留透气之孔，使毒出有路。

（五）按需调和箍围药

箍围药的调和之物有：醋、酒、姜、葱、韭、蒜、菊花叶汁、银花露、鸡子清、蜂蜜、油类等。以醋调，取其散瘀解毒；以酒调，助药力；以姜、葱、韭、蒜涂汁调，取其辛香散血；以菊花叶汁、银花露调，取其清凉解毒；以鸡子清、蜂蜜调，取其缓和刺激；以油类调，取其润泽皮肤。

由此可见，在祖国医学中蕴藏着丰富多彩的外治疗法，亟待进一步整理和提高。

三、外用药制剂配置的基本原则

（一）基本原则

清代徐灵胎说："外科之法，最重外治。"但是，外用药的效验能否得到充分的发挥，不仅决定于药物的性质、浓度、剂型，而且还取决于病人的体质、用药的方法等。因此，在临床施治中，必须熟练掌握和运用外用药的一些基本原则。

1. 疾病的演变

皮肤病的演变及影响演变过程的因素，包括病因、性质（寒热）、禀赋、地域、饮食、卫生习惯等。一般而论，病变处于热性、急性、禀赋较弱、地域偏于东南时，用药宜缓和，避免过强的刺激；反之，则应加强药效的刺激，以缩短病程。

2. 机体的反应

指病人对外用药的耐受力和反应而言。比如：颜面、颈部、外生殖器和四肢屈侧皮肤，对外用药的反应性较为敏感；婴幼儿皮肤薄而嫩，对外用药的吸收较快；女性皮肤比男性皮肤的吸收能力要强。因此，在用药的过程中，还要全面考虑患者的性别、年龄和病变部位皮肤的特殊性。

3. 药物的浓度

外用药所含药物成分浓度的高低对机体至关重要。其一，浓度与吸收。特别是有剧毒的药物，如果浓度偏高，体表皮肤过多地吸收，就会引起药物中毒。其二，浓度与剂型。外用药浓度与剂型是否恰当，直接影响疗效的好坏。多数医家经验认为，对水洗剂、溻渍剂、熏洗剂等浓度要求不严，既可以是100%的浓度，也可以是不足40%的浓度。但是，软膏、硬膏、糊膏、霜剂等在配制中比较重视药物浓度的比例。软膏浓度波动在1%～25%之间；糊膏浓度波动在25%～35%之间；油调剂多数在40%以上；霜剂波动在0.5%～15%之间。总的来说，外用药的浓度，应该是从低浓度开始，视患者反应和耐受力后，逐步增加或提高，才较为安全妥当。

4. 药物的剂型

外用药的剂型很多，现在比较通用的剂型有溶液、散剂、洗剂、浸剂、油剂、乳剂、搽剂、熏剂、软膏剂、硬膏剂、搓药剂、药捻等。这些剂型都有各自不同的治疗作用、应用范围和注意事项。剂型选择恰当与否，往往直接影响疗效。

5. 使用方法

若药物配制、剂型选择都很恰当，但使用方法不对，仍然达不到治愈疾病的目的。这就要求医生向病人详细交待正确用药的方法，必要的时候，可当面示范。此外，还要嘱咐病人注意用药后的反应；每次给药的数量不宜过多，避免浪费和搁置日久，药物变质失效。

（二）外用药的选择

治疗皮肤病的外用药物很多，包括植物、动物、矿物及其调和这些药物所需要的基质。

1. 外用药的分类

（1）止痒药：瘙痒是皮肤病最常见、最重要的自觉症状之一，或者是某些内脏疾病反映在皮肤上的最早信息，严重时影响工作与睡眠。因此，快速止痒既是患者的迫切要求，又是医生治疗疾病的重要手段之一。根据我多年临床经验，止痒方法分内治与外治两大类，内治概分为治风痒、湿痒、虫痒、热痒、燥痒、毒痒、酒痒、瘀痒和虚痒十种。外治分为散风止痒、活血止痒、杀虫止痒、通络止痒、解毒止痒五种。同时，还要说明一点，在外治止痒药中，有部分既止痒，又止痛，这是由于痛痒同源的缘故。

常用止痒药：薄荷、樟脑、冰片、铜绿、香附、威灵仙、地肤子、蛇床子、苍耳子、川椒、皂刺、西月石、山奈、艾叶、吴萸、丁香、金钱草、益母草、苦参、路路通、蜂房、蚕沙、白附子、楮桃叶、蛇蜕、鹤虱、石榴皮、石菖蒲、透骨草、猪牙皂角等。

（2）清热药：又称解毒药，多数是针对火毒与热毒而设，此外，还包含疫疠之毒及虫毒。凡具有红、肿、热、痛四大主要体征，血热偏重者，宜凉血解毒；热毒为主者应用清热解毒；毒热入营时宜用清营解毒。选入的药物以苦寒类、咸寒类和甘寒类为主。

常用清热药：黄连、黄芩、黄柏、虎杖、马齿苋、大黄、山栀、青黛、芙蓉叶、紫花地丁、大青叶、人中黄、寒水石、儿茶、麝香、蒲公英、桉树叶、半枝莲、龙葵、漏芦、熊胆、牛黄、蜀羊泉、天葵等。

（3）收湿药：又称燥湿药，凡见皮肤或黏膜破损渗出、或者潮湿、或者糜烂之时，皆可选用。这类药物有三个功效：一是抑制渗出；二是防止皮肤或黏膜进一步腐烂；三是有敛疮生肌的功效。这类药物以矿物药诸多。

常用收湿药：熟石膏、炉甘石、五倍子、滑石、枯矾、海螵蛸、花蕊石、儿茶、苍术、赤石脂、煅龙骨、煅牡蛎、蛤粉、白螺壳、官粉、钟乳石、铅粉、蚕沙、百草霜、伏龙肝、白矾、胆矾、甘松、铜绿、松花粉、珍珠母、白石脂、银珠等。

（4）散寒药：又称祛寒药或回阳药。这类药物的药性，以辛温或大热为主，其作用机理有二：理气及活血，从而达到改善肤表血液循环的目的。

常用散寒药：乌头、艾叶、干姜、肉桂、川椒、吴萸、白芷、姜黄、陈皮、山奈、白附子、麻黄、葱白、蟾酥、苍耳子、白芥子等。

（5）润肤药：凡见皮肤出现裂隙或皲裂或干燥，且有少量糠秕状鳞屑脱落时，用之能达到滋润皮肤或防止皲裂的效果。这类药物以植物果仁或动物脂肪为主。

常用润肤药：胡麻、蓖麻、核桃、生地、当归、猪脂、蜂蜜、枣仁、羊脂、大枫子、狗脂、芦荟、白及、桃仁、杏仁、鸡卵、珍珠、桐油、琥珀、象皮、蜂蜡、甘草、白芷等。

（6）生肌药：指能够促使新肉生长，促使疮面愈合的药物。不过，溃疡和糜烂愈合的快慢，决定于三个因素：一是久病体虚，导致气血亏损所致的体质较差者，愈合时间较之常人为慢；二是病变所属经络的区域，对于生肌药效的发挥也有较大的影响，如多血少气经络宜愈，多气少血经络难治，凡见气多之经可行其气，血多之经，可破其血；三是脓液未除，余毒未尽者，不可过早应用生肌药，用之则会适得其反，慎之。

常用生肌药：乳香、没药、血竭、象皮、花蕊石、血余、琥珀、珍珠、凤凰衣、生赭石、钟乳石、银珠、牛皮胶、阿胶、白及、儿茶、五倍子等。

（7）杀虫药：因毒虫叮咬或者侵袭所致皮肤病，既有地域性，又有季节性，通常在适合毒虫繁殖或生长的环境下，这类皮肤病较为多发。凡杀虫药以毒性较大的矿物类或动物类具多。

常用杀虫药：轻粉、砒石、水银、硫黄、雄黄、铅丹、蟾酥、土槿皮、百部、大枫子、芜荑、藜芦、羊蹄根、苦楝子、凤仙花、玉簪、千里光、楮桃叶、槟榔、黄精等。

（8）蚀腐药：用于胬肉外翻或者皮肤表面疣赘丛生时，有平胬或蚀除疣赘功效的药物。在应用这类药物时，必须注意两点：一是保护好未病变的皮肤或黏膜；二是减轻病人痛苦，酌情选用局部麻醉药辅助之。

常用腐蚀药：鸦胆子、乌梅、石灰、硇砂、木鳖子、轻粉、雄黄、巴豆、水银、红升丹、三仙丹、白降丹、藜芦、蟾酥、砒石、煅皂矾等。

（9）发泡药：又称引赤发泡药。借药物的刺激，激惹皮肤充血，发生水泡，通过这种发泡与剥蚀，引导药物的有效成分达到病变区域，促使皮肤康复。按照刺激性的强弱，概分为峻烈药与缓和药两大类。

常用峻烈发泡药：斑蝥、巴豆、红娘子、千金子、狼毒、蟾酥、鸦胆子、芫花、泽漆等。

常用缓和发泡药：吴萸、白芥子、大蒜、蓖麻子、甘遂、大戟、威灵仙、生半夏、生南星等。

（10）止血药：凡是止血药多数具有收敛、凝固或者吸收的作用，从而在皮肤及黏膜上发挥抑制血液外溢的作用。这类药有三大特点：一是炭药，二是矿物药，三是药性以味甘、苦、酸，性寒、凉之类居多。

常用止血药：三七、地榆、紫草、侧柏叶、蒲黄、陈棕炭、血余炭、仙鹤草、白及、五倍子、刘寄奴、石灰、丝瓜炭、松花粉等。

（11）止痛与麻醉药：中医学认为“不通则痛，痛则不通”，此类药物，多数具有理气活血、化瘀通络、祛散外邪、畅通脉络的功效，进而达到舒缓疼痛或麻醉的目的。

常用止痛与麻醉药：天南星、急性子、半夏、川乌、草乌、洋金花、麻黄、羊踯躅、茉莉花根、莨菪子、蟾酥、花椒、马钱子、山奈、乳香、没药、罂粟壳等。

2. 基质

（1）动物类：猪脂、猪苦胆、羊脂、牛脂、牛髓、鱼脂、鱼胆、鸡蛋清、蛋黄油、蜂蜜、黄蜡。

（2）植物类：蔬菜类有丝瓜（叶）、冬瓜、西红柿、茄子、马铃薯、苦瓜、萝卜、大白菜、韭菜、青葱、大蒜、马齿苋等；水果类有荸荠、菱角、香蕉、橄榄、柠檬、草莓、黄瓜、苹果等；药用植物有鲜青蒿、鲜仙人掌、鲜芦荟、鲜蒲公英、鲜半枝莲等，捣烂压榨取鲜汁。

（3）植物油类：麻油、菜油、蓖麻油、橄榄油、薄荷油、桉叶油、胡桃仁油、棉籽仁油、桐子油、松节油、花生油等。

（4）药露类：银花露、菊花露、薄荷露、茉莉露、蔷薇露等。

（5）其它：醋、酒、人乳、米泔水、茶叶水、红糖水等。

（三）常用的外用药剂型

1. 水溶液剂

（1）概念：指以水为溶媒制备的液体药剂，其中不含有固体粉末。

水溶液剂分水浸和水煎两类。所谓水浸，是用水浸泡药物，使其本身或其可溶成分溶于水内，过滤或不过滤，供临床应用。如《永类黔方》用煅绿矾泡汤洗治烂弦风眼（眼睑湿疹）等。所谓水煎，是将药物置于水中加热煎煮，使药物本身或其可溶成分溶于水内使用。不过，在操作中应当注意四点：一是入煎前药物应切碎或捣烂为粗末，特别是不易溶化或不易溶解的药物，如乳香、没药等树脂类药物、金石药及介类药更应捣碎久煎；二是芳香药及易挥发药宜轻煎，久煎恐失药效；三是极易溶于水的药物宜后下，或者煎汤去渣后冲化（如《疡医大全》用马鞭草、荔枝草、蒲公英煎汤，后下皂矾，洗治痔疾，并谓“皂矾久煎升去无功”）；四是作为洗眼药或冲洗窦道的药液，宜过滤，以防含有杂质。

（2）作用：疏导腠理，通调血脉，抑制渗出，清洁疮面，涤脓去腐，去臭，去鳞屑，解毒止痒，以利于浅表皮损的恢复。

（3）范围：皮损区呈焮红肿胀，渗出明显（急性期）；化脓疮面，或者鳞屑厚且多；皮肤、外阴和肛门瘙痒；漱口消毒等。

（4）用法：临床上分洗渍药（包括淋洗、熏洗、坐浴、溻渍即湿敷）、荡洗药（包括冲洗及灌肠等）、含漱药、涂敷药（方书中亦称“扫”或“刷”）、点眼药等。然而，运用最多者主要有浸渍（湿敷）和熏洗（浸洗）两种。①浸渍法，又称溻渍法，现代称之湿敷法。清代《外科大成》详细描述过湿敷的操作过程和作用，至今仍有指导意义，“以软帛叠成七八重，勿令太干，带汤于疮上，两手轻盈施压片时，帛温再换，如此洗按四五次，流通气血，解毒止痛，祛瘀脱腐，此手功之要法，大疮不可缺也。”按现代的用法，将纱布叠至6~8层，或用小毛巾对折，或用干净口罩代替，先浸透药液，春夏秋三季用冷敷，冬季略温，贴紧敷在皮损区域，每隔15~30分钟换1次，如此反复连续应用，每日3~5次。②熏洗法，将温热的药液对准患处，周围用干毛巾围住，先以热气熏之，待温后再浸洗，每次10~15分钟，每日1~2次。

（5）药物举要：凡皮损处于急性期，选用马齿苋、生地榆、石榴皮、黄柏、败酱草、五倍子、黄连等数种，煎至适当浓度，湿敷或浸渍，有解毒、消肿、抑制滋水外溢的作用。皮损肥厚，状如牛领之皮；或者痒感泛发且剧，选用楮桃叶、艾叶、威灵仙、香附、苦参、五加皮、徐长卿、苍耳子、陈皮、路路通、吴萸等，煎汁熏洗，有软皮润肤，散风祛湿，杀虫止痒的作用。总的原则：以安抚止痒作用为主的，多用辛温、辛热、发散类中草药；以清热解毒、抑菌杀菌为主的，多用苦寒泻火类中草药；以抑制渗出，促进浅表糜烂恢复为主的，多用苦寒、酸涩类中草药等。

（6）注意事项：水温要适当，太热可致烫伤，凉则药力不足；凡高低不平的部位，如耳、肛门、阴部和鼻等区域，湿敷时一定要紧贴皮损，方可奏效；药汁要新鲜，最好是随用随煎，久放恐变质；冬季要注意保暖，避免受凉，加重病情。

（7）常用方剂：急性湿疹、皮炎选用马齿苋水洗方；多发性疖肿选用芫花水洗方；手足多汗选用干葛水洗方；脂溢性脱发选用透骨草水洗方；浸渍型足癣选用黄丁水洗方；感染性皮肤病选用苍肤水洗方；寻常疣选用香木水洗方；银屑病选用金扁水洗方；皮肤瘙痒症选用路路通水洗方；女阴白斑选用淫蛇水洗方；肾囊瘙痒选用复方蛇床子汤；肛门、女阴瘙痒选用止痒洗方1号；白屑风选用脂溢洗方等。此外，还有治疗口疮的青果漱口方。

2. 散剂

（1）概念：又称粉剂、药粉、药面。是将一种或多种药物干燥后，研成细末，再用100～120目细罗筛筛过备用。其配制的工艺分两类：研散及制散。

研散要达到临床应用的要求，必须处理好五个环节：一是研末必须“研至无声为度”，也就是说，矿物药与介类药不可混有颗粒，习惯上用“水飞”方法加工；动物药粉不可含粗渣；植物药粉中不可含有肉眼可见的植物纤维。因为药粉颗粒粗糙，不仅对创面产生有害的刺激作用，而且药物也不能充分发挥其药效。二是应区别药物合研与各研，尤其是“细料”或剧毒药、峻蚀药，应在各药研细后，再将其药末逐渐兑入并充分研匀。三是不易研细的药物，应经过特殊的乳研方法，如水银应先与铅或硫黄同炒，谓之“结砂”，使之成为铅汞齑或硫化汞后再研；或与枣肉以及含油脂的药物同研至“不见星珠”，再和它药混匀。又如蜈蚣、山甲片、筋余等动物药宜先“炒烫”酥后再研；乳香、没药等树脂药应先炙去油后再研；灯心、通草等须用米糊浆晒干再研；冰片则宜先用湿布揩拭乳钵及杵头研。总之，要依据药物特性而进行特殊乳研。四是对另注炮制的药物要尊重原方加工意见，如巴豆、蓖麻仁等有去衣膜，也有不去衣膜；斑蝥、红娘子等有生用，有炒用，有去足翅，有不去等。五是应密封，避光保存，如芳香药之麝香、冰片、薄荷脑、白芷、川芎等，散置则易走泄药气而失药效；又如含有汞剂的药，经日光照射，难免变色。

制散指生药经过特殊加工制为药末，这类药剂的名称不一，常见有称“粉”、称“霜”、称“膏”等，配制的方法有五：一是取某些能溶于水的药物经特殊滤过的方法制为药末，如西瓜霜（芒硝）。二是取某些生药自然汁使之干燥，然后制成粉末，如葱粉、姜粉。三是取含油脂的植物种子药物，除去其中油脂，取其残余药渣制成粉末，如巴豆霜等。四是加工中经过化学变化而生成的粉末，如青黛。五是某些生药自然析出物，如柿霜。

（2）作用：清凉安抚，清热解毒，散风祛湿，化腐生肌，止痒、止痛、止血。

（3）范围：急性炎症性皮肤病，皮肤与黏膜糜烂、溃疡，脓腐已尽，出血等。

（4）用法：直接撒扑在损害区或疮面上；用鲜生姜、鲜芦荟、鲜茄蒂、黄瓜等新鲜蔬菜、瓜果蘸药末涂搽患处；用鲜丝瓜汁、鲜马齿苋汁、鲜大白菜叶等捣烂合药末如糊状，外涂；用蜂蜜、植物油、红糖水、鸡蛋清、乳汁、米醋、酒和药汁或清水调药外搽。

（5）注意事项：直接掺在糜烂或溃疡疮面上的药末，要求研磨至极细，否则影响疗效；凡毛发丛生的部位，不宜外扑粉剂；凡见水疱或脓疱的损害，不宜直接扑撒药末，否则，表面结一层假性痂，影响病情的好转。

（6）药物举要：炉甘石、煅石膏、冰片、珍珠、煅龙骨、煅牡蛎、花蕊石、石灰、麝香、青黛、儿茶、枯矾、滑石、海浮石等。

（7）常用方剂：治疗急性湿疹选用祛湿散、湿疹散；治疗丹毒选用大黄散；治疗酒渣鼻选用颠倒散；治疗疖、痈选用如意金黄散；治疗热痱、红臀（尿布皮炎）选用青白散、湿毒散；治疗黄水疮选用龟板散；治疗发际疮选用发际散；治疗浅表溃疡选用冰石散等。

3. 混悬剂

（1）概念：又名洗剂、振荡剂。将一定质量不溶于水的药末与冷开水或蒸馏水相混合而成，久置后药粉沉淀于瓶底。不过，传统医学所称的“混悬剂”，既有同于现代医学混悬剂的含义，又有不同的一面，如在制备的过程中，有用水、酒、醋、油液、植物鲜药自然汁、动物体液等液体药，调和药使之呈稀糊状供临床使用。这种药剂以固体药末为主要成分，薄涂患处。

（2）作用：清热解毒，收湿散风，消肿止痛。

（3）范围：急性炎症性皮肤病、轻微渗出和糜烂。

（4）用法：具体应用视病情而定，如无渗出或糜烂的急性炎症性皮肤病，如热痱，在临床用时振荡后外刷患处，一日2～3次；若见轻糜烂时，可临时取油液或植物药鲜药自然汁调成糊状外涂患处，一日1～2次。

（5）注意事项：凡年老和体弱者，一次外涂的面积不得超过体表面积的1/3，否则，由于急骤散热，常会带来不良后果；在冬天不用或尽量少用；油液调涂时，要防止油渍衣服和被褥等。

（6）药物举要：炉甘石、滑石、赤石脂、黄连、黄芩、黄柏、龟板、鳖甲、硫黄、西月石等。

（7）常用方剂：热痱选用九华粉洗剂、炉虎洗剂、1%薄荷三黄洗剂、三石洗剂；粉刺选用痤疮洗剂、颠倒散洗剂；黄水疮（脓疱疮）选用龟板散混悬剂等。

4. 浸剂

（1）概念：浸剂包括酒浸剂（酊剂）和醋泡剂（泡剂）两种。前者是以酒为溶媒制备的液体药剂，其中不含有固体粉末，常用的酒有黄酒与白酒，目前常用50%～60%的酒精代白酒用。后者用醋或用醋作溶媒制备的液体药剂，其中不含固体粉末。但各地制醋原料不一，醋的名称各异，临床上习惯多用米醋。

（2）作用：收湿散风，杀虫止痒，散瘀消肿，刺激色素，活血通窍。

（3）范围：各种慢性皮肤病，如顽癣、风疹、瘙痒；浅表霉菌病，如圆癣、灰指甲、鹅掌风；色素减退性皮肤病，如白癜风；毛发性疾病，如油风等。

（4）用法：酊剂用棉棒或毛笔蘸药液，直接外涂患处，一日1～2次；泡剂则将皮损置于药液中浸泡，一日 2～3 次，每次 15～30 分钟。

（5）注意事项：凡急性炎症性皮肤病，破皮糜烂时均禁用；手足皲裂时，应适当稀释浓度后再用，否则，会刺痛和加重病情的副作用。

（6）药物举要：花椒、羊蹄根、土槿皮、闹羊花、黄精、藿香、五倍子、苦参、补骨脂、浮萍、牙皂、凤仙花等。

（7）常用方法：浅表霉菌病选用羊蹄根酒、10% 土槿皮酊；风瘙痒、风疹选用止痒酊、20% 百部酊；白驳风选用白斑酊；摄领疮选用苦参酒；手、足癣和甲癣选用浮萍醋、醋泡方、藿香浸剂等。

5. 油剂

（1）概念：以植物油（如芝麻油、菜油等）与药物调和混匀而成；或以药物浸入植物油中熬煎至枯去渣，再加入适量黄蜡制成。此外，还可直接从动物或植物中压榨取油，备用。从动物或植物中压榨取油的加工方法，通常有三：一是将含油脂的药物放在火上煎炼取油，如卵黄油；二是将含油脂的药物冷轧取油，如松毛油；三是将生药蒸馏取油，如黑豆馏油、糠馏油等。

（2）作用：清热解毒，润肌防裂，生肌长皮，收湿敛疮。

（3）范围：急性或亚急性伴有轻、中度糜烂、渗出的皮肤病；继发性感染成疮；皮肤干燥脱屑和皲裂等。

（4）用法：棉棒或毛笔蘸油剂直接涂于皮损处，每日 2～3 次；或者涂布在消毒纱布上，敷贴患处，每日 1 次。

（5）注意事项：外涂油剂时，要做好隔离防护，尽量减少对衣被的油渍。

（6）药物举要：黄连、芙蓉、白螺壳、煅龙骨、煅牡蛎、青黛、大枫子、杏仁、蛋黄、鸦胆子、甘草、黑豆、麦麸、松、柏、谷糠、山豆根等。

（7）常用方剂：漆疮、黄水疮、粟疮分别选用青黛油、黄连油；皮肤糜烂或浅表溃疡，久不生肌，选用蛋黄油；手足皲裂，选用大枫子油；寻常疣、扁平疣选用鸦胆子油；头皮鳞屑颇多，抓之又生，选用山豆根油；清洗疮面痂皮，选用甘草油。

6. 乳剂

（1）概念：是一种油与水混合振荡剂，静置后分离，呈乳白色。其制作过程，早在明代就有记载，如《外科正宗》说：以白石灰一升，用水二碗和匀，候一日许，用灰上面清倾入碗内，加麻油对分和匀，以竹筋搅百转，自成稠膏。与现代药剂学的乳剂基本相同。

（2）作用：清热解毒，护肤止痒，安抚消肿，退斑止痛。

（3）范围：急性炎症性皮肤病；烫火灼伤；特殊损伤，如放射性皮炎、光毒性皮炎等。

（4）用法：用棉棒或毛笔蘸乳剂直接涂布在患处；或者摊布在消毒纱布上敷贴患处，每日换 1～2 次。

（5）注意事项：乳剂最好是临时配制，特别是含有新鲜药汁的乳剂，否则容易变质。

（6）药物举要：鲜芦荟、鲜青蒿、桉叶油、阿拉伯胶、石灰、植物油（橄榄油、芝麻油、花生油等）。

（7）常用方剂：烫火烧伤选用清凉膏；放射性皮炎、光毒性皮炎选用芦荟乳剂。

7. 搽剂

（1）概念：又名擦剂。用植物块茎切断面蘸药粉，外搽患处的一种剂型。诚如《外科正宗》治疗酸痛所描述的：逢冬即发者，须三伏时晒捣烂大蒜，间擦三次，不再发。

（2）作用：软皮散结，润肤止痒，增加色素。

（3）范围：皮损泛发、肥厚和痒感较重的皮肤病，如顽癣、粟疮、松皮癣、顽湿疡（慢性湿疹）；白癜风；单侧性萎缩等。

（4）用法：采用植物块茎或蒂切片蘸药，直接外搽患处；或将药粉用油调制成丸状，外用夏布包裹后，再搽皮损区，以微有湿润为宜。每日2~3次。

（5）注意事项：植物块茎、蒂一定要新鲜，含水分较多为佳；布包以夏布为上乘，因纱布之类遇湿太软，达不到软皮摩擦止痒的目的。

（6）药物举要：密陀僧、硫黄、威灵仙、陈皮、苍耳子、鲜茄、鲜黄瓜、鲜苦瓜、鲜土瓜、鲜丝瓜等。

（7）常用方剂：紫白癜风选用汗斑搽剂；酒渣鼻用鲜丝瓜蘸酒渣鼻搽剂；腋臭用腋臭搽剂；顽癣选用布帛搽剂、葛布袋剂；白癜风选用鲜紫色茄或蒂直接外搽患处，每日2~3次。

8. 搓药

（1）概念：将单味药或复方中药共研细末，用植物油或动物油脂共捣，或调和如泥状，搓成丸药，每丸重30~90g；亦可将药共同浓煎，取出其中带棘状的药物，搓擦患处用。

（2）作用：软坚润肤，杀虫止痒，祛屑柔皮。

（3）范围：皮肤肥厚，呈播散性神经性皮炎；瘑疮（手部盘状湿疹）、疣目、鹅掌风等。

（4）用法：放在掌心或合掌，往来搓之；或取带棘状的中药，轻巧而均匀地搓擦患处，每日2~3次。

（5）注意事项：外搓时用力要轻巧、均匀和以不渗血或微有渗血为度。

（6）药物举要：乌贼骨、木贼草、金毛狗脊、香附、苍耳子、川乌、草乌、威灵仙、吴萸、蔓荆子、猪脂、芝麻油、橄榄油等。

（7）常用方剂：鹅掌风、疮选用合掌搓药方；播散性神经性皮炎选用苍乌搓药方；疣目选用香木搓药方；疥疮选用七星丸搓方等。

9. 软膏

（1）概念：将单味或复方中药研成细末，与基质调成一种均匀、细腻、半固体状的剂型。基质应具备下列要求：首先，无臭无味，性质安定，久贮不起变化；其次，对皮肤有亲和性，不油腻，无刺激；再是对配入药物不起变化，能保持其均匀性和良好的透入吸收作用。传统的基质有猪脂、植物油、蜂蜜、酒、食醋和凡士林、羊毛脂。现代多用凡士林和羊毛脂。

软膏的配制方法可分三大类。其一：调膏，采用凝固点状的油液调药末使之成糊状，如《医宗金鉴》的“三妙散”用苏合油调；其二：研膏，用富含油脂的植物种子或动物脂肪或其新鲜组织作为主要治疗药物，有时亦配伍其它药物兼取其作赋型剂，经用机械的捣研方法制备成膏，供临床使用，如《证治准绳》的“乌金膏”用巴豆炒黑乳研成泥油，再加蜂蜡或虫蜡融化成膏作腐蚀药；其三：熬膏，用植物油或动物油煎熬药料溶取其可溶成分，滤净，称为药油，再加蜂蜡或虫蜡融化成膏，如《疡医大全》的“绿蜡膏”。

（2）作用：清热解毒，润肤防裂，消肿止痛，软坚散结，生肌长皮。

（3）范围：深部炎症的软化、局限或吸收；皮肤干燥、皲裂；肥厚、苔癣样变；化脓或脓毒已净的疮面等。

（4）用法：分直接涂擦和敷贴两种。前者轻巧薄涂在皮损区，若皮疹肥厚，则应先用梅花针叩刺，再涂搽或外扑撒药粉，或包封起来，效果更佳。后者将软膏摊在消毒纱布上，敷贴患处，亦可扑撒药粉后再敷贴之，每日换1~2次。

（5）注意事项：凡滋水较多，糜烂较重的皮损，均不宜外涂或敷贴软膏。

（6）药物举要：苦楝子、蛇床子、枯矾、梅片、五倍子、狼毒、薄荷脑、煅龙骨、蛤粉、乌梅、紫草、黄连、当归、姜黄、黄蜡等。

（7）常用方剂：头癣选用苦楝子膏、秃疮膏；面游风选用摩风膏；牛皮癣（神经性皮炎）选用皮癣膏、黑油膏；肾囊风选用五倍子膏；皮肤浅表溃疡选用黄连膏、生肌玉红膏；风湿疡选用湿疹膏、湿毒膏、五石膏；顽湿疡选用薄肤膏、利肤膏、狼毒膏；手足皲裂选用润肌膏、红皲膏；肿疡初期（红肿热痛）选用如意金黄膏等。

10. 硬膏

（1）概念：古称薄贴，俗称膏药。将药物放在植物油中煎熬至枯，除去药渣，再将药油加入适量黄丹，待至不老不嫩时收膏，该膏在常温下较硬，加热则变软，呈软膏状，具有较强的黏稠性，是一种使用方便、疗效甚好、深受患者欢迎的古老剂型。根据药肉的薄厚，分为治表和治里两大类：治表，要求药肉薄，有消肿，呼脓，祛腐、止痛、生肌、遮风、护肉的作用，宜勤换；治里，要求药肉厚，有祛风寒、和气血、消痰痞、壮筋骨、散瘀滞等作用，常是一周乃至一月一换。

（2）作用：软坚散结，搜风止痒，护肤防裂，呼脓祛腐，生肌止痛，祛寒蠲痹等。

（3）范围：慢性、局限性肥厚样损害的皮肤病，如结节性痒疹、皮肤淀粉样变、局限性神经性皮炎；表浅溃疡；皮损呈高度增殖角化而孤立的一类皮肤病，如灰指甲、脑湿（皮角）、疣目、肉龟、瘢痕疙瘩等。

（4）用法：视皮损范围的大小，剪裁面积合适的硬膏，烘软后紧贴患处，1~2日换1次；药棍则在烘软后，剪一段，乘热捏成皮损大小，紧贴之，3~5日换1次。

（5）注意事项：药肉要摊平，大小要适宜；硬膏贴后若在皮肤上出现红斑、丘疹、丘疱疹，甚则水疱、渗出、糜烂时，中医称之“膏药风”，应停用，按急性皮炎处理。

（6）药物举要：制马钱子、苦杏仁、川乌、草乌、硇砂、斑蝥、蜈蚣、千金子、南星、皂角、凤仙子、独角莲、苏木、刺猬皮、干蟾、血余炭、乳香、没药、透骨草、银杏、藤黄、全蝎等。

（7）常用方剂：肉龟、瘢痕疙瘩选用黑色拔膏棍；灰指甲、嵌甲、甲沟炎选用拔甲硬膏；马疥（结节性痒疹）、毛囊炎选用独角莲膏、疔疖膏；顽湿疡、摄领疮选用康肤硬膏；浅表溃疡选安庆余良卿鲫鱼膏等。

11. 熏蒸剂

（1）概念：熏蒸剂是指熏与蒸两大部分，熏包括烟熏；蒸则包括汽蒸、热罨。前者首载于《内经》：阳气怫郁在表，当熏之。后世《古今图书集成医部全录·痈疽疔毒门》进一步描述：好真降香末、枫香末，右二味于铫中搅匀，丸如弹子大，取香炉一枚，依炉口造纸筒一个，如烧龙涎香样，慢慢烧，紧以烟筒口熏疮上，不拘丸数，稍倦暂止，然后再熏。今人北京赵炳南教授曾用"癣症熏药"治疗神经皮炎，收到良好效果，引起了普遍的重视和研究的兴趣。后者采用药物液化、水汽蒸腾于创口；还可将加热后的药物乘热罨敷在患处。

（2）作用：疏通气血，温经通络，杀虫止痒，涤腐生肌。

（3）范围：皮肤肥厚，状如牛领之皮；慢性溃疡日久不愈；皮肤瘙痒等。

（4）用法：烟熏时，浓烟密闭，仅熏患处，或者露出口、鼻、耳、目，让烟熏周身。蒸法，将药汁煮沸，周围用毛巾围住，乘热熏蒸患处，待温再洗之。

（5）注意事项：凡是急性炎症、原患高血压、体质极度虚弱者忌用或慎用；药烟对黏膜有一定刺激性，因此，在施治的过程中，应将口、鼻、眼露在外边，或者戴好眼罩、口罩等保护用品。

（6）药物举要：苦参、艾叶、鹤虱、大枫子、松香、五倍子、苍术、硫黄、细辛、闹羊花、肉桂末、人参芦、白芥子、炮姜、白蔹、黄芪、川芎等。

（7）常用方剂：顽湿疡、牛皮癣选用癣症熏药；鹅掌风选用鹅掌风熏洗方；疥疮、虱病选用硫黄熏药；慢性溃疡、日久不愈选用回阳熏药等。

【验案举例】

尖锐湿疣　王某，女性，28岁。2006年6月3日初诊。自述曾有过不洁性交史。半月后在阴道口处发现柔软赘生物。遂至专科医院就诊，活检报告为尖锐湿疣。经人介绍来我处门诊。检查：在阴道口可见6个形如黄豆大小粉红色柔软赘生物，呈菜花状。微有瘙痒，白带较多。脉弦数，舌质红苔少。证属湿热下注，淫毒蕴结而成臊疣。诊断：尖锐湿疣。治宜除湿解毒，软皮铲疣。外用鸭跖草、蚕沙、石榴皮、五倍子各15g，乌梅、枯矾、威灵仙各12g，细辛10g。每剂加水1500～1800ml，浓煎取汁500～800ml。坐浴患处10～15分钟。每日1次。切勿拭干，听其自然。

两周后赘生物明显缩小，但因月经来潮，停用此药。待月经干净后遵照上方上法继续浸泡。又经两周，赘生物完全消除，遗留隐约可见的点状痕迹，嘱其重视性生活中的自卫意识，又过一月复查，疣除而愈。

［方药分析］尖锐湿疣与跖疣之类多发生在湿热下趋的部位，如脚趾、前后阴等处。方用鸭跖草性寒味苦，具有清热利湿、解毒除胀之功效。辅以石榴皮、乌梅、五倍子三味均有腐蚀恶肉与死肌、温通气血、柔软肤腠的功效，直接作用于疣体，蚕沙、威灵仙祛风除湿，尤其是威灵仙，《本草蒙筌》称其"散爪甲皮肤风中痒痛"。细辛与枯矾既宣散外邪，增强铲疣功效的发挥，又加强疣体恶疮的清除，共奏除湿解毒、祛风铲疣的综合效应。

点评：我的临床经验印证，尖锐湿疣与跖疣均为湿热下注所生者居多，或者淫毒郁结，发生于前后二阴，在一般的情况下，应用本方坚持浸泡患处，1～2个月即可脱落消除，没有任何不适之感。生殖器疣和肛周疣，亦然。不过，女性患者在月经来潮时，应停止浸泡。待月经干净后，继续浸泡之。

四、要药汇解

山慈菇

【药名浅释】

山慈菇始载于《嘉祐本草》。别名有金灯、鬼灯檠、鹿蹄草、无义草、山慈菰、山茨菇、红灯笼等。根状如水慈菇，花状如灯笼而朱色，故有诸名。

【药性分析】

山慈菇味辛，性寒，有小毒。具有清热解毒，消痈散结的功效。

山慈菇善散热消结，主治痈疽、疮瘘、瘰疬结核，瘾疹恶疮，解诸毒、蛊毒、蛇虫之毒、无名疔肿等。

在外治方面，生捣烂如泥，能拔毒；醋磨汁涂之，可治痈疡疔肿；捣汁敷之能除面斑、雀斑、粉刺，夜涂旦洗；煎汁漱口可治牙龈肿痛。《本草新编》对山慈菇有如下的评价，可供参考：山慈菇，玉枢丹中为君，可治怪病。大凡怪病多起于痰，山慈菇正清痰之药，治痰而怪病自除也。或疑山慈菇非消痰之药，乃散毒之药也。不知毒之未成者为痰，而痰之以结者为毒，是痰与毒，正未可二视也。

本品寒凉，不可过服。

【临床应用】

1. 粉滓、面皯

山慈菇根，捣粉，夜涂旦洗。《普济方》

2. 痈疽疔肿

山慈菇（连根）、苍耳草各等份。研末，每服10g，温酒送下。《乾坤生意》

石榴皮

【药名浅释】

石榴皮原名安石榴，始载于《名医别录》，列为下品。别名有若榴、丹若、金罂等。榴者“瘤”也，丹实垂垂如赘瘤也。汉张骞出使西域，得涂林安石国榴种以归，故名安石榴。

【药性分析】

石榴皮味酸涩，性温。具有涩肠，止泻，杀虫的功效。

石榴有酸、甜两种，以酸者为石榴正味，故入药必须味酸，主治有精漏下痢，筋骨风痛，腰膝难行，肠风下血，杀牙虫，染须发，脚疮湿烂。张锡纯说：“治气虚不摄，肺痨咳喘之要药，又为治肝虚风动、相火浮越之要药。”石榴籽止渴；石榴花主心热，疗吐血。

积未尽者勿服，多食伤肺、损牙而生痰涎。

【临床应用】

1. 稻田皮炎

石榴皮120g。水煎取汁浸泡患处。《毒药本草》

2. 牛皮癣

鲜石榴皮、明矾末各适量，用手挤出石榴皮液，沾明矾末涂搽患处，每日数次。《中药药理学》

3. 下肢溃疡

石榴冰片散：石榴皮15g（炒黄），冰片5g。共研细末，外撒患处或油调敷之。《毒药本草》

4. 阴囊湿痒

石榴皮水洗方：石榴皮、五倍子、威灵仙各15g，陈皮10g。水煎去渣，外洗患处。(经验方)

血竭

【药名浅释】

血竭始载于《唐本草》。别名有麒麟竭、骐璘竭、瓜九血竭、血竭粉。此物如干血，故谓之血竭。骐麟者，马名也。然其二物大同小异，李时珍说："骐麟竭是树脂；紫铆是虫造。"

【药性分析】

血竭味甘咸，性平。具有化淤止痛，止血生肌，敛疮的功效。

本品木之脂溢，如人之膏血，为止痛活血，收敛疮口，散瘀生新的要药。主治范围包括金疮折伤，打损，妇人血气凝滞，恶疮癣疥，心腹猝痛等。《日华本草》说："诸疮久不合者，宜敷此药，然不可多使，确能引脓。"

凡血病无积郁，不必用之，疮家多用，引脓不止，慎之。

【临床应用】

1. 黄褐斑

桃红四物汤加味：桃仁8g，红花、川芎、赤芍、白附子、五味子、白芷各10g，当归、生地、女贞子各15g，血竭5g，丹参20g。《古今专科专病医案·皮肤病·李茂兴》

2. 眶周褐青色母斑

血竭白扁豆汤：当归10～15g，生地15～20g，川芎、赤芍、白扁豆各10～20g，桃仁、红花6～10g，白僵蚕、白附子、白芷各10g，鹿角胶、阿胶、龟板胶各6g，血竭3g。《实用中医外科方剂大辞典》

3. 嵌甲

血竭末调敷之。《医林集要》

明　矾

【药名浅释】

明矾始载于《神农本草经》，列为上品。别名有涅石、羽涅、羽泽、白矾、苦矾、矾石、枯矾、煅明矾、煅白矾、白矾灰。矾者，燔也，燔石而成也。楚人曰涅石，秦人名为羽涅。煅枯者名巴石，轻白者名柳絮矾。

【药性分析】

明矾味酸，性寒。具有解毒杀虫，燥湿止痒，止血止泻，清热消痰的功效。

本品所治病症多项，然其生煅随轻重而应变。主治归纳如下：寒热泻痢、鼻中息肉、虚脱滑泻、惊痫黄疸、瘰疬癣疥、疔肿痈疽、阴蚀阴挺、脱肛、恶疮、蛇伤蛊毒、风眼压痛等。

从皮肤病的角度，其配伍用药规律有：配甘草，水磨，外洗目赤肿痛；配石榴皮，外搽皮癣；配铜绿，泡水外洗，治烂弦风眼；配黄丹，外搽口舌生疮等。

明矾与枯矾，都有收湿止痒的功效。但明矾易溶于水，取其低浓度的溶液，作为洗漱药外用，治疗黏膜部位的炎性疾患，如口腔炎、咽峡炎、阴道炎等。枯矾燥湿力强，常用于散剂，作为外掺药，多用于溃疡或湿烂之类的疾患。

多服损心、肺，伤骨。慎之。

【临床应用】

1. 湿疹

湿疹散：枯矾、雄黄各等份，研细末，外涂患处。《中医临床家·郭士魁》

2. 头癣

复方土槿皮洗剂：土槿皮、苦参、野菊花、百部、蛇床子各30g，白矾、苍术各20g，雄黄10g。每剂加水2000ml，浸泡5分钟，煮沸5～10分钟，取汁待温外洗，每日2次。(韩世荣方)

3. 小儿脓疱疮

金素丹：雄黄2份，枯矾、生明矾各3份。共研细末，外敷患处。《中国中医秘方大全·朱欣》

4. 手足癣

杀癣方：土槿皮、蛇床子、透骨草、徐长卿、黄芩各30g，土茯苓、苦参各25g，枯矾20g。水煎取汁泡患处，每日2次，每次20～30分钟。《中国中医秘方大全·隋宝俭》

5. 手足多汗

干葛洗剂：葛根30g，明矾15g。水煎外洗，每日1～2次。《中西医结合皮肤性病学》

炉甘石

【药名浅释】

炉甘石始载于《本草纲目》。别名有炉先生、甘石、浮水甘石等。此物点化为神药绝妙，九天三清俱尊之曰炉先生，非小药也。又说炉火所重，其味甘，故名。

【药性分析】

炉甘石味甘，性平。具有明目去翳，收湿生肌的功效。

《本草逢源》说：炉甘石得金银之气而成，专入阳明经，燥湿热，目病为要药。然其还能消肿毒，止血生肌，收湿除烂，配伍得当，疗效甚佳。如配苦矾、胭脂、麝香，外吹治聤耳出水；配真蚌粉，外扑治阴汗、湿疹；配儿茶外涂，治下疳阴疮；配青黛、冰片外搽，治下疳。总之，本品适用于皮肤湿烂，或者渗出较多的皮肤病或溃疡的创面。

凡用炉甘石以炭火煅红，童便淬；或用黄连煎水淬七次，洗净研细末，水飞过，晒干用。

【临床应用】

1. 黏膜溃疡

皮黏散：煅炉甘石 60g（用黄连 15g，煎水淬 7 次，碾碎水飞），朱砂、琥珀各 6g，硼砂 4.5g，熊胆、珍珠各 1.2g，冰片 0.6g，麝香 0.9g。研极细末，收瓶备用。（文琢之方）

2. 脚癣

脚气散：煅石膏 30g，煅炉甘石、轻粉各 15g，炒宫粉 9g。掺扑患处，过敏者禁用。《中医外科特色制剂・艾儒棣》

3. 肛周湿疹

青甘散：青黛粉 9g，煅炉甘石粉 90g。外扑患处。《中医外科特色制剂》

4. 痱子

炉甘石洗剂：炉甘石 10g，虎杖 5g，薄荷脑 1g，甘油适量。将上药粉加入 100ml 蒸馏水中，振荡即成。每日 2 次。（经验方）

冰片

【药名浅释】

冰片始载于《唐本草》。别名有龙脑香、梅片脑、冰片脑、龙脑、片脑、梅片、脑子。在实际应用中，分为梅片、艾片与合成冰片三种。由龙脑香的树干经蒸馏所得结晶，称之梅片，气清香纯正最佳；由艾纳香的叶升华所得灰白色粉末状结晶，再经压榨去油，研成块状结晶，称之艾片；用松节油、樟脑等为原料合成加工品，称之机制冰片。

【药性分析】

冰片味辛苦，性凉。具有开窍醒神，散热止痛，明目去翳的功效。

《本草求真》说：冰片专入骨髓，辛香气窜，无往不达。主治病症有风疮、喉痹、脑痛、牙痛、下疳、目赤生翳、痔漏疮疡、恶疮疮毒等。总之，本品为皮肤外科常用的外治药物。痈疽不论阴阳肿溃，或者皮肤黏膜病变，均可用之。其剂型也多种多样，可作掺敷、吹药、嗅鼻药、含化药、药捻、药锭、油膏、软膏、硬膏等。不过本品易于挥发，不宜高温加工，否则极易失效。

此外，入药需研极细末，否则对局部有刺激。

据有关文献记载，由于适应证的不同，用量也甚为讲究，配入生肌药中，宜轻不宜重。《医宗金鉴》中的"生肌定痛散"，冰片用量仅为全方的1/90。一般作为引经药，用量不宜超过全方用量的1/50~1/20。不过，《本草分经》提出：风病在骨髓者宜治，若在血脉、肌肉辄用冰麝，反引风入骨，莫之能出。可供参考。

【临床应用】

1. 念珠菌口炎

五冰方：五倍子20g，冰片3g。共研细末，瓶装备用，每日2次，将药末吹至患处。《中国中医秘方大全·薛维根》

2. 孢子丝菌病

孢子丝菌病油：贯众、虎杖各150g，黄柏90g，土茯苓200g，三仙丹6g，冰片14g，紫草30g，芝麻油适量。除三仙丹、冰片、芝麻油外，其他药品共研极细末（过120目筛），再加入三仙丹、冰片共研。临用时取药粉与麻油调匀，配成20%油剂，每日2~3次涂患处。《中医外科特色制剂·艾儒棣》

3. 神经性皮炎

琥珀二乌糊膏：五倍子45g，草乌、川乌各15g，寒水石、冰片各6g。研细末，用凡士林按25%浓度调成糊膏。（经验方）

4. 鱼鳞病

大枫子油：大枫子油2000g，硼酸100g，冰片10g，麝香0.1g。《中国医学大辞典》

鸦胆子

【药名浅释】

鸦胆子始载于《本草纲目拾遗》。别名有雅胆子、鸦蛋子、苦榛子、苦参子。

【药性分析】

鸦胆子味苦，性寒，有毒。具有清热解毒，截疟止痢，腐蚀疣赘的功效。

《医学衷中参西录》说：苦参所结之子，味极苦，性凉，为凉血解毒之要药，善治热性赤痢，二便因热下血，最能清血分之热及肠中之热，防腐生肌，诚为奇效。若内服，需鸭旦去壳留肉，包龙眼肉吞服。

外用本品，取其蚀肉与杀虫之效，疗疣赘、息肉、鸡眼、胼胝、疤痕疙瘩、阴道滴虫等。外治疣赘，方法有三：一是擦破病变的角质层，取仁外涂患处，每日1~2次，数日后，结为橘黑色痂皮，脱落而愈；二是将鸦胆子捣碎，加入少量水，调成糊状，涂患处，每日早晚各一次，结痂后停药；三是鸦胆子捣如泥状，加凡士林制成30%软膏，先洗净患处，涂少量药膏，纱布包扎，一天后局部充血明显，继而发生水泡，待泡液干燥结痂，隔3～5天后再用一次。

不过部分外用可能引起荨麻疹、呼吸急促、恶心等，应停用。脾胃虚弱，孕妇、小儿慎服。

【临床应用】

1. 尖锐湿疣

灭疣净软膏：鸦胆子、马钱子各20g，雄黄、狼毒、白鲜皮、黄柏各40g，凡士林1000g。依法调成软膏，外涂患处。《中医外科特色制剂·艾儒棣》

2. 寻常疣

鸦胆血竭外治方：鸦胆子仁、血竭各1份，生石灰2份。先将血竭、生石灰研末混匀，再将鸦胆子仁研泥，充分调匀，将药涂于患处。《中国中医秘方大全·庞钟瑞》

3. 扁平苔癣

大枫子酊：大枫子、乌梅、鸦胆子、生薏仁、川椒、槟榔、紫草、丹参、苍术各20g，香附、黄芩各25g。加入白酒浸泡60天，过滤备用。外涂患处，每日4～5次。（姜耀武方）

象　皮

【药名浅释】

象皮始载于《本草纲目》。象肉臃肿，人以斧刃刺之，半日即合，故近时治金创不合者，用其皮灰。

【药性分析】

象皮味甘、咸，性温。具有生肌敛疮之功用。

《本草逢源》说：其皮专入收敛。象肉臃肿，人以斧刃刺之，半日即合。故治金疮不合者，用真皮，煅成性，敷之。若入长肉诸膏药，切片伴酥制之。下疳将象皮烧灰，和油敷之。总之，凡见慢性溃疡，包括褥疮、静脉曲张所致的下肢溃疡，均可用之。若渗出较多，可用蛋黄油调之外涂。

【临床应用】

1. 放射性溃疡

生肌散：炙象皮、血竭、生赤石脂、炙乳香、炙没药、煅龙骨、儿茶各30g，冰片9g。共研细末，外搽患处。《北京市中药成方选集》

2. 手癣

白朱砂散：朱砂、雄黄、煅象皮、硼砂各3g，蟾酥1.5g，白朱砂6g。研细末，桐油调搽患处。《外科大成·卷4》

硫　黄

【药名浅释】

硫黄始载于《神农本草经》，列为中品。别名有黄硇砂、黄牙、阳侯、将军、石硫黄、倭硫黄等。硫黄禀纯阳火石之精气而结成，性质通硫，色赋中黄，含其猛毒，为七十二石之将，故药品中号为将军。

【药性分析】

硫黄味酸，性温，有毒。外用具有杀虫止痒，内服壮阳通便的功效。

有关本品的性味，在《本草经疏》一书中有段详细的记载：石硫黄禀火气一身，《本经》味酸，气温有毒；《别录》大热，黄帝、雷公咸有毒，其味俱厚，纯阳之也。本品专入命门，壮兴阳道，若下焦虚冷、元阳将绝，用之有殊效。禁止寒泄，或脾肾衰微、垂命欲死者，用之立效。《药性解》说：热药皆燥。惟硫黄不燥……今人绝不用之。外治有二：一是破阴回阳，逐寒除湿，阴疽冷瘘；二是杀虫之功，如疥癣等。还可用于痤疮、湿疮、酒渣、头秃、下部匿疮、花斑癣等。

现代药学因加工的方法不同，将硫黄分为升华、精制、沉降三种。升华硫是由硫黄经过升华而成；精制硫是由升华硫与铵水作用，除去杂质而成；沉降硫是由精制硫与煅石灰作用后，以盐酸分解而成。作为内服药时，尚需经过一番加工。中医传统办法是用豆腐煮，以绢袋盛入无灰酒者，填入萝卜中炜；紫背浮萍煮；皂荚汤淘洗等不同方法，可以达到除去硫黄臭味、火毒、杂质，使之质地纯洁，一般不会发生副作用。

制伏硫黄的药葛洪提出的有桑灰、益母、紫荷、菠薐、天盐、桑白皮、地骨皮、车前、黄柏、首乌、石韦、荞麦、地榆、蛇床子、菟丝子、蓖麻、蚕沙等，或烧成灰，或取汁用之。不过，这些药物是否能制伏硫黄，尚在验证。

阴虚者禁用。

【临床应用】

1. 花斑癣

复方密陀僧方：密陀僧、海螵蛸、花椒各30g，硫黄5g，共研细末。早晚各搽一次。《中国中医秘方大全·广东省化州县中医门诊部》。

2. 白癜风

白癜风散：密陀僧120g，雄黄、硫黄各30g，冰片3g。研细末，外涂患处。《中医外科特色制剂·艾儒棣》

斑　蝥

【药名浅释】

斑蝥始载于《神农本草经》，列为下品。别名有大花壳虫、斑毛、龙毛、斑猫、花斑蝥等。斑言其色，蝥刺言其毒，如矛刺也。

【药性分析】

斑蝥味辛，性热，有大毒。具有破瘀消癥，攻毒蚀疮的功效。

《本草述钩元》说：斑蝥多用于外治，内服者止以破石癃，逐血积。大抵能破阴结而直溃其所结之毒，故毒出而痛难胜者，正其力之能逐毒也。对斑蝥中毒解救的办法，提出了两个可供参考的方法：一是用木通、滑石、灯心草导之；二是绿豆、六一散、黄柏煎汤频饮。

从外治的皮科疾病有甲沟炎、神经性皮炎、扁平疣、寻常疣、传染性软疣、疔肿、疣痣、黑子、花斑癣、体癣、鹅掌风等。治疗中，不宜大面积应用。研细末敷贴、发泡、或用酒醋浸涂，均应从小面积开始。若出现皮肤激惹现象，则应暂时停用。总之，本品毒副作用较大，应持慎重态度。

内服可能引起血尿。肾脏及泌尿系有病者忌服，孕妇禁服。

【临床应用】

1. 神经性皮炎

斑蝥酒：斑蝥 2g，65 度白酒 100ml，浸泡 10 天。外涂患处，每日 1～2 次。［湖北中医杂志，1984，(6)：18.］

2. 传染性软疣

斑蝥膏：斑蝥 12.5g，雄黄 2g，蜂蜜半汤匙。用胶布固定周围，点药膏于患处，10～15 小时后，患处起泡，将疣浮离皮肤，消毒包扎。［辽宁医药，1966，(1)：9.］

3. 甲沟炎

取生斑蝥研细末，均匀涂在患处，然后用黑膏药贴之。8～20 小时后揭去黑膏药，外涂龙胆紫溶液。［中西医结合杂志，1984，4 (6)：375.］

大 枫 子

【药名浅释】

大枫子始载于《本草衍义拾遗》。别名有大风子、秦国大风子、麻风子等。能治大风疾，故名。

【药性分析】

大枫子味辛，性热，有毒。具有祛风燥湿，攻毒杀虫的功效。

《本草经疏》说：大风子，辛能散风，苦能杀虫燥湿，温热能通行经络，世人用以治大风疠疾及风癣疥癞诸疮，悉此意耳。

自《普济方》应用于麻风病以来，经清代至今，虽多发挥，但以治疗麻风、疥癣为主，诸如酒渣、疥疮、麻风、黄褐斑、头癣、稻田皮炎、荨麻疹、头癣、婴儿湿疹等。在临床应用中，以外治为主，仅有少量内服之方，但其毒性剧烈，易致恶心呕吐，有伤血耗阴之弊，故在使用时务必审慎。阴虚血热者禁用。

【临床应用】

1. 疥疮

大枫子油：大枫子去壳捣碎，布包涂搽皮肤。［中医教学，1976，(4)：37.］

2. 黄褐斑

祛斑膏：大枫子仁、杏仁、核桃仁、红花、樟脑各 30g。研细末，麻油调匀，涂搽患处。《朱仁康临床经验集》

3. 头癣

大枫子膏：大枫子仁、蛇床子等份，研细末，加等量植物油调匀外搽。《疮疡外用本草》

花蕊石

【药名浅释】

花蕊石始载于《嘉祐本草》。别名有煅花蕊石、醋花蕊石、花乳石。黄石中间有淡白色点，以此得花之名。

【药性分析】

花蕊石味酸、涩，性平。具有化瘀止血的功效。

《本草图经》说：花蕊石，古方未有者。近世以合硫黄封固，煅研末，敷金疮，效如神。

本品入厥阴经血分，功专于止血，能使血化为水，其主治病症有下死胎，祛恶血、产后血晕、损伤失血、内漏目翳、眉棱骨痛、金疮流血等。配黄丹，外掺可治脚缝流水；配生姜，能解阳明头额眉棱骨痛。

内火逼血妄行者忌用。

【临床应用】

1. 股癣

花蕊石散：花蕊石 30g，硼砂 10g，枯矾 20g，滑石粉 40g。共研细末，外扑。《中医皮肤病诊疗学》

2. 脚缝出水

花蕊石、黄丹研末掺之。《本草纲目·卷10》

3. 脚癣、臭汗症

花蕊石散：花蕊石 30g，枯矾 20g，滑石 40g，西月石 10g。研细末外涂患处，每日 2～3 次。《徐宜厚皮科传心录》

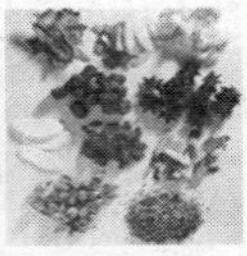

第十讲 配对与组合用药心得

一、配对与组合用药的回顾

今人张赞臣先生说：“药有个性之特长，方有合群之妙用。妙用者，药物配伍之性能也。”药与药之间的关系，每因配伍不同，而作用各异。《本经》早已提出“七情和合”的理论，历代医家在《本经》理论的指导下，结合实践，多有发挥。我在阅读部分有代表性的医籍中，发现从汉代张仲景到明清时代，配对与组合用药方面积累了许多值得借鉴的经验。如人参与附子，回阳固脱；黄芪与附子，固表止汗；白术与附子，助阳固脱。三者配对不同，主治各异。诚如《医门法律》所说：“术附汤为白术一两，附子五钱，治脾中之阳遏郁而自汗；芪附汤为治卫外之阳不固自汗；参附汤治肾中之阳浮游自汗。”广木香与黄连相配，主治湿热痢疾；吴萸与黄连相配，主治肝火犯胃所致嘈杂吞酸、呕吐嗳气等症；苍术与黄柏相配，主治湿热下注所致的下部湿疮；滑石与甘草相配，能清暑利湿等等。组合用药而成之名方，更是不胜枚举。

麻黄、桂枝、杏仁、甘草，适用于外感风寒表实证。

黄芩、芍药、甘草、大枣，适用于热痢腹痛，并被誉为“治痢祖方”。

葛根、炙甘草、黄芩、黄连，适用于表证未解，热邪入里之证。

熟地、当归、白芍、川芎，适用于营血虚滞之证。

丹参、檀香、砂仁，适用于气血瘀滞互结的心胃诸痛。

麦冬、五味子、人参，适用于气阴两虚诸证。

炙甘草、人参、白术、黑干姜，适用于中焦阳气虚寒之证。

犀角、生地、芍药、丹皮，适用于热入血分之证。

清代名医孙一奎所著《赤水玄珠》一书中，对药物的配对有颇多记载，现摘录如下：防风得羌活治诸风；麻黄得桂枝能发汗；芍药得桂枝能止汗；黄芪得白术止虚汗；苍术得羌活止身痛；柴胡得黄芩则寒；附子得干姜则热；羌活得川芎止头痛；川芎得天麻治头眩；干姜得花粉止消渴；石膏得知母则止渴；香薷得扁豆能消暑；黄芩得连翘则消毒；桑皮得苏子则止喘；杏仁得五味子则止嗽；丁香得柿蒂、干姜则止呃；干姜得半夏则止呕；半夏得姜汁则回痰；贝母得瓜蒌开结痰；桔梗得升麻能开提血气；枳实得黄连消心下痞；枳壳得桔梗宽胸中气；知母、黄柏得山栀则降火；豆豉得山栀治懊侬；辰砂得枣仁能安神；白术得黄芩能安胎；陈皮得白术能补脾；人参得五味子、麦冬生肾水；苍术得香附能开郁结；厚朴得大腹皮能消膨胀；

草果得山楂能消肉积；神曲得麦芽能消食；乌梅得葛根能消酒；砂仁得枳壳能宽中；木香得姜汁能散气；乌梅得香附能顺气；芍药得甘草治腹痛；吴茱萸得高良姜止腹痛；乳香得没药止诸痛；白芥子得青皮治胁痛；黄芪得附子能补阳；知母、黄柏得当归能补阴；当归得生地则生血；姜汁得京墨能止血；红花得当归能活血；归尾得桃仁能破血；大黄得芒硝能润下；皂荚得麝香能通窍；诃子得肉果能止泻；木香得槟榔治后重；泽泻得猪苓能利水；泽泻得白术能收湿。

与此同时，相继出现了《药鉴》《得配本草》等以配对为特色的专著。

现代名医颜德馨教授考证，上古有两部药对专著，一部出自桐君（见《七录》）；一部为雷公所作（见《旧唐书》）。药对的产生，导源于八卦爻爻，相叠、演化以广其用，表达了整体结构和动态平衡的观念。颜老对配伍与效应归纳为三大特点：一是相须相协类；二是相辅佐助类；三是相反相成类。

京城名医施今墨先生，更是精通配对用药，给后学者留下了许多值得学习与借鉴的宝贵经验。

二、配对与组合用药的总则

（一）配对与组合用药的原则

综合上述，我发现不论是配对用药或者组合用药，都具有三个原则。

1. 拮抗原则

两种药性不同的药物，组合到一起，相互起到既对抗又协同的功效，使矛盾统一于整体之中，从而发挥更大的药效。如一阴一阳，一气一血，一脏一腑，一寒一热，一表一里，一轻一重，一开一合，一厚一薄，一浮一沉等。

2. 互助原则

两种药性相近的药物，配对使用，能起到互相帮助的功效，使药物的效应相得益彰。如：温阳与益气，理气与化瘀，祛风与燥湿，温肾与暖脾，补肾与柔肝，益气与养血，行气与导滞等。

3. 制约原则

两种药性完全不同的药物，各有所偏，配对应用，则能克服各自的不足，发挥各自的专长。如润燥与除湿，滋腻与温通，升清与降浊等。

（二）配对用药心得

1. 瘙痒

（1）浮萍 & 生石膏→皮肤灼热瘙痒

皮肤灼热瘙痒，表明风热毒邪，初客肤腠，《本经》谓“暴热身痒”。浮萍，性寒轻浮，入肺达肤；生石膏，性寒气凉，为清解气分实热的要药。一轻一重，一浮一沉，一解肺经风热、一清阳明实热。只要辨证准确，见效极优。

（2）浮萍 & 白茅根→皮肤痒如虫行

皮肤痒如虫行，皆由血热或血虚所致，白茅根既能清热滋阴，又可凉血止血。配以浮萍，使血热得清，风热得散，故而血宁而痒止。

（3）蝉衣 & 蛇蜕→痒无定处

皮肤瘙痒，不论新病久病，均可蝉衣、蛇蜕配对使用。这是由于蝉衣性味咸寒，其气清虚，能入肺开肺，入肝平肝，既可散风清热，又可息风定惊。与蛇蜕并用，善治周身癞癣瘙痒。张锡纯说："善治瘾疹外出，有以皮达皮之力，故又为治瘾疹要药。"

（4）白鲜皮 & 白蒺藜→周身皮肤发痒

周身皮肤发痒，在外与风湿二邪有关，在内肝肾虚热居多。两药同用，既能清热解毒，祛风化湿治在外（白鲜皮）；又能平肝散风治在内（白蒺藜）。一外一内，通治周身皮肤瘙痒，效果显著。

（5）苦参 & 麻黄→遍身瘙痒

苦参气寒味苦，阴之阴也。除湿导热，尤以心脏小肠之火为多，配以少许麻黄，通腠理，开启毛孔皮肤。一轻一重，一寒一温两药合用，适用于湿郁热伏所致的皮肤瘙痒。两味药物分量的配伍也至关重要。苦参与麻黄的6：1为好。

（6）苍耳子 & 白蒺藜→皮肤湿痒

苍耳子不燥不烈，温和疏通，能祛风解毒，除湿止痒；白蒺藜有平肝疏肝，祛风止痒之功。两药配伍，升降相因，辛苦相叠，使祛湿止痒之效更显。

（7）荆芥 & 僵蚕→皮肤风痒

荆芥长于散风寒、风热之邪，内可通达血脉，外可透皮里膜外，配伍僵蚕熄内风祛外风，二味相合，祛风散热止痒之效将会明显增强。

（8）蔓荆子 & 白蒺藜→皮肤热痒

蔓荆子苦辛而寒，体轻而浮，上行而散；白蒺藜辛香味苦。二辛相合，同气相求，相使为用，更能增强散风清热之效，故可用于偏身风热瘙痒。

（9）薄荷 & 蝉蜕→风热瘙痒

薄荷、蝉蜕配伍相用，张景岳称之"二味散风散"。薄荷味辛气凉，清香走窜，能疏风清热，透疹止痒；蝉蜕辛甘而寒，清轻升散，散风止痒。二味相须为伍，疏散风热之力倍增，故而见效甚速。

（10）柴胡 & 黄芩→皮肤淫痒不已

皮肤淫痒不已，表明病邪游走于半表半里之间，用黄芩，清泻中焦实火，除脾家湿热，得柴胡和解表里，一表一里，共奏清透风热、祛邪止痒之功。

（11）柴胡 & 石菖蒲→外耳道瘙痒

外耳道发痒，初期源于风火上乘，病久则与肝肾有关。取柴胡清胆疏肝，和解退热；配石菖蒲秉承芳香清冽之气，通窍化浊，使风散火清，痒感霍然而解。

（12）荔枝核 & 橘核→阴囊瘙痒

阴囊瘙痒的原因众多，然其无不与肝有关。荔枝核辛甘而温，专入行气散寒止痒；橘核苦温性降，善入肝肾，疏肝气，散寒积而止痒。二药合用，相辅相成，共奏祛风散寒止痒的效果。

（13）杜仲 & 沉香→阴囊瘙痒

阴囊瘙痒可能是多种疾病的一种表现，但不论是哪种疾病，均可加入杜仲与沉香。这是因为杜仲性沉而降，滋补肝肾，是滋肝肾不足的要药；沉香降气纳肾，既能清阳明之浊，又能解太阴之湿。两药同行于肾，将会更好地发挥温阳止痒之效。

（14）杜仲 & 小茴香→女阴瘙痒

引起女阴瘙痒的原因众多，初期以肝肾湿热居多；日久不愈，则由肾虚风袭所致。杜仲滋肝补肾，小茴香温肾散寒，是补命门不足的要药，对妇人带下，用之俱验。两药合用，共奏温阳益肾，散风止痒之功。不论初期或日久不愈，均可加入调治。

2. 痤疮、溃疡、癣

（1）白薇 & 白蔹→解毒敛疮

凡见疖肿、痤疮、痈疽溃破脓出之后，为了促使毒早尽，疮早敛，可取白薇、白蔹同用，前者养阴除热，后者生肌止痛，合奏解毒散结敛疮之功。

（2）石膏 & 熟地→口腔溃疡

石膏善清阳明气分湿热，为胃火上攻的要药；熟地滋阴纯静，为血中之血药。二药相合，可谓是清火而壮水，攻补兼施，是胃热阴虚所致口腔溃疡的最佳药对。

（3）升麻 & 石膏→口疮

口疮有虚实之分，虚证用养胃汤，实证则用玉女煎为基础方加入升麻、石膏。前者善清胃热，王好古誉称升麻为“疮家圣药”，生用有凉血解毒之功，炒用则有提升阳气之效；后者专入阳明，清胃解毒，尤其是胃热内炽，奏效更捷。

（4）升麻 & 黄连→口舌生疮

升麻轻凉升散，既擅透疹解毒，又能凉阳明胃火；黄连大苦大寒，长于泻心胃实火，两药相合，升降相因。清胃泻火解毒之力显著，故可治口舌生疮。

（5）胆南星 & 海浮石→白头粉刺

白头粉刺多因湿痰互结，阻于肤腠不运。用胆南星苦温开泄，用在专治湿痰、风痰；海浮石性味咸寒，清金软坚，以治痰核见长。两药合用，祛痰燥湿、通络的效果更是显著。

（6）姜半夏 & 炒白芥子→黑头粉刺

黑头粉刺多由寒湿阻络，滞于毛窍而致。选用姜半夏燥湿化痰，尤对脾湿不化，聚而为痰者尤良；白芥子理气豁痰，朱丹溪称其能“通达在皮里膜外之痰”，两药合用不仅能涤除黑头粉刺，而且可悦泽面目，可谓一举两得。

（7）山栀 & 枇杷叶→玫瑰痤疮

本病多发于30~50岁的女性人群，分析病因，多为肺胃郁热所致。在泻黄散中加山栀、枇杷叶，通常可获良效。因为枇杷叶入肺经，清肺和胃而降气；山栀泻心肺三焦之火。一治肺胃之热，一治心肺三焦之火，火降则血热退，肤色焮红和炎性丘疹自能消退。

（8）赤芍 & 赤茯苓→酒渣鼻

酒渣鼻因肺热血瘀、阻滞经络所致，较为常见。赤芍长于行血滞，通经络，散瘀血；赤茯苓功在清心火，开腠理，治水源。二药合用，清热利水，活血化瘀之功将会明显增强，有利于红斑和油腻的消退。

3. 水疱、大疱

（1）紫草 & 茯苓→水疱

紫草专入血分，具有凉血解毒之效；茯苓利水渗湿。两药配伍，既能养心健脾，又能解毒宁血，有利于控制疱液外渗的不良发展，从而达到疱液的吸收。

(2) 紫草 & 红花→血疱

血液来源于水谷精微的物质，属体液之一。若血受热邪或者毒邪的侵扰，势必导致血液流溢脉外，形成出血点或血疱。用紫草甘咸气寒，专入血分，凉血解毒，直接控制病因，配红花活血散瘀，驱散流溢脉外的瘀血，协同发挥控制血疱的功效。

(3) 苍术 & 熟地→掌跖脓疱

古人谓：脾（胃）主四肢，掌跖属之。若湿热互结，阻于掌跖肤腠，瘀久化毒，遂成脓疱。用苍术取其性温而燥，外解风寒，内化湿浊之邪；配熟地补血滋阴，益精填髓，旨在调理手三阴经与足三阴经的不足。以熟地的滋润，制约苍术之温燥，使之燥不伤阴；以苍术之雄厚芳香之气，克服熟地性黏碍胃之弊。一燥一润，相得益彰。

4. 荨麻疹、红斑及紫癜

(1) 地榆 & 苍术→胃肠型荨麻疹

荨麻疹多数发生于体表，部分也可发生在咽喉及胃肠，前者容易导致咽喉梗塞，甚至窒息；后者十分类似急性阑尾炎，应邀请外科医师会诊，判断是否属于急腹症。从皮肤科的角度来讲，在急性期，宜用清化湿热、散风止痒，方用枳术赤豆饮；在缓解期，宜用益气扶脾，方选香砂六君子汤，两方之中，均可加入地榆、苍术。地榆味苦，性寒，气味俱薄，体沉而降，善入下焦理血；苍术气力雄壮，性温而燥，可升可降，能入诸经，上中下湿疾均可用之。两药同用，一寒一温，既能互制其短，又能互扬其长，从而达到湿除热清之效。

(2) 丹皮 & 地骨皮→皮肤红斑

皮肤红斑，有“压之退色为血热，压之不退色为血瘀”之说。丹皮、地骨皮同用，取丹皮凉血活血，善行血滞之功；地骨皮能清肝肾虚热，解除骨蒸肌热。一治肤表血热，一退骨蒸虚热；一在表，一在里，故能通治不论是血热或者血瘀所致的红斑。

(3) 荆芥 & 蝉衣→风热型荨麻疹

风热型荨麻疹，临床主症有三：一是发病急；二是风团泛发；三是咽喉不适或红肿。析其原因多与风热外邪骤袭肺胃所致。荆芥专入肝经，气味轻扬，既凉血解肌，又疏散风热，从而达到风热散、风团除的效果。故而《本草备要》称荆芥为“风病、血病、疮家圣药”。蝉蜕直达肺经，治皮肤疮疡风热。

(4) 丹参 & 丹皮→皮肤紫癜

皮肤紫癜的发生，既有血热外溢于肌肤的一面，又有血郁阻于孙络的一面。对其治疗用丹参祛瘀生新，配丹皮，善行血滞，滞去则郁热自解。两药之性一静一动；两药之用，一补一泻。血热得清，血郁得化，紫癜自能消除。

(5) 升麻 & 虎杖→紫癜

升麻既走气分，亦行血分，是活血化瘀、消斑治疹的良药；与清热活血的虎杖，相须使用，功奏凉血以消斑，祛瘀以生新之功。

5. 代谢性及系统性疾病

(1) 桔梗 & 茯苓→血管性水肿

血管性水肿多由风热骤袭所致，选用桔梗开发皮腠，泻火散风，载药上行，配之利窍除湿的茯苓，使外邪既从表而散，又从里而利。古人谓“苦以泻之，辛以散之”是也。

（2）郁金 & 槐花→血尿

郁金苦寒，能入心，去恶血，解心包络之热，为治在下；槐花苦寒纯阴之药，能除一切热，散一切结，清一切火。两药合用治疗尿血，可谓配伍得当。

（3）附子 & 茵陈→阴黄

皮肤黄疸有阴黄与阳黄之分，前者属虚证，后者属实证。肤黄日久不退，损伤阳气居多，附子温暖脾胃，除脾湿；茵陈是退黄专药，少佐附子振奋脾阳，以求“离照当空、阴霾自散”而消。

（4）泽兰 & 水红花子→结节性脉管炎

结节性脉管炎多与气血瘀滞，阻滞脉络有关。水红花子既健脾利湿以治其本，又消瘀破积兼治其标；配以泽兰更能相得益彰，这是因为泽兰生于水中，芳香透达，独入血海，攻击稽留，通经破瘀，散瘀舒肝的缘故。

（5）忍冬藤 & 络石藤→红斑肢痛症

气血阻滞、日久化热是红斑肢痛症的主要致病原因。络石藤善通经络，活络凉血以消肿；忍冬藤清热解毒，利痹通络，尤其善清络脉之热，通络中之滞。二药相须为用，将会增强清热、通络、止痛的效果。

6. 色素性疾病

（1）熟地 & 炒蛇床子→面部色素沉着（黄褐斑、黑变病、雀斑）

面部色素沉着，通常与肝、脾、肾有关，然其核心在肾，肾虚则本色外露于面。熟地益肾填精，补血滋阴。张景岳说：“阴虚而神散者，非熟地之守，不足以聚之；阴虚而火升者，非熟地之重，不足以降之；阴虚而躁动者，非熟地之静，不足以镇之；阴虚而刚急者，非熟地之甘，不足以缓之。”炒蛇床子性温能散寒，苦燥能除湿，具有温肾强阳的功效，两药配对，具有三个方面的含义：一是蛇床子之辛温，制约熟地滋腻，防止碍胃；二是熟地滋腻克服蛇床子的辛温，恐其伤阴；三是一阴一阳各得其所，共奏悦色退斑之效。另外，熟地与蛇床子的用量为4：1为妥，否则有可能引起呕恶之虑。

（2）乌梢蛇 & 白花蛇→白癜风

气血违和，阻滞经络，肝风扑于肤腠，形成白癜风。乌梢蛇甘平无毒，长于祛肌肉皮肤之风；白花蛇甘咸而温，有毒，善治风毒壅于血分。二蛇专入肝经，其性善窜，相须配伍，既能疏通经络风毒，又能改善肤腠气血的循环。故而可治白癜风。

7. 带状疱疹

（1）金铃子 & 延胡索→带状疱疹疼痛

带状疱疹初期疼痛，多与气滞血瘀阻隔经络有关。玄胡索能行气、活血、止痛。李时珍说：“玄胡索能治血中气滞，气中血滞，故专治一身上下诸痛。”所以不论是气是血，积而不散者都能通达畅行，配金铃子苦降火逆，其止痛的效果更为显著。

（2）桃仁 & 地龙→带状疱疹刺痛

带状疱疹刺痛表明病在孙络。桃仁是行血祛瘀的常用之品，凡瘀血阻滞经络皆可用之。配地龙清热通络，直达病所。经络疏通，则刺痛可除。

(3) 白薇 & 赤芍→带状疱疹灼痛

带状疱疹灼痛，表明余热未清，白薇不仅能清血热，而且能治阴虚发热诸证，配赤芍行经活血，对阴虚和余热未清所致经络阻滞的灼痛常有卓效。

8. 囊肿及结节

(1) 杏仁 & 桃仁→结节

结节是由痰瘀互结，阻于经络或皮里膜外而成。小者如黄豆，大者如樱桃；触摸明显；部分为红色，部分肤色不变；红色者以血瘀为主，不变者以痰浊为重。杏仁走气分，降气，治在痰浊；桃仁走血分，化血络，解凝瘀，治在血瘀。一气一血，既能顺气降逆，涤痰解营；又能流通经络瘀滞。所起效果与单用迥异。

(2) 黄药子 & 刘寄奴→各种囊肿

囊肿多由瘀热挟痰结聚而成。黄药子最能凉血消瘿，解毒散结；配伍专入肝经的刘寄奴，取其既破血化瘀，又通行走散。两者合用更能促使瘀热挟痰之疾消矣。

9. 毛发疾病

(1) 羌活 & 茵陈→头发油腻

头发油腻，甚则发如水洗，究其病因，通常以湿热上壅为主。茵陈是清化脾胃湿热的专药，配羌活祛风除湿，一散一收，使之热清湿孤，头发油腻将会明显减少。

(2) 葛根 & 升麻→通毛窍，促发生

葛根乃阳明经药，兼入脾经；升麻乃太阳经药，兼入肺经。脾主肌肉，肺主皮毛；两药同用，皆能轻扬发散，疏通腠理，有利于毛窍的通畅，故能促进毛发的生长。不过，应在补益方中加用，否则有耗散真气之虑，不可不知。

(3) 藁本 & 白芷→头皮白屑

藁本、白芷气味俱轻，升也，扬也。两药合用，内服能散风热，调治皮肤瘙痒；外洗能除头垢白屑。

(4) 侧柏叶 & 当归→血虚脱发

脱发一般从补肾治之，多不为功，若从血分立法，疗效不错。因为毛发的脱落与血分的盛衰有关，古人素有侧柏叶治发落不生的记载，侧柏叶具有养阴治肺的功效，配之“补营圣药”的当归，既活血生血，又可获得毛发新生的效果，不仅可以内服，而且外用效果亦然不错。

(5) 桑叶 & 黑芝麻→须发早白

桑叶为疏风清肝佳品，黑芝麻长于益精血，补肝肾。两药相合，一清一补，标本兼施，共奏滋阴血、补肝肾、清肝火、平肝阳之功，有利于须发转黑。

(6) 首乌 & 白蒺藜→须发早白

首乌善于养血滋肝，补肾固精；白蒺藜疏风平肝，专走头目。二药相合，前者以守为主，后者以走为要，一守一走，一补一散相互制约，相互为用，共奏补肝肾、养精血的功效。常用于须发早白之症。

(7) 桑叶 & 黑芝麻→乌发

二药组合，称之“扶桑丸”，是乌发的名方。桑叶最善补骨之髓，填肾中之精。因此《本草新编》称之“老人可以扶衰却老，老妇人可以还少生儿”。不过，桑叶宜取霜桑叶，自落者无用。黑芝麻更能上润于心，使心火不炎，不灼任督之路，自能乌黑须髭。

10. 美容

（1）生石膏 & 生地→皮肤焮红

皮肤焮红，扪之灼热，皆由气血两燔所致。用生石膏清凉解热，重在气分；生地滋阴凉血，贵在血分，两药合用，则会更好地发挥清气凉血、解毒退斑之效。

（2）生石膏 & 黄芩→面部皮肤油腻

面部皮肤油腻，在大多数情况下，由脾胃湿热循经上壅而成。生石膏直清胃热以治其本，黄芩泻中焦实火，除脾家湿热。两药合用，一在脾，一在胃，表里同治，湿化热清，则皮肤油腻可控。

（3）鸡血藤 & 紫河车→面色皖白少华

鸡血藤有生血、活血、补血、破血的功效，紫河车大补气血，凡男妇一切精血虚损，尤为相宜。两药合用，一是植物补血佳品，一是动物生精珍品。故能收到生血、改善微循环的功效。

（4）紫石英 & 白石英→悦肤色

紫石英、白石英均列在《神农本草经》上品之列。紫石英是手少阴、足厥阴血分之药；白石英是手太阴、阳明经气分之药。紫石英治在血；白石英治在肺。一气一血，一肺一肾，金水相生，二药合用能收到益肌肤、悦颜色的效果。

（5）薏苡仁 & 冬瓜仁→嫩面悦色

薏苡仁甘淡微寒，上清肺热，下渗肠湿；冬瓜仁清上彻下，肃其肺气。两仁相合，既有薏仁培土生金之意，又有冬瓜仁善治腹内结聚之功。用于面部色沉疾患中，常能收到肺热清、悦色嫩面之功。

11. 便秘

（1）苦杏仁 & 陈皮→气虚便秘

大便秘结有 12 种之多：热秘、脾约、气秘、风秘、食秘、痰秘、气虚秘、血虚秘、阴虚秘、阳虚秘、老年虚秘、冷秘等。苦杏仁散结润燥，泄气降气，散肺之风热；陈皮下气通神，宽膈降气。两药加入调治气秘名方六磨汤中，收效甚捷。

（2）生白术 & 枳实→脾虚便秘

脾虚便秘既不可通下，又不可润下，通下易致虚虚；润下力薄无效。此时用生白术燥而能润、温而能和，配枳实宽中下气、除消痞浊，对于脾虚便秘者甚为妥当。不过，有两点说明：一是白术当生用，生用能补中气；二是生白术与枳实的用量的比例必须是 6：1。

（3）陈皮 & 桃仁→血虚便秘

血虚便秘的典型症状有面色萎黄少华，心悸健忘，大便干结如栗，在弥漫性、系统性硬皮病中常能见到，此时不可峻下，宜用益气润肠，选用《傅青主女科》一书中肠宁汤加入陈皮、桃仁；两药同用，既理其气，又善通郁，浊去则有利于新血的滋生，不治通便而便秘可除。

12. 妇科

（1）蒲黄 & 五灵脂→痛经

两药合用，名之“失笑散”，是治疗女性痛经的名方。我在应用中略有变化：寒邪瘀滞，轻者加吴萸，温中散寒而止痛，治在脾；重者加沉香，调中祛寒而止痛，治在肾；夹有瘀块者加山楂，破气散瘀而止痛，治在瘀。总之，女性痛经，用之恒验。

（2）白头翁 & 苦参→阴道滴虫

白头翁气质清轻，走血分，其性下行，泻湿热，解热毒；苦参性偏沉降，长于燥湿杀虫。两药合用煎汤外洗，常能收到湿去热清，虫杀痒止的效果。

（三）组合用药心得

（1）土茯苓 & 忍冬藤 & 制川乌 & 生甘草→除湿通络，消除挛痛

土茯苓除湿通络，能消除关节挛痛；忍冬藤甘温而平，既助土茯苓通络之效，又能清泄以增强药效；制川乌祛寒湿，散风邪，被视为温经止痛的绝品。生甘草和诸药，解百毒，制川乌之毒；忍冬藤也能制约川乌大辛大热之弊。然而，土茯苓、忍冬藤与制川乌用量的孰轻孰重，视之寒热偏胜而斟酌。四药合用，适用于治疗结缔组织病和银屑病的关节炎疼痛。

（2）土茯苓 & 忍冬藤 & 连翘 & 白薇→利湿解毒

土茯苓清热解毒，尤其善治湿热毒疮；忍冬藤解毒通络，更胜银花一筹；连翘散血结气聚；白薇既清实热，又清虚火。四药组合，对长期服用皮质类固醇所致的阴虚阳亢之证，包括痤疮、毫毛增多、虚烦不安等堪当使用。

（3）仙茅 & 仙灵脾 & 仙鹤草 & 大枣→培养脾肾，消除疲劳

《内经》说："阳气者，若天与日，失其所则折寿而不彰"。说明阳气是通体之气、经络之气，若运行不周，则影响人体健康。用仙茅温肾益阳，仙灵脾补肾壮阳。两药均为命门要药，仙鹤草俗称"脱力草"，与大枣同用具有补益的功效。四药联合应用，则能达到益精神、健脾胃、养心神的功效，从而消除神疲乏力之感。

（4）百合 & 二冬（天、麦冬）& 淮小麦 & 枣仁 & 柏子仁→养心安神，调治失眠

百合清肺养脾、养心安神；天冬滋阴壮水；麦冬清心降火；小麦扶脾安神；枣仁养心益肝，被视为虚烦不眠的要药；柏子仁入肾定志，是心神神志失养的佳品。五药虽有安神之功，但其重点各有所依，百合在肺，天冬在肾，麦冬在心，枣仁在肝，柏子仁在肾。对不论何种原因引起的失眠均有一定的效果。

（5）苍术 & 玄参 & 黑芝麻 & 茧壳→滋阴燥湿

苍术燥湿阴，但易伤阴，玄参滋阴生津，两药相配，则各取所长各弥所短；黑芝麻滋阴润燥，茧壳味甘性温。四药合用，温热与甘寒各占半数，构成寒温润燥相济的态势，因而可用于单纯利湿不愈而渗湿更多的亚急性湿疹。

（6）附子 & 磁石 & 枣仁 & 远志→潜阳宁神，虚烦难寐

附子温阳散寒，通十二经，引补气药则入气分，引补血药则入血分；磁石重镇安神；枣仁滋阴安神；远志通窍安神。后三药在附子的引导下，对于形体俱疲诸症皆可用之。

（7）桑寄生 & 续断 & 金毛狗脊 & 鹿含草→滋养肾精，葆真泄浊

桑寄生、续断、金毛狗脊同为补肝肾、壮筋骨的要品，加之补肾摄精的鹿含草，四药同用可以达到强身泄浊的功效，况且通而不泄，补而不滞，不温不燥，长期服用，亦无碍胃或伤阴之虑。

古人谓："肾之为病，既要葆真，又要泄浊，"本组联合用药，可谓两者兼备，对狼疮性肾损害，特别是消除尿蛋白颇多效验。

（8）连翘 & 夏枯草 & 茯苓 & 猪牙皂角→皮下囊肿

连翘清热解毒，被誉之为"疮家圣药"；夏枯草清火散结，薛己谓："此物生血，乃治瘰疬之圣药"；茯苓益脾养心，利水除湿；猪牙皂角滑痰通便。四药合用，使之留在囊肿中的痰浊与浊液从三个方面消除：一是益脾利水，二是消除痰浊，三是清火解毒。这样浊液得不到邪火的煎熬，不能演变为痰，从而起到釜底抽薪之效。

（9）青葙子 & 枸杞子 & 炒决明子 & 杭菊花→眼周瘙痒

眼周皮肤瘙痒，多与肝胆风热有关。青葙子清肝火，散风热；决明子散风清热，清肝益肾；杭菊花善清头目风热，李时珍说："能益金水二脏，补水所以制火，益精所以平木，木平则风息，火降则热除"；枸杞子补肾益精，养肝明目。四药合用，病位集中在眼，然而药效有疏有散，有针对病因者，有重在培源者，尽管药性各殊，但其功效专一。

（10）石膏 & 黄芩 & 藿香→痒在口唇四白

口唇四白发痒，一是风火循经上扰于唇，二是不良化妆品刺激所致。脾主唇口四白，若遇外邪侵袭，治当清化。生石膏除肺胃郁热，黄芩除脾家湿热，藿香化湿醒脾。三药作用的重点在脾，使脾热清，风火散，痒止而愈。

（11）鹿角胶 & 阿胶 & 龟胶→皱纹面尘

《医述》说："察其毛色枯润，可以觇脏腑之病……肺气受损，皮多皱纹。"三胶同用，各取所长：龟胶通补任督二脉；鹿角胶补益精血；阿胶润燥复脉。三者皆气血之属，味最醇厚，调治肝肾虚亏，尤为适宜，况且肺为肾之上源，肾旺必感于肺，肺损得到颐养，自能收到减少皱纹与滋润面部肤色，使之娇美的功效。

（12）蛇床子 & 苍耳子 & 地肤子→皮肤瘙痒

痒由湿热内蕴，外不通达，内难疏泄而致。故痒难忍，渗出较多。蛇床子燥湿祛风；地肤子利尿清热；苍耳子散寒通窍。三药合用，则湿利热清，风祛痒止。内服外洗均有良效。不过，内服剂量以 3 ~ 10g 为妥。苍耳子有小毒，宜炒用。

（13）水蛭 & 延胡索 & 生牡蛎→血管瘤

血管瘤或内伤胎毒，或外感火毒煎熬血液以致血凝瘀积成瘤。选用专入血分、搜剔瘀血的水蛭，使瘀血默消于无形，配延胡索、生牡蛎散结活血，使血管瘤有破瘀而不伤新血，散结而不损正气，颇合"坚者削之"之说。不过，有三点说明：一是水蛭宜生用，加热炮制则无活血化瘀之功；二是水蛭腥味甚浓，入煎剂常能令人作呕，装入胶囊则能防腥伤胃；三是剂量以 1 ~ 6g 为宜。

（14）桂枝 & 黄芪 & 甘草→指端青紫冰冷

指端青紫冰冷多与脾肾阳衰，寒凝经络有关。桂枝横走四肢，温经通络；黄芪益气助阳。共奏温经散寒、通络，改善指端的青紫冰冷的功效。加用甘草，防桂枝之辛，去耗血伤阴之弊。

主要参考文献

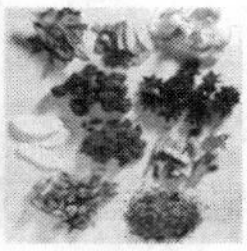

（1）陈修园．神农本草经读．上海：上海共和书局，1932.
（2）李时珍．本草纲目（校点本）．北京：人民卫生出版社，1982.
（3）张景岳．景岳全书．上海：上海科学技术出版社，1959.
（4）杜文燮．药鉴．上海：上海人民出版社，1975.
（5）程杏轩．医述．合肥：安徽科学技术出版社，1983.
（6）张锡纯．医学衷中参西录．保定：河北人民出版社，1957.
（7）陈可冀．慈禧光绪医方选议．北京：中华书局，1981.
（8）庄国康．疮疡外用本草．北京：人民卫生出版社，1982.
（9）张觉人．红蓼山馆医籍．北京：学苑出版社，2009.
（10）沈金鳌．杂病源流犀烛．北京：人民卫生出版社，2006.
（11）郑宏钧．现代中药材鉴别手册．北京：中国医药科技出版社，2001.
（12）马子密．历代本草药性汇解．北京：中国医药科技出版社，2002.
（13）周志林．本草用法．台南：综合出版社，1990.
（14）王新华．中医历代医论选．南京：江苏科学技术出版社，1983.
（15）杨仓良．毒药本草．北京：中国中医药出版社，2004.
（16）施小墨．中医临床家·施今墨．北京：中国中医药出版社，2001.
（17）耿引循．中医临床家·耿鉴庭．北京：中国中医药出版社，2001.
（18）陈熠．中医临床家·陈苏生．北京：中国中医药出版社，2005.
（19）艾儒棣．中医外科特色制剂．北京：中国中医药出版社，2008.
（20）邓丙戌．皮肤病中医外治学．北京：科学技术文献出版社，2005.
（21）顾伯华．外科经验选．上海：上海人民出版社，1977.
（22）北京市中医院．赵炳南临床经验集．北京：人民卫生出版社，1979.
（23）张志礼．张志礼皮肤病医案选萃．北京：人民卫生出版社，1994.
（24）史宇广．当代名医临床精华·皮肤病专辑．北京：中医古籍出版社，1992.
（25）隋殿军．国家级名医秘验方．长春：吉林科学技术出版社，2008.
（26）江苏新医学院．中药大辞典．上海：上海科学技术出版社，1986.
（27）韩世荣．古今专科专病医案·皮肤病．西安：陕西科学技术出版社，2001.
（28）李元文．专科专病名医临床经验丛书·皮肤病．北京：人民卫生出版社，2002.
（29）中国中医研究院．岳美中论医集．北京：人民卫生出版社，2005.

（30）祝谌予．施今墨临床经验集．北京：人民卫生出版社，2005.
（31）梅乾茵．黄绳武妇科经验集．北京：人民卫生出版社，2004.
（32）夏少农．中医外科心得．上海：上海科学技术出版社，1985.
（33）沈绍功．中医临床家·叶心清．北京：中国中医药出版社，2001.
（34）梁明达．中医临床家·马光亚．北京：中国中医药出版社，2001.
（35）王霞芳．中医临床家·董廷瑶．北京：中国中医药出版社，2001.
（36）尹远平．中医临床家·查玉明．北京：中国中医药出版社，2003.
（37）浙江省中医研究所文献组．潘澄濂医论集．北京：人民卫生出版社，2006.
（38）张琪．张琪临床经验辑要．北京：中国医药科技出版社，1998.
（39）王玉玺．实用中医外科方剂大辞典．北京：中国中医药出版社，1993.
（40）北京市中医院．刘奉五妇科经验．北京人民卫生出版社，2006.
（41）康锁彬．张景岳医方精要．石家庄：河北科学技术出版社，2004.
（42）高辉远．蒲辅周医案．北京：人民卫生出版社，2005.
（43）秦万章．中国中医秘方大全·外科分卷．上海：文汇出版社，1989.
（44）柳长华．陈士铎医学全书．北京：中国中医药出版社，2011.
（45）杨增良．谢海洲用药心悟．北京：人民卫生出版社，2006.
（46）干祖望．干祖望医学三种．济南：山东科学技术出版社，2002.
（47）王松坡．国医大师·张镜人．北京：中国医药科技出版社，2011.
（48）班胜等．国医大师·班秀文．北京：中国医药科技出版社，2011.
（49）朱良春．国医大师·朱良春．北京：中国医药科技出版社，2011.
（50）颜德馨．跟名师学临床系列丛书·颜德馨．北京：中国医药科技出版社，2000.

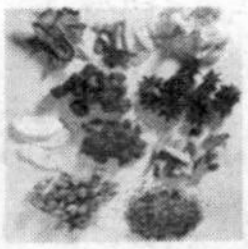

附录一 外治法附方

一、水溶液剂

1. 马齿苋水洗方（经验方）
组成：马齿苋 120g（鲜品 180g）。
制法：加水 1500ml，浓煎取汁 350ml 左右，滤过备用。
功用：清热解毒，活血消肿。
主治：急性湿疹、皮炎及其渗出较多。
用法：湿敷或泡患处。
注意事项：随用随煎，不宜放置过久，以防腐败变质。

2. 芫花水洗方《医宗金鉴》
组成：芫花、川椒、黄柏。

3. 干葛水洗方《疡医大全》
组成：干葛根、枯矾。

4. 透骨草水洗方《赵炳南临床经验集》
组成：透骨草、侧柏叶、皂角、白矾。

5. 黄丁水洗方（经验方）
组成：黄精、公丁香各 30g，明矾 15g，
制法：煎取药汁备用。
功用：收湿散风，杀虫止痒。
主治：癣菌症。
用法：湿敷或浸泡。

5. 苍肤水洗方（经验方）
组成：苍耳子、威灵仙、地肤子、艾叶、吴萸各 15g。
制法：浓煎取汁，过滤备用。
功用：收湿止痒。
主治：皮肤瘙痒症等。
用法：外洗或湿敷患处。

6. 香木水洗方（经验方）
组成：木贼、香附、地肤子各 30g，细辛 9g。
制法：加水 1000ml 左右，煮沸，去渣，留药汁备用。

功用：散风止痒，软皮去疣。
主治：寻常疣、跖疣等。
用法：浸泡患处。

7. 金萹水洗方（经验方）
组成：金钱草45g，萹蓄30g，楮桃叶60g。
制法：加水1500ml，浓煎取汁。
功用：解毒、散风、止痒。
主治：银屑病、皮肤淀粉样变。
用法：药浴或湿敷。

8. 路路通水洗方（经验方）
组成：路路通、苍术各60g，百部、艾叶、枯矾各15g。
制法：水煎取汁。
功用：疏通气血，祛湿止痒。
主治：皮肤瘙痒症、慢性湿疹。
用法：温洗患处。

9. 淫蛇水洗方（经验方）
组成：淫羊藿、蛇床子各15g，丹参、徐长卿、五倍子各10g。
制法：水煎取汁。
功用：温阳散寒，通络止痒。
主治：外阴营养不良，或外阴硬化性苔癣。
用法：温洗患处。

10. 复方蛇床子汤《中医外科学》
组成：蛇床子、苦参、威灵仙、狼毒、艾叶、白鲜皮。

11. 止痒洗方《中医外科学》
组成：苍术、黄柏、荆芥、蛇床子、防风、明矾。

12. 脂溢洗方《朱仁康临床经验集》
组成：苍耳子、王不留行、苦参、明矾。

13. 青果漱口方（经验方）
组成：藏青果9~15g，金莲花6g。
制法：加水1000ml浓煎至300ml，滤汁备用。
功用：清热解毒，散风止痛。
主治：白塞综合征（口腔溃疡）、口腔扁平苔癣。
用法：漱口，每日3~5次。

二、散剂

1. 祛湿散《赵炳南临床经验集》
组成：川黄连、黄柏、黄芪、槟榔。

2. 湿疹散（经验方）
组成：黄芩、煅石膏各150g，寒水石250g，五倍子125g。

制法：共研极细末。
功用：安抚止痒，解毒除湿。
主治：急性湿疹、皮炎。
用法：植物油调涂。
3. 大黄散（经验方）
组成：大黄、苍术、黄柏各等份。
制法：共研极细末。
功用：清热解毒，化湿消肿。
主治：丹毒、疖、脓疱疮。
用法：取银花露或鲜丝瓜汁调敷外涂。
4. 颠倒散《医宗金鉴》
组成：大黄、硫黄。
5. 如意金黄散《医宗金鉴》
组成：大黄、黄柏、姜黄、白芷、南星、陈皮、苍术、厚朴、甘草、花粉。
6. 青白散《朱仁康临床经验集》
组成：青黛、海螵蛸、煅石膏、冰片。
7. 湿毒散（无锡张氏验方）
组成：密陀僧、冰片。
8. 龟板散（北京方）
组成：败龟板、黄连、红粉。
9. 发际散《朱仁康临床经验集》
组成：五倍子、雄黄、枯矾。
10. 冰石散（经验方）
组成：煅石膏 30g，梅片 0.6g。
制法：分别研细，兑入混匀，瓶装勿泄气。
功用：收水生肌。
主治：浅表溃疡。
用法：直接掺在患处，外盖相应软膏，一日 1 换。

三、混悬剂

1. 九华粉洗剂《朱仁康临床经验集》
组成：朱砂、川贝、龙骨、月石、滑石、冰片。
2. 炉虎洗剂（经验方）
组成：炉甘石 10g，虎杖粉 5g，薄荷脑 1g，甘油适量。
制法：取上药粉，加入蒸馏水 100ml 和少量甘油震荡而成。
功用：清热解毒，散风止痒。
主治：痱、酒性红斑。
用法：外涂。

3. 1%薄荷脑三黄洗剂《中医外科学》

组成：薄荷、炉甘石、黄芩、苦参、薄荷脑。

4. 三石洗剂《朱仁康临床经验集》

组成：炉甘石、滑石、赤石脂、甘草、冰片。

5. 痤疮洗剂《中医外科学》

组成：沉降硫黄、樟脑、西黄芪胶、甘油。

6. 颠倒散洗剂《中医外科学》

组成：硫黄、生大黄、石灰水。

7. 龟板散混悬剂（北京方）

组成：龟板散、蒸馏水。

四、浸剂（酊剂）

1. 羊蹄根酒《朱仁康临床经验集》

组成：羊蹄根、土槿皮、制川乌、槟榔、海桐皮、白鲜皮、苦参、蛇床子、千金子、地肤子、番木鳖、蝉蜕、大枫子、蜈蚣、白信、斑蝥。

2. 止痒酒《中医外科学》

组成：薄荷、樟脑、冰片、75%酒精。

3. 10%土槿皮酊《中医外科学》

组成：土槿皮、高粱酒。

4. 20%百部酊《医宗金鉴》

组成：百部、高粱酒。

5. 白斑酊（经验方）

组成：补骨脂、生山栀、菟丝子各15g，川芎10g，75%酒精100ml。

制法：将药泡入酒精中，夏季3～5天，冬季5～7天，过滤取汁，加甘油少许，瓶装备用。

功用：刺激色素。

主治：白癜风。

用法：外涂。

6. 苦参酒《朱仁康临床经验集》

组成：苦参、百部、野菊花、凤眼草、樟脑。

7. 浮萍醋《单苍桂外科经验集》

组成：防风、荆芥、生川乌、生草乌、威灵仙、羌活、独活、牙皂、浮萍、僵蚕、黄精、鲜凤仙花。

8. 醋泡方《朱仁康临床经验集》

组成：荆芥、防风、红花、地骨皮、牙皂、大枫子、明矾。

9. 藿香浸剂《中医外科学》

组成：藿香、黄精、大黄、白矾。

五、油剂

1. 青黛油《中医外科学》

组成：青黛、黄柏、石膏、浮石、植物油适量。

2. 黄连油《中医外科学》

组成：黄连、植物油。

3. 蛋黄油《中医外科学》

组成：蛋黄若干，榨油。

4. 大枫子油《中医外科学》

组成：大枫子油、硼砂、冰片、麝香。

5. 鸦胆子油《中医外科学》

组成：鸦胆子榨油。

6. 山豆根油剂（经验方）

组成：山豆根15g，橄榄油100ml，樟脑油5ml。

制法：将山豆根放入油中，小火熬至药枯，去渣，再加入薄荷油，混匀备用。

功用：润肤涤痂，解毒止痒。

主治：石棉状糠疹。

用法：外涂。

7. 甘草油《赵炳南临床经验集》

组成：甘草、香油。

六、乳膏

1. 清凉膏《医宗金鉴》

组成：石灰、麻油。

2. 芦荟乳剂（经验方）

组成：鲜芦荟45g，桉叶油4.5g，阿拉伯胶10g。

制法：先将鲜芦荟洗净，榨汁，边搅边兑入阿拉伯胶，呈乳白色后，再加入桉叶油拌匀备用。

功用：清热解毒，安抚润肤。

主治：放射性皮炎、光感性皮炎。

用法：外涂患处。

七、搽剂

1. 汗斑搽剂《朱仁康临床经验集》

组成：密陀僧、硫黄、白附子。

2. 酒渣鼻搽剂《朱仁康临床经验集》

组成：轻粉、杏仁、硫黄。

3. 腋臭搽剂《朱仁康临床经验集》

组成：密陀僧粉、红粉。

4. 布帛搽剂（经验方）

组成：川槿皮、枯矾、大黄、雄黄、花粉各5g，白芷、徐长卿各10g，槟榔7g，草乌8g，杏仁、胡黄连各6g，大枫子15g，樟脑2g。

制法：上药研极细末，用植物油调成糊状，捏成鸡蛋大小，再用15cm×15cm纱布包裹，用绳扎成球状。

功用：清热解毒，杀虫止痒，软皮祛屑。

主治：播散性神经性皮炎、慢性湿疹。

用法：涂搽患处。

5. 葛布袋剂《救急奇方》

组成：花椒、雄黄、煅白矾、蛇床子、水银、轻粉、樟脑、杏仁、大枫子、木鳖子、胡桃仁。

八、搓药

1. 合掌搓药（中国医学科学研究院皮肤病研究所）

组成：大枫子、樟脑、水银、花粉、槟榔、枯矾、雄黄。

2. 苍乌搓药（经验方）

组成：苍耳子、楮桃叶、威灵仙、丁香各60g，乌贼骨120g。

制法：除乌贼骨外，各药浓煎取汁，再将乌贼骨泡入药中，24小时后备用。

功用：软坚润肤，搜风止痒。

主治：慢性湿疹、皮肤淀粉样变。

用法：取乌贼骨沾药液轻巧搓于患处，以不渗血为度。

3. 七星丸搓药《朱仁康临床经验集》

组成：水银（或红粉）、大枫子、胡桃仁。

九、软膏

1. 苦楝子膏《朱仁康临床经验集》

组成：苦楝子。

2. 秃疮膏《朱仁康临床经验集》

组成：紫草、黄腊、百部、麻油、朴硝、硫黄、樟脑。

3. 摩风膏《医宗金鉴》

组成：麻黄、羌活、升麻、防风、当归、白及、白檀香、香油、黄蜡。

4. 皮癣膏《朱仁康临床经验集》

组成：黄柏、白芷、轻粉、煅石膏、蛤粉、五倍子、硫黄、雄黄、铜绿、章丹、枯矾、胆矾。

5. 黑油膏《单苍桂外科经验集》

组成：煅石膏、枯矾、轻粉、煅龙骨、五倍子、寒水石、蛤粉、冰片、薄荷脑。

6. 五倍子膏《朱仁康临床经验集》

组成：五倍子、黄柏、轻粉。

7. 黄连膏《医宗金鉴》

组成：黄连、当归、黄柏、生地、姜黄、麻油、白蜡。

8. 生肌玉红膏《外科正宗》

组成：当归、白蜡、甘草、白芷、轻粉、血竭、紫草、麻油。

9. 湿疹膏《朱仁康临床经验集》

组成：青黛、黄柏、氧化锌、煅石膏、麻油、凡士林。

10. 五石膏《朱仁康临床经验集》

组成：青黛、黄柏、枯矾、蛤粉、煅石膏、滑石、凡士林、麻油。

11. 薄肤膏《朱仁康临床经验集》

组成：密陀僧、白及、轻粉、枯矾、凡士林。

12. 利肤膏《朱仁康临床经验集》

组成：雄黄、枯矾、松香。

13. 狼毒膏《医宗金鉴》

组成：狼毒、槟榔、川椒、蛇床子、文蛤、硫黄、大枫子仁、五倍子、枯白矾、黄蜡、猪胆汁、麻油。

14. 润肌膏《外科正宗》

组成：当归、紫草、麻油、黄蜡。

15. 红皲膏《皮肤病中医诊疗学》

组成：血竭、羊毛脂、凡士林。

十、硬膏

1. 黑色拔膏棍《赵炳南临床经验集》

组成：鲜羊蹄根梗叶、大枫子、百部、皂刺、鲜凤仙花、羊踯躅花、透骨草、马钱子、苦杏仁、银杏、蜂房、苦参子、山甲、川乌、草乌、全蝎、斑蝥、金头蜈蚣、硇砂。

2. 拔甲硬膏（北京方）

组成：蓖麻子、蛇蜕、天南星、川椒、大枫子、生川乌、乌梅、牙皂、地肤子、杏仁、威灵仙、凤仙花子、千金子、五加皮、僵蚕、生川乌、凤仙花、地骨皮、香油。

3. 独角莲膏（北京方）

组成：独角莲、皂角刺、白芷、防己、银花、连翘、生南星、刺猬皮、炮山甲、当归、海桐皮、苏木、海带、大枫子、豨莶草、干蟾蜍、乳香、没药、血余。

4. 疔疖膏《朱仁康临床经验集》

组成：银朱、章丹、轻粉、松香、蓖麻油、凡士林。

5. 康肤硬膏《皮肤病中医诊疗学》

组成：大枫子、制马钱子、苦杏仁、川乌、草乌、全蝎、斑蝥、蜈蚣、硇砂、麻油。

十一、熏蒸剂

1. 癣症熏药《赵炳南临床经验集》

组成：苍术、黄柏、苦参、防风、大枫子、白鲜皮、松香、鹤虱、五倍子。

2. 鹅掌风熏洗方《中医外科诊疗学》

组成：防风、土槿皮、生川草乌、土贝母、羌独活、豨莶草、白鲜皮、浮萍、丹皮、僵蚕、猪牙皂角。

3. 硫黄熏药（经验方）

组成：硫黄120g，细辛15g，闹羊花9g，桂枝6g。

制法：将上药粉拌匀，放入铁锅中小火融化，倒入地上，袪火气，冷凝结块备用。

功用：温通气血，软坚散结。

主治：结节性痒疹、寒冷性脓肿。

用法：鲜生姜切片，贴在患处，其上放置黄豆大小硫黄块，点燃待其烧净，视病情，每次灸3~5壮。每二日1次。

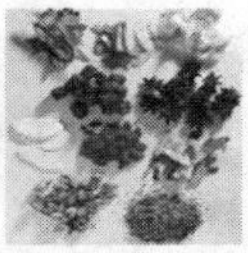

附录二

有关中药常识小汇

一、药用部分

草木有单使一件者，如羌活用根、款冬用花、葶苈用子、败酱用苗、大青用叶、大腹用皮、郁李用核、柏木用皮、沉香用节、苏木用肌、胡桐用泪、龙脑用膏。药有兼用者，远志、甘草、蜀漆、常山之类。药有全用者，枸杞、甘菊之类。有一物两用者，当归头、尾，麻黄根、节，赤、白茯苓，牛膝春夏用苗、秋冬用根等。

此外，药之为枝者达四肢；为皮者达皮；为心者、为干者，内行脏腑。质之轻者，上入心肺；重者，下入肝肾。中空者发表；内实者攻里。枯燥者入气分；润泽者入血分。此上、下、内、外各以其类相从之。

二、药引述要

汤之有引，如舟之有楫。发表用鲜姜；温中用煨姜；解胀用姜皮；消痰用姜汁。调营益胃用大枣；泻火疏风用红枣。补气益肺用龙眼；泻火安神用灯心。表皮用葱叶；表肌用葱白；表里用葱茎。健脾用湖莲；止泻用石莲。治风用桑叶；治湿用桑枝。固肾用莲蕊；涩精用莲须。保胎用陈苎根；安胎用鲜苎根。益脾用清荷叶；疏土用枯荷根。补心用新小麦；止汗用浮小麦。清热解烦用青竹叶；利水泻火用淡竹叶。消瘀通经用赤糖；止痛温中用饴糖。安中益脾用陈壁土；止呕和胃用新黄土。消瘀用藕节；止血用侧柏叶。止呃用柿蒂；凉大肠用柿霜。消热痰用竹沥；泻实火用竹茹。导虚火用童便；益真阴用秋石。定喘用白葵花；疗痢用赤白扁豆花。壮阳用胡桃、蜀椒；暖子宫用艾叶。虚烦用粳米；热渴用芦根。止消用兰叶；止嗽用梨汁。止血用京墨；疗崩用陈棕。治肠风用石榴皮；治红痢用红曲。治白痢用煨姜；治赤白带浊用韭子、白果。止呕、定嗽用枇杷叶；治鼻衄用白茅花。治疝用荔、橘核；催浆用笋尖、樱桃萼。拔毒用蒲公英；通乳用通草。治心烦不眠用鸡子黄等。

三、煎药事宜

煎药用水各有所宜。如治湿肿浮胀，使之利小便而消，则应取长流水，取其性通达，直引四肢之间。如治二便不通，乃至足胫以下风湿，取急流水，其性速下。如治痰饮瘀滞而欲吐法升散，取逆流水，其性逆倒流。治中气不足，取春雨水，有升发之意；治下元不足，取井华水有补阴之功；治火热阳证，取雪水，大能退热；治伤寒阴证，取甘澜水，性柔和；治脾胃虚弱，泄泻不能食，取池潦水能助脾源等。

四、煎药方法

最宜深讲，药之效与不效，全在乎此，其要点有五。

一是凡汤药中完整之药，如干枣、莲子、乌梅、决明、青葙子、蔓荆子、白芥子、苏子、韭子均应研碎入煎，放得味出。

二是桃仁、杏仁等仁类药物，皆用浸泡，去皮尖及双仁，捣烂如泥或炒黄色，或生用俱可。

三是凡用砂仁、豆蔻、丁香之类，均应打碎，后入药煎。久煎则香气消散，效少。

四是凡用犀角、羚羊均应研成粉末，临服纳汤中，后入药。

五是琥珀冲服则浮，须置于器中，蜂蜜调匀，然后用汤药冲服。

煎药总的原则是：急性病少水多取汁，慢性病多水少取汁，前者的含义是大火煎开即可；后者的含义是大火煎开，然后小火慢炖。

五、服药适时

服药方法在中医文献中颇多记载，归纳有五。

一是病在上，煎药宜武、宜清，服宜缓；病在下，煎药宜文、宜浓，服宜急。

二是病在上，不厌频而少；病在下，不厌频而多。少服则滋荣于上；多服则进补于下。

三是病在心上者，先食而后药；病在心下者，先药而后食；病在四肢者，宜饥食而在日；病在骨髓者，宜饱食而在夜。

四是清热药宜凉服；消暑药宜冷服；散寒药宜热服；温中药宜熟而热；补中药皆然；利下药宜生而温。

总之，寒药热饮，热药寒饮，中和之剂，温而服之。诚如徐灵胎所说："服药之法：宜热、宜温、宜凉、宜冷，宜缓、宜急，宜多、宜少，宜早、宜晚，宜饱、宜饥，更有宜汤不宜散，宜散不宜丸，宜膏不宜丸，宜轻重大小，上下表里，各有至理。深思其意，必有得于心也"。